XI GUGUANJIEYAN

ZHONGXIYI JIEHE ZHENZHI JINGYAO

膝骨关节炎
中西医结合
诊治精要

王卫国　　陈卫衡
史晓林　黄宏兴　王智勇　　主　编

U0261196

山东科学技术出版社
·济南·

图书在版编目（CIP）数据

膝骨关节炎中西医结合诊治精要 / 王卫国等主编 . -- 济南：山东科学技术出版社，2023.7
ISBN 978-7-5723-1679-1

Ⅰ.①膝… Ⅱ.①王… Ⅲ.①膝关节 – 关节炎 – 中西医结合 – 防治 Ⅳ.① R684.3

中国国家版本馆 CIP 数据核字（2023）第 113137 号

膝骨关节炎中西医结合诊治精要
XIGU GUANJIEYAN ZHONGXIYI JIEHE ZHENZHI JINGYAO

责任编辑：孙雅臻
装帧设计：李晨溪

主管单位：山东出版传媒股份有限公司
出　版　者：山东科学技术出版社
　　　　　　地址：济南市市中区舜耕路 517 号
　　　　　　邮编：250003　电话：（0531）82098088
　　　　　　网址：www.lkj.com.cn
　　　　　　电子邮件：sdkj@sdcbcm.com
发　行　者：山东科学技术出版社
　　　　　　地址：济南市市中区舜耕路 517 号
　　　　　　邮编：250003　电话：（0531）82098067
印　刷　者：济南普林达印务有限公司
　　　　　　地址：济南市市中区二环西路 12340 号西车间
　　　　　　邮编：250101　电话：（0531）82904672

规格：16 开（170 mm×240 mm）
印张：21　字数：318 千
版次：2023 年 7 月第 1 版　印次：2023 年 7 月第 1 次印刷
定价：98.00 元

主编简介

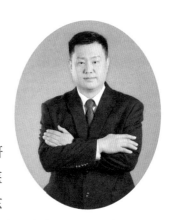

王卫国

医学博士，山东中医药大学研究生导师，山东中医药大学附属医院（山东省中医院）骨科专家。山东省高层次人称，山东省优秀科技工作者，齐鲁卫生与健康领军人才、山东省高校"三下乡"活动优秀指导老师、山东省直机关健康服务专家。

从事临床、教学、科研、科普工作24年。培养研究生30名。主编专著及教材6部，主持科研及教学课题15项，获国家发明专利9项，获山东省科技进步二等奖等省部级成果奖励7项。荣立集体三等功、个人三等功各1次。

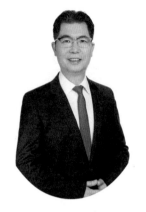

陈卫衡

医学博士，北京中医药大学第三附属医院主任医师、教授、博士生导师、副院长，"中医骨伤治疗与运动康复智能化"教育部工程研究中心主任，新世纪百千万人才工程国家级人选，国家科学技术进步二等奖获得者，国家卫健委突出贡献中青年专家，国家药典委员会中医专委会副主任委员，中国中医药研究促进会骨伤科学分会会长，中国中药协会骨伤科药物研究专业委员会主任委员，享受国务院特殊津贴。

从事骨伤科疾病的临床、科研和教学工作 30 多年，擅长运用中西医结合方法治疗多种骨伤科疑难疾病，牵头制定了膝骨关节炎、股骨头坏死多个诊疗标准。

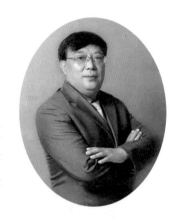

史晓林

医学博士后，浙江中医药大学附属第二医院主任中医师、教授、博士研究生导师、骨伤科学科带头人、骨质疏松中心主任，浙江中医药大学中西医骨代谢疾病研究所所长，浙江省科技厅国际联合实验室主任，浙江省中医药骨代谢疾病重点实验室主任，省级名中医及传承项目指导老师。

主持国家自然科学基金项目 4 项、主持国家中医药行业专项 1 项，主持省部级课题 13 项（其中重点 2 项）。主持获省部级科技进步奖二等奖 5 项，发表学术论文 230 余篇（其中 SCI25 篇），获得国家专利 11 项。

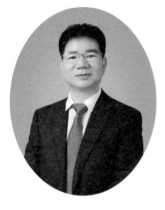

黄宏兴

医学博士，广州中医药大学第三属医院主任中医师、教授、博士研究生导师、博士后合作教授、骨质疏松研究所所长，国家药物临床试验机构主任，广州中医药大学国家级重点学科（骨伤科学）骨质疏松方向学术带头人，广东省首批中医名科"骨质疏松科"学科带头人，广东省名中医，广东省名中医师承项目指导老师，南粤优秀教师，羊城好医生。

从事中医药临床、教学和科研工作近 40 年，主持或参与制定诊疗指南 2 个、专家共识 8 个、团体标准 1 个、诊疗方案和临床路径 1 个。主持国家自然科学基金和省部级课题等 22 项、参与 40 余项，发表论文 180 余篇，出版专著 20 部。

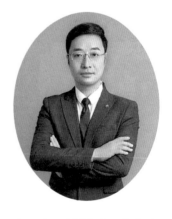

王智勇

河南省洛阳正骨医院（河南省骨科医院）主任医师，《中医正骨》杂志副主编、编辑部主任。先后组织编写 20 部专著并于人民卫生出版社和中国中医药出版社出版发行，组织或参与编写 10 多项行业标准、指南、专家共识。

主持国家级核心期刊《中医正骨》的编辑出版工作，先后被授予"中华中医药学会优秀编辑""中华中医药学会优秀编辑部负责人""中国中医药研究促进会优秀编辑部主任""河南省教科文卫体系统优秀工匠人才""河南省中医工作先进个人""洛阳市优秀专家""洛阳市地方突出贡献人才"等荣誉称号。

《膝骨关节炎中西医结合诊治精要》
编委会

主　编

王卫国（山东中医药大学附属医院／山东中医药大学）

陈卫衡（北京中医药大学第三附属医院）

史晓林（浙江中医药大学附属第二医院）

黄宏兴（广州中医药大学第三附属医院）

王智勇（河南省洛阳正骨医院）

副主编

吕文学（山东中医药大学附属医院）

曾令烽（广东省中医院／广州中医药大学第二附属医院）

谢文鹏（山东中医药大学附属医院）

刘国岩（山东中医药大学附属医院）

万全增（济宁市中医院）

邹圣灿（青岛琛蓝健康产业集团有限公司）

李振贵（山东省文登整骨烟台医院）

陈　儒（山东中医药大学）

王　艺（泰安市第一人民医院）

傅　阳（山东省文登整骨医院）

编 委

王 晓（莱州市人民医院）

王晓乐（山东中医药大学附属医院）

王象鹏（山东中医药大学）

刘美辰（邹平市中医院）

许 妍（山东中医药大学附属医院）

孙飞霞（山东第一医科大学附属职业病医院）

孙惠文（山东省文登整骨烟台医院）

张延琦（扬州市中医院）

张红霞（山东省立医院）

张宪琦（山东中医药大学附属医院）

陈文明（山东中医药大学附属医院）

陈 晓（空军济南基地门诊部）

罗雅琳（海阳市第三人民医院）

宗建成（青岛琛蓝健康产业集团有限公司）

赵建鹏（山东中医药大学）

胡刘涛（项城市第一人民医院）

黄向业（济南市章丘区人民医院）

焦圣东（泰安市立医院）

解 越（北京杏坛博文中医药研究院）

窦涌泉（沂水县人民医院）

序　言

随着老龄化社会的到来，退变性疾病已经成为当今医学研究者最重要的研究课题。众所周知，膝骨关节炎是中老年最常见的骨科疾病之一。当前大量的流行病学调查表明，随着老龄化时代的到来，膝骨关节炎的发病率正以惊人的速度逐年增长。越来越多的人受到膝骨关节炎造成的身体乃至精神上的痛苦和折磨，严重影响了患者的生存质量，为家庭和社会带来了巨大的心理压力和沉重的经济负担，因此膝骨关节炎引起了国际性的广泛关注。

近年来，由于生物学、遗传学、生物化学和细胞生物学的研究进展飞速，并在分子水平上加以系统化，为分子遗传学和分子细胞生物学等一系列相关技术提供了强有力的分析工具，这种现代实验生物的先进技术与方法渗透到膝骨关节炎的研究中。因此，现今医学界对膝骨关节炎的认识有了一个巨大的飞跃与转折，现代观念上的膝骨关节炎应该是一种生物学的改建过程，而不是一种由年龄变化或损伤所致的没有治愈希望的疾病。以往认为膝骨关节炎是衰老过程中无法逃脱的现象，而今认为其是一种由多生物因素与机械性损伤因素相互作用引起的、生物力学紊乱所致的病理改变。经过学者们的潜心研究，如今膝骨关节炎的观念发生了很大变化，在最近文献中报道了许多新观点、新发现、新概念和新的治疗方法，随着理念及医学的发展，编委会总结多年中西医临床治疗膝骨关节炎的研究。深感以往许多膝骨关节炎的知识需要随之改进。故而我们参考了近年来的最新文献资料，编著本书。

本书分为上、下两篇，内容全面。上篇介绍了膝关节周围解剖基础及中、西医对膝骨关节炎的认识。下篇包括膝骨关节炎相关中、西医诊疗思路及临床研究进展，且临床诊断与治疗部分均既体现了国际上最为流行的新观点与新技术，也展示了膝骨关节炎的中医药诊疗特色，包含了目前膝骨关节炎的科研思路相关研究。

编者竭诚期望本书能为相关学科医师提供一些参考，奉献一点微薄之力，这也是编者的共同心愿。由于编者水平有限，本书难免存有一些疏漏，不妥与错误之处，敬请读者批评斧正。

《膝骨关节炎中西医结合诊治精要》编委会

2022 年 12 月

目　录

上　篇

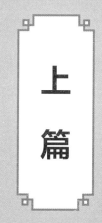

上篇

第一章 膝关节应用解剖

第一节 膝部表面解剖

一、膝部骨性标志

股骨下端的收肌结节相当于股骨髁线平面，用指尖沿股骨的内侧缘向下，首先摸到的骨性隆起即收肌结节。股骨髁几乎全在皮下，外侧髁较内侧髁尤为显著，屈曲时能摸到髁面，该面的外侧缘在皮下有一隆起的嵴。胫骨髁不仅能摸出，还直视可见。胫骨上端皆甚明显。沿髌韧带向下可摸到胫骨粗隆，在其外上方约 4 cm 处，在胫骨外侧髁表面可触得一个结节，为髂胫束粗隆。

腓骨头在胫骨外侧髁后外且微下，与胫骨粗隆在一平面，屈曲时，沿股二头肌肌腱向下，即可摸到腓骨头的隆凸。

髌骨位于皮下，界线明显，当股四头肌松弛时，髌骨可向上下及左右做相当程度的活动。起立时髌骨在膝关节线的前上突出；屈曲时即陷入两髁间，髌尖对关节线，在此位置髌骨甚为稳定，同时股骨与胫骨前侧的距离亦最大；跪位时，髌骨及胫骨粗隆支持身体大部重量。

二、表面解剖（图 1-1）

（一）前侧

股直肌的肌腱虽在下端与其他肌肉形成股四头肌腱，其本身的腱向下附着于髌骨上缘处可摸到，由其向下延伸，于胫骨粗隆的韧带附着处亦可摸到。股直肌腱长约 5 cm，中点正位于膝关节线上。股直肌的两侧为股内侧肌及股

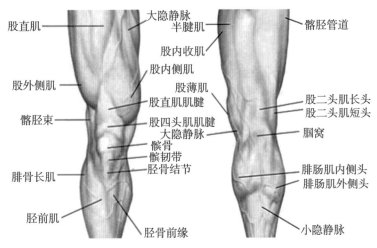

图 1-1　膝部表面解剖

外侧肌的扩张部。髌韧带本身不能伸缩，当屈膝或伸膝时，骨的位置虽然发生改变，但髌骨下缘与胫骨粗隆却永远保持一定的距离。

在髌骨与股骨两髁之间，有两纵行凹陷，为内、外侧髌旁沟，如皮下脂肪较多，此沟即消失。被动伸膝使股直肌松弛时，内、外侧沟与髌骨上缘的浅沟共同作马蹄形，围绕髌骨四周。在膝关节肿胀时，此马蹄形沟即不复见。

在内、外侧髌旁沟之下，位于髌韧带的两侧有两个隆起，特别在股四头肌收缩时更为显著，代表膝关节滑膜外脂肪垫，介于股骨髁及胫骨髁之间。伸膝时，脂肪垫呈波动感，不要误认为膝关节内有积液。

在胫骨上端与髌韧带之间，另有一髌下皮下囊，炎症时向两侧隆起。

（二）两侧

股骨外侧髁为髂胫束的下端及股二头肌腱所越过，腓总神经最初行于股二头肌腱的内侧，以后行至表面，紧绕腓骨颈而至小腿。腓总神经接近表面，打石膏过紧，可引起神经压迫损伤。用手指按压腓骨头，可感觉腓总神经在手指下滑动。在腓骨头的前上内，可摸到胫骨的外侧髁，髂胫束即止于此。

在腓骨头上方，可以摸到附着于腓骨头的股二头肌腱，在后者的前方可以确定髂胫束，该束在膝关节伸直时呈凹槽状，位于股外侧肌隆起的外方。

股骨内侧髁之后，有缝匠肌及股薄肌腱越过，此二肌腱向下均止于胫骨上端的内侧，其后另有半腱肌及半膜肌附着。

（三）后侧

膝伸直时，腘筋膜紧张，腘窝内容不易触知，在此位置下，腘窝的血管、神经变为紧张，手术时容易显露。屈膝时，腘窝的界线甚为清楚，上外为股二头肌腱，上内为半腱肌腱，下内及下外为肠肌的内、外侧头，如以手指向下按压，可触得腘动脉的搏动。腘动脉的表面解剖：上端在收肌结节平面以上平均7.6cm，在膝部中线以内平均0.9cm；下端在腓骨头平面以下平均2.5cm，在膝部中线以外平均0.9cm。上、下端连线即为腘动脉表面投影。腓总神经在未绕腓骨颈以前，居于股二头肌的内侧，以后行至浅面，亦可摸得。

膝关节线可以在屈膝时从前面髌韧带两侧的横沟来确定，关节裂隙可以沿胫骨髁及股骨髁之间触知。在膝的外面，关节线约在腓骨头上方2cm；在膝部的后面，关节线几乎与膝关节微屈时皮肤上所形成横行皱襞相当。

第二节　构成膝关节的骨骼

膝关节是人体最大、最复杂、功能要求最高的关节，由股骨远端、胫骨近端、髌骨以及附着其上的韧带、关节囊和半月板等结构组成。膝关节主要

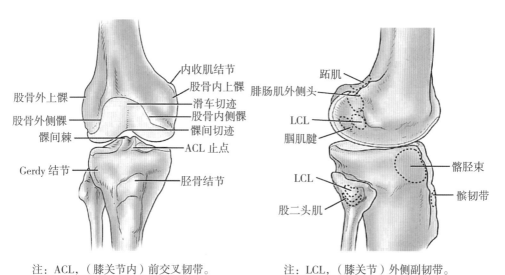

注：ACL，（膝关节内）前交叉韧带。

图1-2　骨性膝关节正面表面解剖

注：LCL，（膝关节）外侧副韧带。

图1-3　骨性膝关节外侧面表面解剖

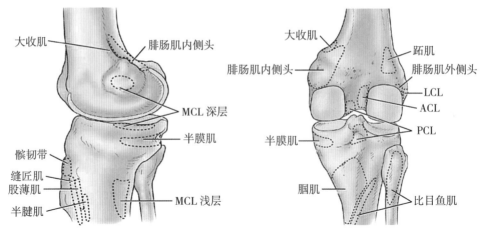

注：MCL，（膝关节）内侧副韧带。

图1-4　骨性膝关节内侧面表面解剖

注：ACL，前交叉韧带；LCL，外侧副韧带；PCL，后交叉韧带。

图1-5　骨性膝关节后面表面解剖

功能是伸屈活动，在其伸侧及屈侧都有强大的肌肉。除屈伸活动外，在膝关节半屈或屈曲90°时，尚能做内外旋转运动；在膝伸直到10°～15°时，股骨在胫骨上又产生一定程度的内旋运动，使膝关节的运动多轴化。熟练掌握膝关节的应用解剖，膝关节内侧、外侧、内部等结构共同构成膝关节功能的基础。

　　骨性膝关节（图1-2～图1-5）由股骨远端、胫骨近端和髌骨共同组成。其中股骨内、外髁与胫骨内、外侧平台分别组成内、外侧胫股关节。髌骨与股骨滑车组成髌股关节。关节周围的骨性结构表面不光滑，存在很多突起，是韧带、关节囊和肌腱起止点。

　　髌骨是人体中最大的籽骨，位于膝关节伸肌结构内，呈前后扁且不规则的三角形。其上连接股四头肌腱，下连髌韧带，髌韧带向下延续附着于胫骨结节，前面有腱膜覆盖，后面光滑为关节面，髌骨上端称为髌底，下端称为髌尖。

　　髌骨有7个面（图1-6），将髌骨的内、外侧关节面各自垂直进行上中下三分，第7个面（所谓的奇面）位于髌骨的极端内侧缘。大体上，内侧关节面小而轻度凸起，外侧关节面（占据整个骨的2/3）在矢状面上凸出而在冠状面上凹陷，髌骨同股骨的髌面并非完全耦合，股骨凹具有内侧和外侧两个唇，其中外侧宽而高，两唇均在矢状面上凸出。股骨内、外侧髁被股骨沟间隔开来，髌股接触面随着位置的改变而变化，面积不超过可接触面的1/3，屈曲45°位接触面最大，伸直位时，内、外侧髌面的下方同股骨沟的上部接触，90°位时，接触面转为内、外髌骨的上

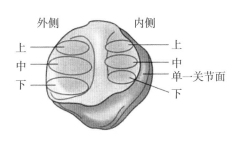

图 1-6　髌骨关节面示意图

部；继续屈曲，接触面则独立位于内侧和外侧面。奇面仅仅在极度屈曲状态下与股骨接触，在西方人种并不接触。它具有病理意义。

股骨远端的前部称为滑车，其中央为滑车切迹。滑车切迹向下后延伸为髁间切迹（inter-condylar notch，ICN）；向前上延伸止于滑车上隐窝。股骨远端的后部为股骨髁，由 ICN 分为股骨内髁和股骨外髁，分别与内、外滑车相延续，构成凸起的股骨关节面。侧面观，股骨外髁弧度大于内髁。外髁较内髁更加突前，而内髁比外髁更加向后延伸。

参与构成膝关节的胫骨平台关节面在冠状面上存在约 3°内倾。在矢状面上存在约 6°后倾。胫骨平台中央为一前一后两个髁间棘，是半月板和交叉韧带的附着部。外侧胫骨关节面的前 1/3 部为一逐渐上升的凹面，后 2/3 部呈逐渐下降的凹面；内侧胫骨关节面则呈一种盘状凹陷。凸起的股骨关节面和凹陷的胫骨关节面彼此吻合，使膝关节得以在矢状面上做伸屈活动；然而外侧胫骨关节面的特征性凹陷结构又使得外侧胫股关节面并非完全吻合，从而允许膝关节在水平面上有一定的旋转活动。

第三节　膝关节的神经与腘动脉

膝关节内侧皮神经主要为股内侧皮神经终端与分支，走行缝匠肌标准和缝匠肌深部。在缝匠肌中下 1/3 位置浅出，并在股骨内上髁位置分为两支向髌下绕行，且紧贴髌骨下极，加入髌下的神经丛，在髌骨中外 2/3 处终止。也有的股内侧皮神经终末支且由髌骨下极后，并折返髌骨外侧，在平股骨外上髁

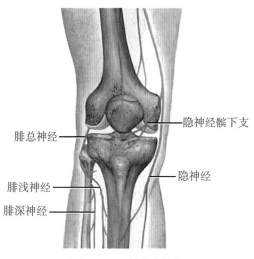

隐神经髌下支

腓总神经

隐神经

腓浅神经

腓深神经

图 1-7　膝关节的神经

平面终止。

隐神经走行于收肌管内部，分为髌下支与主支，主支在其股骨内上髁下 4.0 cm 位置穿出，且伴有大隐静脉继续向远端走行，支配足内侧的浅感觉。部分显示分支，且向下走行，支配髌骨下区域皮肤（图 1-7）。髌下支在股骨内上髁 3.0 cm 或平股骨内髁处穿出，且向下走行，并出现 2 支或多个分支，支配膝关节内侧和髌骨下极部分外侧皮肤的浅感觉。隐神经髌下肢在距离股骨内上髁的 6.0 cm 处穿出缝匠肌并向下走行，支配小腿外侧的皮肤。

股中间皮神经分内侧支与外侧支，且在股骨中上 1/3 处，其内侧支穿出其阔筋膜，在其外侧支常常先穿出缝匠肌后穿出阔筋膜到浅筋膜位置。然后，继续向下走行，到达髌骨的表面，支配髌骨表面的皮肤感觉。部分股中间皮神经穿出缝匠肌后在距离髌骨上的 3.0 ～ 5.0 cm 处终止。

股内侧皮神经、股中间皮神经、股外侧皮神经及隐神经髌下支共同形成髌丛。其中隐神经自缝匠肌与股薄肌腱之间穿深筋膜，在出深筋膜前发出髌下支，其大小差异较大，膝关节髌内侧显露时很容易损伤，引起术后早期皮肤感觉缺失或局部麻木。但由于髌丛不同分支分布重叠，这种感觉功能障碍很少为永久性的。

膝关节后方的坐骨神经主要定位于胫神经与腓总神经的交叉位置，由胫神经引发分支，向下走行，穿入膝关节囊，支配其膝关节外侧的支持带。且在此分支下的 6.0 cm 处引发另一膝关节周围神经支配分支，并向下走行，穿入膝关节囊，支配膝内侧的支持带。

腘动脉的位置：腘动脉位于腘窝的底，上段与股骨的腘面相接，下段紧贴膝关节囊及腘肌筋膜的后面，其分支亦位于腘窝的底（图 1-8）。由膝关节

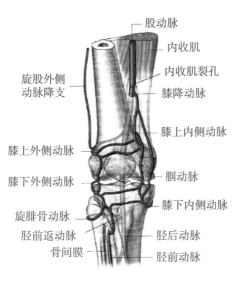

图 1-8　腘动脉及其分支

后面中点向下做一垂直线即表示其径路。腘动脉为股动脉的续行段，向下在比目鱼肌上缘或腘肌下缘分为胫前、后动脉，有时可在高处分支。据 Quain 统计，有 1.8% 的胫前动脉在腘肌之前下降。

　　一般上、下肢的动脉主干多位于屈面，保护较好。在发生上，下肢动脉原来起自髂内动脉，直接向下经大腿之后至腘窝，易名为腘动脉。主干行于腘肌之后，向下移行为胫后动脉。另分一前支，行于腘肌之前，向下移行为胫前动脉。出生以后，髂外动脉向下形成股动脉，行走于大腿之前。大腿后面原有一段血管消失，只借股深动脉的各穿动脉相互连接。在腘窝部，位于腘肌以前的一段也消失。

　　凌风东发现腘动脉下端高度，最高者在腘肌上缘以上 10 mm，平膝关节线；最低者在腘肌下缘以下 19 mm，绝大部分在腘肌下缘上方 14 mm 以下，占96.79%；在腘肌下缘上方 50 mm 以上者，仅占 3.21%。

第四节　维持膝关节稳定的非骨组织

一、伸膝装置

伸膝装置（图 1-9）主要包括股四头肌及肌腱、髌骨和髌韧带。股四头肌由股直肌、股内侧肌、股外侧肌及股中间肌组成，在下部融合成一股四头肌腱，止于髌骨，并向下延为髌韧带。股四头肌的主要功能是伸膝，在股四头肌的四个组成部分中，股内侧肌最为重要，可以维持髌骨的位置，参与整个伸直过程，在伸直最后的 10°～15° 时尤为重要，是全部伸直过程中最重要的阶段。在维持人体直立姿势上，股四头肌最为重要。对于维持下肢直立而言，膝关节为最大的弱点，由于膝关节是屈戌关节，主要沿水平轴做屈伸运动，膝关节的伸直运动及侧方运动为骨骼本身韧带所限制，唯一能防止膝关节屈曲的仅有股四头肌。

髌骨是人体内最大的籽骨，它与股四头肌、髌腱共同组成伸膝装置（extensor-apparatus）。髌骨厚度 20～30 mm，其中关节软骨最厚处可达 5 mm。

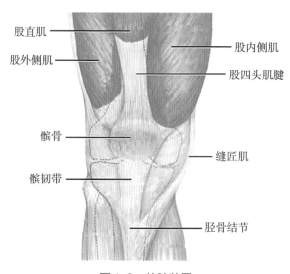

图 1-9　伸膝装置

髌骨前面粗糙，供股四头肌腱及髌韧带表层附着，后面光滑，其上 3/4 为关节面，由纵向的中央嵴、内侧嵴分为外侧关节面、内侧关节面和第三关节面；内、外侧关节面又被两条横嵴划分为上、中、下三部分，共计有 7 个关节面。髌骨后表面的下 1/4 位于关节外，是髌韧带的附着点。

髌骨在股骨髁前起滑车作用，同时压股骨向后，防止股骨前移。在逐渐伸膝过程中，髌骨逐渐前移，以加大力臂，有助于稳定膝关节。在膝关节前方有连于髌尖至胫骨转子的髌韧带，是股四头肌腱的延续部，也是全身最强大的韧带之一，长约 8 cm，髌韧带的中部即为关节平面。髌韧带两侧有自股内侧肌和股外侧肌延续来的内、外侧支持带以加强关节囊并防止髌骨向侧力滑脱。

二、膝关节内侧解剖

膝关节内侧支持结构浅层（图 1-10），称为筋膜层，包绕缝匠肌。

根据 Warren 和 Marshall 的三层解剖模式理论，膝关节内侧结构分为浅层、中间层和深层。浅层为大腿深筋膜的延续，包绕缝匠肌。其前方与股内侧肌的纤维相融合，构成髌内侧支持膝关节。

膝关节内侧支持结构中间层（图 1-11）的主要结构为内侧副韧带浅层带。

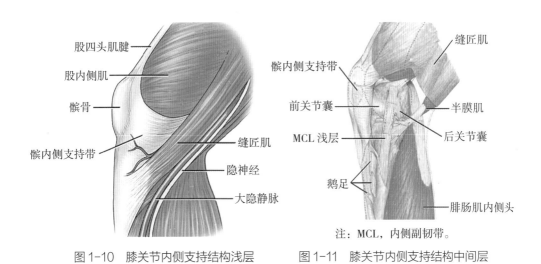

图 1-10　膝关节内侧支持结构浅层　　　图 1-11　膝关节内侧支持结构中间层

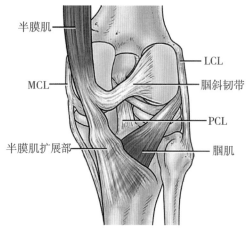

图 1-12 半膜肌的扩展部及腘斜韧带

注：LCL，外侧副韧带；MCL，内侧副韧带；PCL，后交叉韧带。

（图左侧标注）半膜肌、MCL、半膜肌扩展部
（图右侧标注）LCL、腘斜韧带、PCL、腘肌

后方与覆盖腓肠肌及腘窝顶的深筋膜相延续。

中间层即内侧副韧带（medial collateral ligament，MCL）浅层，起自股骨内侧髁内收肌结节前下方，止于胫骨内侧关节面下方 4～6cm 处。被鹅足（缝匠肌、股薄肌、半腱肌肌腱）所遮。MCL 浅层上方发出纤维止于髌骨内缘形成内侧髌股韧带，后部纤维与关节囊和半膜肌腱相融合。

半膜肌腱止于胫骨后内侧面，有 3 个扩展部，其中一个扩展部于 MCL 浅层的深面止于关节囊附着处的下方；第二个扩展部延续为腘肌筋膜；第三个扩展部向外上方延伸，经腘窝止于股骨外侧髁，形成腘斜韧带（图 1-12）。

膝关节内侧支持结构深层主要结构为关节囊和内侧副韧带深层（图 1-13）。

深层即膝关节内侧的关节囊，附着于股骨和胫骨关节缘。MCL 浅层的深

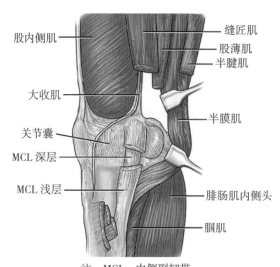

注：MCL，内侧副韧带。

图 1-13 膝关节内侧支持结构深层

（图左侧标注）股内侧肌、大收肌、关节囊、MCL 深层、MCL 浅层
（图右侧标注）缝匠肌、股薄肌、半腱肌、半膜肌、腓肠肌内侧头、腘肌

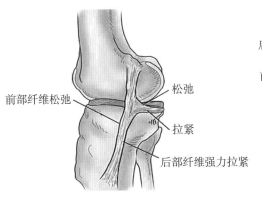

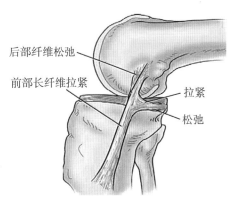

图 1-14　内侧副韧带（膝关节伸直）　　图 1-15　内侧副韧带（膝关节屈曲）

面关节囊增厚部为 MCL 深层，起于股骨内上髁，与内侧半月板融合。

膝关节伸直时，前束的前部纤维松弛，后部纤维强力拉紧，后束下方拉紧，上方松弛；屈曲时，前束的后部纤维松弛，前部长纤维拉紧并后移，后束上方拉紧，下方松弛（图 1-14，图 1-15）。

内侧副韧带分为前、后两束。前束纤维较长，垂直向下止于胫骨内侧关节面下方，与关节囊及半月板间有松弛的结缔组织相隔；后束纤维较短，在关节水平呈扇形向后止于关节囊、半月板。内侧副韧带的前后两束在关节屈伸时起着不同的作用：当膝关节屈曲时，韧带前束的后部纤维松弛，前部长纤维拉紧并后移；后束上方拉紧，下方松弛。伸直时，前束的前部纤维松弛，后部纤维强力拉紧；后束下方拉紧，上方松弛。

三、膝关节外侧解剖

膝关节外侧也分为三层。浅层为大腿深筋膜的延续，主要结构包括髂胫束、股二头肌及肌腱和髌外侧支持带（图 1-16）。其中髂胫束在伸膝时紧张，屈膝时松弛。

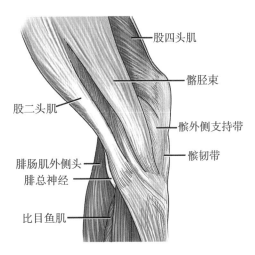

图 1-16　膝关节外侧，浅层解剖

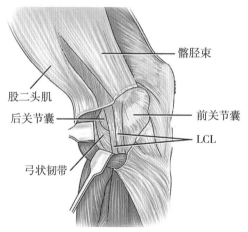

注：LCL，外侧副韧带

图 1-17　膝关节外侧，中间层解剖

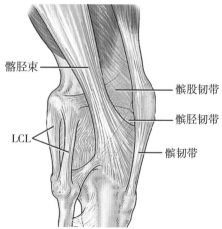

注：LCL，外侧副韧带

图 1-18　膝关节外侧，深层解剖

中层主要结构为外侧副韧带（lateral collateral ligament，LCL），呈圆条状，向上起自股骨外上髁，向下止于腓骨小头，与关节囊及半月板间有腘肌肌腱相间隔（图 1-17）。LCL 居关节外后方，在伸膝时紧张，屈膝时松弛。但在屈膝外旋或内旋时则皆紧张。

深层结构位于 LCL 深面，包括关节囊、腘斜韧带、弓状韧带等（图 1-18）。腘斜韧带为半膜肌腱的延续部分，纤维自胫骨内髁后方斜向外上，止于股骨外髁后上方。弓状韧带起自腓骨小头，其外侧部纤维垂直向上止于股骨外髁，其余纤维向内上融合于关节的后纤维囊。弓状韧带覆盖在腘肌腱表面。

外侧关节囊韧带复合体是由垂直束和水平束两部分组成，垂直部分附着于骨、韧带、肌腱及髂胫束，水平部分连接于外侧半月板。部分专家认为与融合在一起的外侧支持带相比，外侧关节囊韧带有更厚、更强的中心纤维束。其股骨端附于腓肠肌外侧头并延展到腘肌管，在胫骨外侧区形成一个不同于髂胫束的强健韧带。Johnson 认为在外侧囊韧带与髂胫束之间存在非常显著的纤维束相互交叉。

四、膝关节后部解剖

膝关节后部主要结构为腘窝，呈菱形，有腘动、静脉和神经穿行。其上内界与半膜肌、半腱肌毗邻，上外界与股二头肌相毗邻；下界内外侧与腓肠

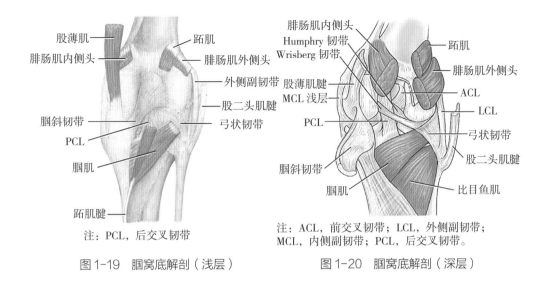

图 1-19 左侧

股薄肌
腓肠肌内侧头
腘斜韧带
PCL
腘肌
跖肌腱
跖肌
腓肠肌外侧头
外侧副韧带
股二头肌腱
弓状韧带

注：PCL，后交叉韧带

图 1-19 腘窝底解剖（浅层）

图 1-20 右侧

腓肠肌内侧头
Humphry 韧带
Wrisberg 韧带
股薄肌腱
MCL 浅层
PCL
腘斜韧带
腘肌
跖肌
腓肠肌外侧头
ACL
LCL
弓状韧带
股二头肌腱
比目鱼肌

注：ACL，前交叉韧带；LCL，外侧副韧带；
MCL，内侧副韧带；PCL，后交叉韧带。

图 1-20 腘窝底解剖（深层）

肌内外侧头毗邻。腘窝的顶为腘筋膜，腘窝的底为膝关节后部结构包裹，包括关节囊、腘肌和腘斜韧带、弓状韧带等（图 1-19，图 1-20）。

五、膝关节内部稳定结构

膝关节内的主要稳定结构包括半月板、交叉韧带。半月板位于股骨及胫骨两关节面之间，由纤维软骨组织组成，其主要附着于胫骨，但可随股骨做

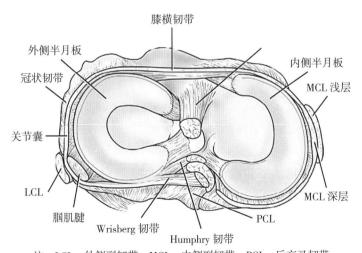

膝横韧带
外侧半月板
冠状韧带
关节囊
LCL
腘肌腱
Wrisberg 韧带
内侧半月板
MCL 浅层
MCL 深层
PCL
Humphry 韧带

注：LCL，外侧副韧带；MCL，内侧副韧带；PCL，后交叉韧带。

图 1-21 半月板：内侧半月板呈 C 形，外侧半月板呈 O 形

一定范围的移动，以补偿胫骨髁面与股骨髁面的不适应，并起着限制和制动作用。半月板具有一定的弹性，能缓冲两骨面撞击，吸收震荡，保护膝关节。

每个半月板有 3 个面（图 1-21）：边缘面如圆柱状，肥厚而突隆，与关节囊纤维膜深面相贴，滑膜附于其上下缘，并由冠状韧带连于胫骨髁边缘；上面光滑凹陷，可加深胫骨平台深度，与股骨髁相接；下面平坦光滑，覆盖在胫骨平台上。

半月板内缘锐薄而凹陷。内侧半月板周径较大，呈 C 形，前端窄而后端宽。前端以细腱附着于胫骨髁前内侧，居前交叉韧带起点之前；后端附着于髁间窝后窝，在胫骨髁间隆起后方及后交叉韧带起点的内前方。

内侧半月板与内侧副韧带后部紧密相连，限制了内侧半月板的活动度。外侧半月板较内侧半月板周径小而面积广，呈 O 形，前端附着于髁间前窝，前交叉韧带附着点的外侧，后端附着于髁间隆起之间。外侧半月板的外缘有沟，以容纳自此经过的腘肌腱并与之相贴，其与外侧副韧带并不相连。

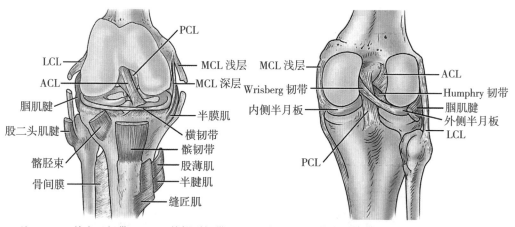

注：ACL，前交叉韧带；LCL，外侧副韧带；MCL，内侧副韧带；PCL，后交叉韧带。

图 1-22 膝关节交叉韧带（前面）

注：ACL，前交叉韧带；LCL，外侧副韧带；MCL，内侧副韧带；PCL，后交叉韧带。

图 1-23 膝关节交叉韧带（后面）

膝关节内有限制膝关节前后移动的交叉韧带，分为前后两束，在髁间窝中前后交叉（图 1-22，图 1-23）。前交叉韧带（anterior cruciate ligamen，ACL）起于股骨外髁的内面，长约 4cm，向下内走行，止于胫骨髁间棘之前，纤维与外侧半月板前角纤维相交织。在姚作宾等的研究中，所测得的 ACL 长度为 24～32mm，平均（27.8±2.0）mm，中段宽度为 8～12mm，平均（9.5±1.0）mm；在尤田等的研究中，ACL 实质部宽度平均为 11.9mm，厚度平均为 3.5mm；在王晓宇等的研究中，ACL 的大体解剖测量长度为（39.8±1.8）mm，MRI 测量长度为（38.40±1.74）mm，解剖厚度为（6.0±2.2）mm，MRI 测量厚度为（6.09±1.76）mm。

后交叉韧带（posterior cruciate ligament，PCL）起于股骨内髁髁间的前部，越过前交叉韧带内侧，斜行向下外，止于胫骨髁间窝的后缘中部。后交叉韧带外面存在一层具有滑膜作用的软组织，滑膜鞘内部存在血管。前交叉韧带与后交叉韧带相交叉部位，存在与脂肪相似的组织，并分别连接两根韧带，相对比较疏松。按照韧带纤维的分布位置，可以将后交叉韧带大致划分为后内束和前外束两类。在膝关节保持屈曲 90° 或伸直位置时，后交叉韧带中段宽度和厚度，以及后内束和前外束的长度 34.0mm，宽度 10.0mm，厚度 6.0mm。在附着区完整切下韧带后，胫骨端宽度为（15.5±2.1）mm，中端最窄部位平均为（10.4±1.5）mm，韧带胫骨端宽度为（10.5±6.3）mm。

ACL 纤维分为前内侧及后外侧两部分，屈膝时 ACL 前内侧部紧张，伸直时 ACL 后外侧部紧张。在膝屈 40°～50° 时较松弛，在屈膝做前抽屉试验时，前交叉韧带的前内侧部限制其活动，后外侧部在膝伸直时，限制膝过伸活动（图 1-24，图 1-25）。

PCL 在股骨侧的附着线相当于膝关节每个瞬间旋转中心，使 PCL 在屈膝过程中保持紧张状态，成为膝关节稳定的重要因素。PCL 较 ACL 粗大，在膝关节屈曲位时，可防止胫骨后移；伸直位时，可防止膝过伸，并可限制膝内、外旋活动。

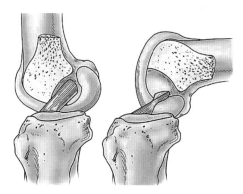

图 1-24　膝关节屈曲时前交叉韧带前内侧部紧张，伸直时其后外侧部紧张

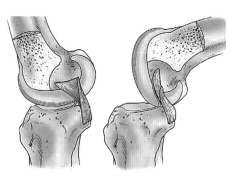

图 1-25　在屈膝过程中后交叉韧带保持紧张状态，但在伸直时松弛

第五节　膝关节的润滑及散热组织

膝关节负重大，运动产生的热量亦较大，其滑膜面积是全身最大的。正常时，滑膜本身形成皱襞，以适应膝关节的各种运动，其内有感觉神经末梢，滑膜受到刺激后可引起疼痛。

一、膝关节滑膜

膝关节滑膜起于关节软骨的边缘，然后反折于关节囊纤维层的内面做其衬里。膝关节的滑膜上端在前面超过膝关节远端的关节面，在股四头肌腱下形成囊状隐窝，其上端与髌上囊相通。两侧超过股骨髁关节面1.6cm。外侧向下降至股骨外上髁腘肌腱及腓侧副韧带附着点以下，围绕腘肌腱形成滑膜突起。膝关节有时与胫腓关节的关节腔相通，后部达于腓肠肌的起点，常与半膜肌腱及腓肠肌内侧头之间的滑膜囊相交通，但后部的髁间窝则在滑膜之外。在关节后部，膝交叉韧带亦包绕于滑膜所形成的双层皱襞内，而作为关节内

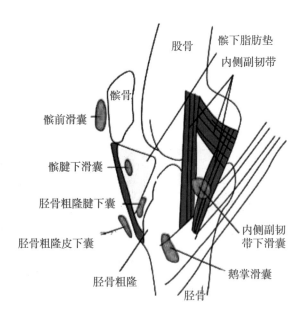

图1-26　膝关节周围滑囊

滑膜外结构。滑膜下部在内外侧半月板之下突出，覆盖胫骨约0.7cm。滑膜尚附着于半月板及髌骨的边缘，在股骨下端穿牵引针时，可在髌骨上缘画一横线，再在腓骨头前侧由下向上画一个垂线，此二线的交点上方2～3cm处即为穿针的安全区。

膝关节滑膜附着于股骨下端及胫骨上端关节软骨的边缘，紧贴骨面一小段距离后，即反折于关节囊纤维层的内层做其衬里，距关节软骨有一定距离。膝关节内滑膜隐窝有髌上囊内、外侧隐窝，前上隐窝，前上内、外侧隐窝及后上内、外侧隐窝，后者恒定存在。了解膝关节滑膜的附着、反折及隐窝部位，有助于切口的选择、牵引针穿刺定位及确定滑膜切除的范围。

膝关节的滑膜腔分髌部及内、外髁部。内、外髁部以髁间隔为界，髌部与髁部间的界线，以后消失，只留有翼状襞的痕迹。内、外髁部可以借髌部相交通，亦可以借髁间隔的小孔相交通，每个髁部因为有半月板介于其间，又分为上、下两部，彼此只能在半月板凹面的游离缘相交通，半板的凸面借冠状韧带附着于胫骨上端关节面下0.5～0.6cm。外侧的冠状韧带因受腘肌腱压迫而逐渐磨损。

膝关节腔本身的容量虽不大，但由于滑膜构成许多囊状隐窝，使体积大为增大。其中五个位于关节腔前面，四个位于关节腔后面，最大的是前面的前上隐窝，由滑膜在股四头肌腱后面移行于股骨而构成，与髌上囊相交通，有时可以完全与其合并。正常膝关节腔在伸直时可容60ml液体，但在轻微屈曲时可容88ml。

膝关节腔可分为两部分，前大后小，两者之间借狭小的裂隙互相交通，中间裂隙在膝交叉韧带和胫骨髁之间，两侧裂隙在关节囊侧壁与股骨内、外侧髁之间。有炎症病变时，这些裂隙可因滑膜肿胀而消失。关节腔的后部又分为两部分，即股骨髁后面的后内侧隐窝和后外侧隐窝，借后交叉韧带和外侧半板韧带相互分开。

上述隐窝常是脓、血聚集的部位。后隐窝可以与前隐窝相互隔开，仅仅切开关节腔前方，不能充分排脓，必须同时切开后隐窝。

由于后上隐窝常与周围的滑膜囊相交通，如腘肌下隐窝通向外侧隐窝，半膜肌囊和腓肠肌内侧头腱下囊通向内侧隐窝。膝关节化脓性关节炎时，脓液可

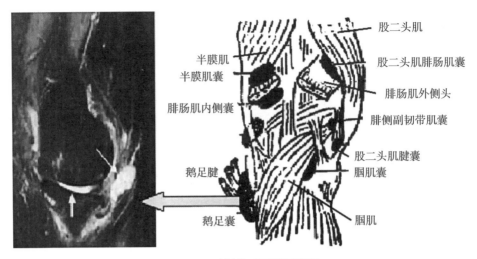

图1-27　膝关节后面的滑膜囊

以扩散至这些滑膜囊，常形成关节旁脓肿。根据滑膜囊的位置，在膝关节附近做切口时，如在胫骨上端施行，虽然离胫骨上端关节缘很近（在0.7cm以内），也不至于进入关节腔，除非靠后，有可能进入过肌下隐窝。同样，在内外髁之上，切口亦不致进入关节腔；相反，在前侧，如在髌骨上缘5cm以内切口，即可能进入膝关节腔，在后侧，腓肠肌起点以下，同样可以进入。因此，在膝关节附近的手术，如不需要显露关节内部，最安全的途径应从侧面进入。

　　滑膜与髌韧带之间有髌下脂体（脂肪垫）分隔，充填于髌韧带之后及股骨、胫骨的间隙内。滑膜在后面与关节囊后部之间隔有膝交叉韧带及蜂窝组织。在髌韧带后侧，有三角形滑膜与股骨髁间非关节面相连，此即髌下滑膜襞。在某种程度上，髌下滑膜襞与髋关节的股骨头韧带有些相近似，扁平，呈三角形或楔形。这个皱襞分为前、后两部分，尖附着于股骨下端髁间切迹的最前部，基底侧在髌下附着于胫骨髁间区，前部向关节腔隆出，两侧游离，做成翼状襞。膝关节皱襞是胚胎时期存在的滑膜隔，至胎儿后期即开始退化，如到成年，仍持续存在，即形成滑膜皱襞，其发生率占20%。膝滑膜皱襞按部位分为髌上、髌内及髌下皱襞。其大小、形状可有很大不同，其中髌下襞最常见，其次是髌上襞，髌内襞最少。

　　髌上襞为胚胎隔膜残留，从髌上囊向下将膝关节腔分为内、外两室。髌上襞很少将髌上囊与膝关节腔其他部分完全分开。一般常将髌上囊大部分闭锁，仅中部留一开口，其横膈残留，形成内、外滑膜襞。髌上襞呈新月形，在股四头肌腱下伸向关节内侧壁。

髌下襞亦称黏膜韧带，呈钟形。起于髁间窝，经关节间隙前部时变宽，远侧附于髌下脂体。虽然髌下襞很少呈完全的隔，但常穿孔，由弹性及疏松组织形成，屈伸时可以改变形状及长度。

当滑膜襞外伤或炎症，发生水肿、增厚，就会失去弹性，导致纤维化，此即膝关节滑膜皱襞综合征或滑膜综合征。表现为膝部疼痛，弹响或不稳，切除皱襞常可使症状缓解。

二、髌下脂体（脂肪垫）

髌下脂体充填于髌骨、股骨髁下部、胫骨髁前上缘及髌韧带之间，位于髌韧带的深面。脂体向两侧伸延，体积逐渐变薄，超出髌骨两侧缘约1cm，在髌骨两侧向上延续，与髌滑膜襞共同形成翼状襞。

髌下脂体的上面呈凹形，朝后并微朝上，与半月板的凹面相接。脂体的下面几乎平坦，附于胫骨表面，部分覆盖半月板的前部，具有活动性。

髌下脂体将关节囊的纤维层与滑膜分开，并将后者推向关节软骨面。如同膝交叉韧带一样，它为关节内及滑膜外结构。此处的滑膜有许多悬垂突出物或翼状突起，其中之一伸向髁间窝前部，将脂体固定于股骨，称为黏膜韧带。脂体内有一血管，手术时必须结扎，以免引起过多出血。

髌下脂体具有衬垫及润滑作用。股四头肌收缩时，肢体内的压力随之升高，成为坚硬的实体，充填于关节面不相适合的多余空间，以限制膝关节的过度活动，能防止摩擦及刺激，并吸收震荡。

髌下脂体的疾患常为引起膝内紊乱的原因，常见者有钳挟、压迫、出血及肥大等。

在大多数膝关节，除髌下脂体外，尚可有以下脂体。①前髌上脂体：在股四头肌腱之后及髌上囊前壁之间，②后髌上脂体：在股骨下端前面骨膜及髌上囊后壁之间。③腘脂体：位于腘肌囊之间之前，滑膜仅在脂肪垫疏松、结缔组织皱襞及绒毛上明显存在，该处有滑膜细胞分泌滑液。滑膜细胞的排列与其下的脂肪及疏松结缔组织明显区分，但在其他部位，特别在关节的侧面，滑膜的延伸部分直接位于肌肉的筋膜上，此处滑膜起关节囊的作用。

（三）滑膜囊

膝部周围肌腱甚多，膝关节的运动又较大，其周围众多的滑膜囊对肌腱的运动起一定作用，但也常为病变部位。膝部滑膜囊，即滑膜层穿过纤维层的囊状突出，其数目、大小及与关节腔相通情况因人而异。其中有三个恒与关节腔相通，即髌上囊、腘肌囊及腓肠肌内侧头腱下囊。

1.膝关节前侧的滑膜囊　在髌骨及髌韧带的周围有四个滑膜囊，即髌前皮下囊，髌下皮下囊、髌下深囊及髌上囊。

（1）髌前皮下囊：在髌骨的前面，髌韧带与皮肤之间，位于深层皮下组织内。更确切地说，在髌骨下半及髌韧带上半与皮肤之间，但有时其范围也可高于髌骨。

膝关节伸直时，可以发现髌骨前的皮肤甚为松弛。用手指容易捏起，其情况与伸肘时鹰嘴后的皮肤松弛情况相同，但当膝关节屈曲时，松弛的皮肤即变得紧张，皮肤皱襞亦隐而不见。髌前皮下囊的存在可以允许膝前的皮肤自由活动，它所处位置的深浅有所不同，有时在皮下疏松组织内，有时在阔筋膜的深面，也有时位于股四头肌腱覆盖髌骨上的部分。髌前皮下囊也可分为两个：①髌前筋膜下囊，在阔筋膜与股四头肌腱之间；②髌前腱下囊，在股四头肌腱与髌骨骨膜之间，两者之间常有纤维带相连。

如膝前区经常遭受摩擦，髌前皮下囊因位置较浅，可因刺激过多而肿大，引起滑膜囊炎。在切除髌前皮下囊时，可做弧形切口，曲度朝上。如曲度朝下，术后引起的瘢痕可引起疼痛。

（2）髌下皮下囊（髌下浅囊）：在皮肤与胫骨粗隆下部之间，有时不存在。跪位时，与地面相接触者实际为胫骨粗隆、髌韧带及髌尖。髌下皮下囊的存在，可以减少摩擦。

（3）髌韧带下囊（髌下深囊）：在髌韧带深面与胫骨上端前面之间，是恒存在的大囊，在胎儿时期即有。

（4）髌上囊（股四头肌腱下囊）：为膝部最大的滑膜囊，位于髌底上方及股四头肌腱的深面，通常与膝关节滑膜囊广阔相连，可以算作膝关节滑膜腔之一的部分。在胎儿，此囊常与关节囊分开成为独立的结构，大部分幼童亦是如此。

膝关节腔的上界约在髌骨上缘上方3cm处，但如果与髌上囊相连，则可高于髌骨上缘7~8cm。

2.膝关节外侧的滑膜囊　在膝关节的外侧部，股二头肌腱、腓侧副韧带、腘肌腱及腓肠肌均越过关节线及股骨外侧髁。此处的滑膜囊主要有：

（1）股二头肌下腱下囊：在股二头肌腱深面与腓骨头之间的滑膜囊。

（2）腓肠肌外侧头腱下囊：在腓肠肌外侧头起始部伸面，其出现率为16%。

（3）股二头肌上囊：在腓侧副韧带与股二头肌腱附着点之间，恒存在，通常在新生儿即出现。

（4）腓侧副韧带与腘肌腱之间的滑膜囊。

（5）腘肌囊：此滑膜囊常是膝关节滑膜的管状伸延部分，但在胎儿并不与关节腔相通。腘肌囊与膝关节滑膜囊的外侧髁部相通，介于腘肌起始部与外侧半月板、胫骨外侧髁及胫腓关节之间。借助于腘肌囊，使膝关节腔在半月板上下相通，有时这个滑膜囊与胫腓关节囊相通，使膝关节腔与胫腓关节腔相互沟通。

腘肌囊在腘肌腱下向外下伸展，有时在腘肌腱及外侧半月板之间有一憩室，因此外侧半月板与关节囊及腘肌腱部直接相连，活动较自如，外侧半月板之所以较内侧半月板损伤较少，可能与这种解剖结构有关。

3.膝关节内侧的滑膜囊　在膝关节后内侧肌腱间，一般有6个滑膜囊。

（1）鹅足囊：在缝匠肌腱、股薄肌腱、半腱肌腱浅面及胫侧副韧带之间。由于此三肌腱有致密的纤维膜相连，形似鹅足而称为鹅足囊。此囊相当大而恒存在，胎儿即出现。

（2）胫侧副韧带及半膜肌腱之间的滑膜囊。

（3）半膜肌固有囊：在瓣膜肌腱分成三趾处（深鹅足）与覆盖胫骨内侧髁的关节囊之间。此囊经常存在，有时与关节腔相交通。

（4）腓肠肌内侧头腱下囊：在腓肠肌内侧头起始部深面与覆盖股骨内侧髁的关节囊之间，与膝关节腔的内侧髁部分相交通。这个滑膜囊尚与半膜肌囊相交通，而使半膜肌囊与膝关节相交通。

（5）半膜肌囊：在腓肠肌内侧头浅部与半膜肌腱之间。与关节腔相通者约占 1/2。其中多为肌肉发达者。

（6）半膜肌腱与半腱肌腱之间的滑膜囊：极少情况下，与胫侧副韧带相关的尚有三个滑膜囊：①在颈侧副韧带与关节囊之间；②在颈侧副韧带与内侧半线板之间；③在颈侧副韧带与胫骨之间。

4.腘窝囊肿　腘窝囊肿亦称 Baker 囊肿，囊肿通关节者名滑膜憩室，不通者名滑膜囊肿，可借关节内充气造影区别。很多学者认为腘窝囊肿继发于膝关节病变，因关节积液压力增加，滑膜向后突出而成；有的学者则认为系正常解剖变异。在腘窝囊肿中，腓肠肌与瓣膜肌间的滑膜憩室占全部腘窝滑膜憩室的 70%，占腓肠肌与半膜肌间囊肿的 46.6%。

Baker 囊肿与半膜肌囊肿实际相同，即与腓肠肌及半膜肌有关的滑膜囊（或称腓肠肌瓣膜肌囊）慢性扩大。囊肿一般发生于腘窝的后内侧。如囊肿与关节腔相通，开口的位置相当于腓肠肌半膜肌囊与关节腔的交通口，仅在腓肠肌内侧头之下。这种情况在 50% 的正常膝关节中可以看到。

以上发现很难支持 Baker 囊肿系由于滑膜脱出的论点。如果是这样，必然使关节内压力长期增加，但临床上看到，囊肿的发生多与损伤性滑液渗出有关，滑膜囊与关节腔之间原来就存在通路。

膝关节稍屈曲时，由于深筋膜松弛，囊肿可能不被触及；但在伸直时，囊肿坚硬而紧张。可在深筋膜的深面侵入半膜肌的外侧或内侧，可位于中线的内侧，或位于腘窝的内侧。稀有情形下，也可出现于大腿的内侧。屈曲成直角时，正好位于股后肌前面的凹陷处。

囊肿有时很大，甚至引起静脉回流受阻，有时可沿腓肠肌内侧头的浅面蔓延至小腿相当距离，并与肌肉相粘连。

第六节　膝关节的运动力学

膝关节的运动范围自过伸 10° 至屈曲 130°，功能范围为 0°～90°（下蹲要求屈膝 117°）。旋转运动范围随不同的屈曲程度而发生变化，在伸直位时，膝关节只有极小角度的旋转；在屈膝 90° 时，外旋可达 45°，内旋达

10°～30°。收展运动基本为 0，屈曲 30° 时存在小角度的被动收展是正常的。膝关节的活动是一系列瞬心变化的转动组合，即多瞬心的转动（图 1-28）。此转动瞬心的变化轨迹，是一条围绕股骨髁的 J 形曲线，此乃由于股骨两髁的曲率由后向前逐渐变大，是多中心圆弧的总和，曲率半径在伸直位增长，屈曲位变短，最前方与最后方的半径比为 9∶5。

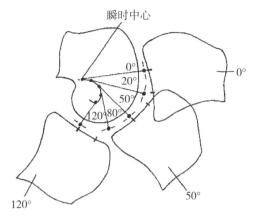

图 1-28　膝关节瞬时旋转中心

股骨髁在胫骨平台上的运动兼有滚动和滑动两种形式。前者即物体移动时，其运动横轴同时向前移动，后者即物体移动时，其表面许多点仅与相对静止物体的某一点接触。这两种形式是受膝关节面形状和韧带的限制所决定的。股骨两髁的滚动范围有所不同，股骨内侧髁在屈曲开始 10°～15° 时滚动，而外侧髁滚动可持续到 20°，这相当于正常行走的屈伸范围。在屈曲最后阶段，股骨髁没有滚动，只是滑动。股骨髁关节面约为胫骨平台的 2 倍，如果股骨髁只有滚动，则膝屈曲到一定程度后，股骨髁将超过胫骨平台后缘而脱位；如只有滑动，则膝屈曲时，股骨胭面将抵于胫骨平台而受阻。

1. 屈曲　主要运动肌为股后肌群，辅助肌有股薄肌、缝匠肌、腓肠肌和胭肌。除股二头肌短头和胭肌外，均为双关节肌。屈肌肌力约为 15 kg，为伸肌的 1/3。股后肌群兼为伸髋肌和屈膝肌，其屈膝作用随髋的位置而定。髋屈曲时，股后肌群起止距离增大，肌肉变得紧张；屈髋 40° 时，股后肌群稍增长，只有膝稍屈曲才保持其原有距离；屈髋 90° 时，股后肌群紧张，即使屈膝 90°，仍不能补偿肌肉增长的距离。当屈髋超过 90° 时，只有靠经过训练的股后肌群的弹性才能将膝保持充分伸直。缺乏锻炼的人，股后肌群因屈髋而受到牵拉，屈膝效能更明显。如最大限度地伸髋，股后肌群松弛，屈膝效能减小。站立时，股后肌群在腓肠肌的协同下对抗股四头肌，一同稳定膝关节，其中股二头肌和半腱肌电位活动较大。由蹲位起立时，股二头肌和半腱肌拉小腿上端向后，间接参加膝的伸直。腓肠肌在膝屈伸动作中，如站立、下蹲及由蹲位起立时，均出现电位，身体前倾时，电位活动更为明显。腓肠肌瘫痪可引起膝反弓，但如果股后肌群瘫痪而腓肠肌良好时，则可防止膝反弓。

2.伸直　主要为股四头肌，除股直肌为双关节肌，兼具屈髋、伸膝功能外，其余均只有伸膝作用。股四头肌总横截面约为 148 cm^2，收缩距离为 8 cm，可产生 42 kg 之力，为屈膝肌的 3 倍。在跳高、跳远的起跳瞬时，髌韧带承受的拉力约为 285 kg。

从蹲下到起立过程中，肌电图显示，股四头肌四个头收缩开始和停止的时间不同，股直肌开始收缩晚而停止早，股内侧肌在伸直的末期很快增加其活动。股直肌仅提供股四头肌肌力的 1/5，由于髂前上棘至股骨髌面的距离在屈髋时比伸髋时为短，因此，屈髋伸膝时，股直肌相对延长和松弛，不如其他三肌的伸膝效能；但在行走中，支撑腿将离地时，股直肌可提供动力，当腿向前摆动时，股直肌又迅速使髋屈曲和膝伸直。

股内侧肌在完成伸膝最后 10°～15° 时在扣锁机制中起重要作用。在下肢支撑体重时，股四头肌与股后肌群共同稳定膝关节，在行走时的摆动中，虽有小腿的惯力作用，但股四头肌的伸膝作用也较重要。

3.内旋　指胫骨向内旋转，为半腱肌、半膜肌及缝匠肌的作用，受关节囊及前交叉韧带的限制。

膝关节的主要生理运动为屈伸，运动轴为横贯股骨内、外侧髁的后上部、自伸而屈此横轴由前向后移动。股骨髁中部扁平，曲率半径较大，前半部和后半部近似圆形，曲率半径较小。连接股骨髁不同弧度的曲率半径中心点，形成两个背靠背略呈心形的曲线，称为瞬时中心曲线或渐屈线（evolute line）。两个心形线的连接点呈一陡尖，其曲率半径最大，在内侧髁为 38 mm，在外侧髁可达 60 mm。这个连接点的曲率半径与股骨髁关节面的相交点称为传递点（transmission point）。其前方为髌股关节面，后方是股胫关节面，因此，瞬时中心曲线即为膝关节由伸到屈过程中运动轴由前向后移动的轨迹。安装大腿假肢或支具时，膝关节的枢轴应装置在股骨髁中后 1/3 交界处，相当于膝关节线上方 2.5 cm，此点作为关节的中心，较符合生理特点。膝关节屈曲时，可有旋转运动。垂直轴位于髁间隆起的内侧，但此轴并不固定，随屈曲角度加大渐向后移，接近后交叉韧带。

另外，在伸膝至最后 15° 时，股骨发生内旋，即膝关节的自锁机制，旋转的程度与股骨内髁的大小及曲度有关。为保证关节达到最大屈曲位，股骨髁在胫骨平台上向后滑动。正常膝关节的旋转轴位于股骨内髁之中。

髌股关节为滑动关节，伸直膝关节后，髌骨可上移 7cm。此关节的瞬心位于股骨髁上后侧骨皮质附近，伸膝由股四头肌及髌骨组成的伸膝装置完成。腘绳肌主要完成膝关节的屈曲。

膝关节的稳定结构：尽管骨的构形在稳定关节方面有一定的作用，但膝关节的稳定性主要依靠关节周围的韧带、肌肉来维持。

内侧：内侧副韧带、关节囊、内侧半月板、前后交叉韧带。

外侧：关节囊、髂胫束、外侧副韧带、外侧半月板、前后交叉韧带。

前方：前交叉韧带、关节囊。

后方：后交叉韧带、关节囊。

旋转：内侧副韧带控制外旋；前交叉韧带控制内旋。

前交叉韧带承担的载荷行走时为 170N，跑步时为 500N，而正常青年人的前交叉韧带可承受的最大载荷可高达 1750N。前交叉韧带在持续的拉力作用下被伸长 10%～15% 时，可以出现断裂。

第七节　膝关节生物力学

1.关节力　胫股关节承受的力在行走时是体重的 3 倍，而上楼梯时可达体重的 4 倍。半月板参与载荷的传递（承受 1/3～1/2 的体重），当半月板切除后，关节面间的压力增加。髌股关节中，髌骨参与伸膝并增加了杠杆臂长度，起到分配应力的作用；切除髌骨后，股四头肌需要增加 30% 的收缩力，方能达到正常水平。髌股关节的关节软骨为全身最厚者，因为此关节承受的力在正常行走时为体重的 1/3，而在下蹲或跑步时可升至体重的 7 倍。载荷与股四头肌／屈膝度数的比值成正比。在 0°～45° 的屈膝过程中，股四头肌提供了一个向前方半脱位的力。由于股骨解剖轴线与胫骨轴线呈向外开放的 170°，髌骨即在角上，故有向外脱位的趋势。尤其在屈曲位胫骨外旋，髌骨外移，由于股骨外髁的阻挡及股内侧肌的牵拉，才能保持稳定状态。

2.轴线（图1-29）

（1）力学轴线：身体重心垂直向下至地面。

（2）解剖轴线：沿股、胫骨干走行。

（3）相互关系：沿股骨两髁下端做一连线，此线与股骨解剖轴线成81°（即股骨解剖轴线外倾9°）、与力学轴线成87°（力学轴线外倾3°）；股骨解剖轴线与力学轴线成9°，即膝关节外翻角为6°；在冠状面上，胫骨解剖轴线与股骨髁连线成93°，即胫骨解剖轴线外倾5°～6°；而胫骨解剖轴线与股骨力学轴线为一条直线。

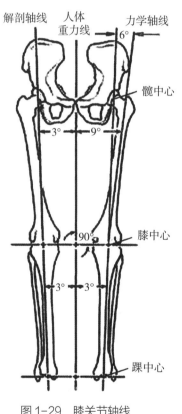

图1-29 膝关节轴线

3.病理影响 任何改变膝关节轴线相互关系的病理状态，都可能导致膝关节的受力增加。例如股骨髁上骨折、胫骨干骨折发生向内或外成角愈合时，或膝内、外翻畸形时，股骨的力学轴线与胫骨轴线则不在一条直线上，从而改变了膝关节的受力状态。膝内翻时，力线内移，膝关节内侧受力增加；膝外翻时，关节外侧受力增加，加速了关节的退行性变。骨关节炎时，多为关节内侧受力增加，行胫骨上端截骨术时，需恢复股胫解剖轴线间的正常外倾角。同样，行膝关节融合术时，骨固定位置应有0°～7°的外翻及10°～15°的屈曲。在安装长腿支具或大腿假肢时，膝关节的铰链应放置在关节面上方2.5cm、股骨髁中后1/3交界处，因为此点为膝铰链的中心，这样，才能使支具或假肢符合人体力学。

第二章　膝关节骨关节炎的病因病理

第一节　膝关节骨关节炎的流行病学

一、发病率与流行情况

膝关节骨关节炎（knee osteoarthritis，KOA）的患病率与患者的年龄、性别、民族及地理因素等有关，现代医学认为 KOA 是多种因素综合作用的结果，主要因素有软骨基质合成和分解代谢失调、软骨下骨板损害使软骨失去缓冲作用、关节内局限性炎症等。KOA 在中老年人中发病率较高，总体来说，在我国 KOA 的发病率逐年呈上升趋势。研究表明 KOA 的发病率从 40 岁开始呈缓慢上升趋势，50～54 岁年龄段发病率达到峰值，而患病率最高的年龄组是 70 岁以上。由于调查资料有限，国内 KOA 的流行病学研究多以北京、上海、广州等大城市为主。研究表明 KOA 的患病率南北差异较大，可能与地域环境有较大关系。研究发现女性 KOA 的患病率高于男性，这可能与女性体内激素水平变化有关；此外，有研究发现 KOA 发病率的性别差异与年龄有关系，以 50 岁为分界线，50 岁以下男性发病率高于女性，50 岁以上反之，具体原因尚不明确。

二、发病的危险因素

综合各项研究表明，导致 KOA 发病的危险因素有很多，主要包括年龄、工作、运动、体重等。

1.年龄　各项研究都表明，随着年龄的增长，KOA 的发病率会逐渐增加，其中 50 岁以上的中老年人患病率超过 37%，由此可见年龄是 KOA 发病的一大重要因素，Pereira D 等将年龄作为膝骨关节炎诊断的第一参考量。

2. 工作　KOA 的发生发展还与工作过程中反复的动作对关节的过度使用有一定关系。由于工作种类的不同，需要工作时采取的体位和劳损就不同，对于工作中会增加膝关节负荷的工种，膝关节炎的患病率也会相对增多。

3. 运动　适当的运动有利于身心健康，但超负荷运动会增加 KOA 的发生风险，与运动活动有关的韧带拉伤、软骨损伤会增加早期 KOA 患病风险。在 Jeffrey B Driban 的研究中得出，足球、精英水平的长跑、有竞争力的举重和摔跤参与者，KOA 患病率增加。可见，从事专业运动的人员容易患 KOA。然而，低至中等质量的证据表明跑步与骨关节炎诊断无关联，与骨关节炎诊断呈正相关。从这些研究中我们可以理解成，适当且合理的，并以锻炼为主要目的的运动，虽然会增加膝关节的运动负荷及受伤风险，但也可以提高膝关节本身的功能水平；但是，过量的超负荷运动就会增加 KOA 的患病风险。

4. 体重　体重指数（BMI）作为一种风险因素与 KOA 的影像学表现及临床症状有显著关系。研究表明，BMI 在 $27kg/m^2$ 之上每增加 $1kg/m^2$，将会增加 15% 的患 KOA 概率。随着体重的增加，膝关节所要承受的压力负荷也会随之增加，因此肥胖是导致膝关节骨关节炎发生的因素之一。所以要向患者宣教合理饮食，适当控制体重，这是 KOA 健康教育中很重要的一点。

第二节　膝关节骨关节炎的病理

一、关节软骨变化

关节软骨主要由水、胶原、蛋白聚糖和软骨细胞构成，其中水占 65%，起到缓冲压力和营养润滑的作用；胶原占 15%～20%，蛋白聚糖占 10%～15%，胶原蛋白网和多水的蛋白聚糖一起起到了抵抗关节应力和应变的作用；软骨细胞占 5%，主要作用是合成蛋白。关节软骨主要起承重和润滑作用，它能将作用力均匀分布，使承重面扩大，不但能最大限度地承受力学负荷，还能保护关节软骨不易损伤。其次，关节软骨非常光滑，且能分泌润滑液，使关节在活动中灵活自如且不易磨损。关节软骨破坏是 KOA 最根本的病理学特征，包括软骨磨损、变性、破坏等，软骨细胞损伤后，分泌蛋白质溶解酶及胶原酶，使软骨基质遭到破坏，蛋白聚糖降解或丧失，胶原纤维暴露，逐渐出现老化，导致软骨进一步损害。另外，关节软骨严重磨损可导致软骨下骨暴露，关节间隙变窄，软骨弹性下降，正常软骨吸收震荡、缓冲应力的生物力学功能降低。

二、软骨下骨质改变

大家普遍认为骨性关节炎主要为关节软骨疾病，随着研究的不断进行，越来越多的证据表明骨性关节炎是个累及全关节的疾病，尽管其主要特征是进行性软骨丢失和关节间隙狭窄，但软骨下骨改变及滑膜病变也是其重要特征。软骨下骨位于关节软骨的深处，二者间通过钙化软骨相连，软骨下骨由紧邻钙化软骨的致密的软骨下骨板和靠近骨髓腔的疏松的骨小梁组成。正常的软骨下骨板是一层薄薄的骨板，厚度为 1～3 mm。软骨下骨的主要生理作用是缓解运动或负重产生的力量，软骨下骨板可以为关节软骨提供坚硬的支撑，松质骨比皮质板更多孔，代谢更活跃，体积、密度、刚度更小，可以维持关节弹性，在关节负重时起减震作用。大多数研究认为骨性关节炎早期骨吸收增加，软骨下骨出现暂时的骨丢失，晚期骨形成增加，软骨下骨出现骨体积与骨密度增加，但骨矿化程度降低。Radin 等首先提出软骨下骨可能在骨性关节炎的发生和发展过程中起到一定的作用，认为软骨下骨硬度的改变使其表面的关节软骨所受到的压力增加，进而诱导关节软骨的退行性改变。在这之后有学者利用 MRI 发现了骨髓病变，且这种病变可以出现在软骨退行性改变之前。因此研究软骨下骨在骨性关节炎发病过程中的变化及作用机制，有助于早期发现骨性关节炎并针对软骨下骨进行靶向治疗。

三、滑膜病变

KOA 是由多重因素引起的关节退行性病变，其病程中常伴有滑膜炎症，剥脱的软骨片及骨质增生刺激滑膜引起炎症，促进滑膜渗出，表现为增生型滑膜炎及纤维型滑膜炎。KOA 滑膜炎的发病机制尚不完全明确，但相关研究表明固有免疫应答在 KOA 滑膜炎的发病中起着重要作用。KOA 滑膜炎患者的滑膜会水肿、充血,产生纤维素沉积,滑膜分泌异常,有大量关节液增生,造成膝关节积液、肿胀;另外,膝关节滑膜会发生绒毛样增生、团块样增生等病变;膝关节滑膜的增生,分泌的炎症因子中的破坏因子,会造成膝关节软骨的负损伤。

四、肌肉的改变

KOA 的发生和发展对膝关节周围的肌群影响严重。肌肉功能受到影响后将进一步加剧疾病的进展,形成关节退化、肌肉无力甚至肌肉萎缩的恶性循环。研究表明,KOA 患者下肢肌肉横截面积降低了 12% ~ 19%。肌肉萎缩的主要分子机制包括蛋白质合成减少、分解增加及肌卫星细胞再生受损。研究发现疼痛与 KOA 所致肌肉萎缩密切相关,因此要减轻膝关节周围肌肉萎缩首先要有效缓解 KOA 带来的疼痛。

五、细胞因子在骨关节炎发病中的作用

细胞因子是由免疫细胞(如单核巨噬细胞、T 细胞、B 细胞、NK 细胞等)和某些非免疫细胞(如内皮细胞、表皮细胞、成纤维细胞等)经刺激而合成、分泌的一类具有广泛生物学活性的小分子蛋白质,可被分为白细胞介素(IL)、干扰素、肿瘤坏死因子(TNF)超家族、集落刺激因子、趋化因子、生长因子等。细胞因子在骨关节炎中的发生、发展过程中发挥重要作用。关节软骨细胞、滑膜细胞能够产生多种细胞因子,在骨关节炎患者的关节液中可以检测到 TNF-α、IL-1β、IL-6 等细胞因子。TNF-α 主要是由单核巨噬细胞产生的炎症细胞因子,能促进骨髓释放中性粒细胞,诱导单核细胞和多核粒细胞趋化浸润到炎症局部,释放溶酶体酶,在几乎所有组织的炎症反应中均发挥重要功能。此外,TNF-α 还可以促进破骨细胞的生成,诱发骨关节炎;IL-1β 是在骨关节炎研究中最多的细胞因子,正常软骨细胞仅产生极微量的 IL-1β,而骨关节炎患者的滑膜及软骨中却有较高水平的 IL-1β,进一步研究证实,骨关节炎软骨组织的中、上层软骨细胞及其基质皆呈 IL-1 强阳性反应,体外培养相关细胞发现其产生 IL-1β 的水平明显升高。IL-6 主要由髓系细胞产生,

可以调节多种炎症反应，如自身免疫病、类风湿关节炎、肥胖等，IL-6 主要发挥促炎作用。软骨和骨在发育过程中的顺序是通过各种调节因子作用于软骨和软骨膜进行精确调节的。虽然一些调节因素已经确定，但是精细调控软骨和骨发育机制尚未阐明。软骨细胞是软骨组织中特有的细胞类型，在永久的软骨组织中，软骨细胞维持其稳定性。骨关节炎患者的软骨内环境比较紊乱，最终导致软骨破坏。

六、骨关节炎膝痛的发生机制

疼痛是组织损伤、炎症性疾病、病原体侵袭和神经病变的标志，由伤害性感觉神经元介导。当伤害感受器被伤害性刺激激活后，疼痛信息通过脊髓和脊髓上核团进行中继，导致相关皮质区域矩阵的激活，从而引起疼痛。KOA 是影响整个膝关节结构的病变，其中滑膜炎症是其重要特征。KOA 是一种慢性退行性、累及关节内所有结构的疾病。疼痛、活动受限、关节畸形等是 KOA 患者的主要症状。膝关节内关节软骨、软骨下骨、滑膜及髌下脂肪垫等组织病变可能导致炎症介质等分子的产生，使关节内发生炎症反应，病变也可能使关节内机械应力改变，均可刺激感觉神经产生疼痛，神经功能改变可能存在于膝骨关节炎整个病程，感觉神经长期受到刺激使神经功能发生改变，产生提高疼痛敏感性、放大疼痛区域等协同效应，目前 KOA 疼痛的具体机制尚不明确，导致对 KOA 的治疗效果不尽如人意。

第三节　膝骨关节炎的中医认识

一、中医病名探讨

膝骨关节炎是一种以膝关节软骨变性、破坏及骨质增生为特征的慢性关节疾病，又称增生性关节炎、肥大性关节炎、老年性关节炎、骨关节病、软骨软化性关节病等。主要病变是关节软骨的退行性变和继发性骨质增生，可继发于创伤性关节炎、畸形性关节炎。临床表现以关节疼痛、肿胀、活动受限及关节畸形为主，以关节软骨退行性改变为核心，累及骨质、滑膜、关节囊及关节其他结构的慢性无菌性炎症，以局限性、退行性关节软骨破坏及关节边缘的骨赘形成为其主要病理形态学改变，多发于中老年的慢性进行性疾病，是临床常见病之一。

中医学没有明确提出膝骨关节炎的病名，在古代诸多中医典籍中均有类似本病的记载，可见"膝痹""鹤膝风""白虎风""老寒腿""历节风""穿骨流注""柳拐子病""骨痹""流痰""缓疽"等称谓。病名多样复杂，涉及病证交叉。从膝骨关节炎病因病机和临床症状来看，该病当属中医学"痹病"范畴。

中医学常以症状或体征命名疾病，早在战国、秦汉时期中医学就有关于膝骨关节炎临床症状特点和病因病机的描述，痹病首见于《黄帝内经》，分为骨痹、行痹、筋痹、痛痹、着痹、周痹、历节风等，用词简约，不可能完全概括该病的本质属性，后世医家多从不同角度对疾病进行命名。

魏晋南北朝时期对膝骨关节炎相关中医病名论述不多，但对白虎风和历节风有了更深入的探究。晋代葛洪《肘后备急方》曰："风、寒、湿邪侵袭关节，痛甚有如虎啮"，这里所言关节就包括膝关节。

隋唐时期中医学发展迅速，有许多关于膝骨关节炎病名的记载。其中骨痹、筋痹、历节风、热痹、痛痹继承了战国、秦汉时期的学术思想，且有了更全面的论述，如《诸病源候论》提道："冬遇痹者为骨痹，则骨重不可举，不随而痛。骨痹不已，又遇邪，则移入于肾，其状喜胀。"进一步提出了骨痹的发病与冬季相关，而本有骨痹，外邪易入于肾，导致胀满疼痛。

隋唐时期中医学快速发展，其后的宋金元时期中医学发展亦成效显著，其中涉及膝骨关节炎的相关中医病名论述丰富。如宋代《太平圣惠方》曰："夫白虎风病者，是风、寒、暑、湿之毒，因虚所起，将摄失理。受此风邪，经脉结滞，血气不行，蓄于骨节之间，或在四肢，肉色不变。其疾昼静而夜发，即彻骨髓酸疼，其痛如虎之啮，故名曰白虎风病也。"

及至金元时期，百家争鸣。这一时期，白虎风、历节风、鹤膝风、白虎历节风等病名常通用，症状均有骨节疼痛且不可屈伸，与现代膝骨关节炎的膝骨疼痛、膝关节屈伸不利相类似，其中记载的治法方药对中医治疗膝骨关节炎也有很好的指导意义。

明代《古今医鉴》《证治准绳》等典籍对历节风和白虎风的认识继承了前世医家的理论。历节风，也称鹤膝风，俗谓白虎历节风。"白虎者，痛甚如虎啮；历节者，循历四肢关节而痛也。风寒湿邪与气血相并，腿膝肿胀，作非常之痛不可忍。用当归拈痛汤之类治之"等。明清时期医家在前世医家的基础上进一步补充了中医学与膝骨关节炎相关的中医病名的认识，并加入了临床治疗成功的医案和误治医案，对指导后世医家治疗包括膝骨关节炎在内的骨关节炎性疾病具有很好的指导意义。

二、病因病机

在病因病机的论述方面，中医学已经认识到该病的产生与外邪（风、寒、湿等）、内伤（肾虚、筋骨失养等）相关，并提出提高人体正气在预防膝骨关节炎等疾病方面起重要作用。《素问·脉要精微论》记载："膝者，筋之府，屈伸不能，行则偻附，筋将惫矣"。《证治准绳》："有风、有寒、有闪挫、有瘀血、有痰积，皆标也，肾虚，其本也"，表明本病的病机为本虚标实。《中医骨病学》指出本病本在肝肾亏虚，标为气滞、血瘀、寒凝、痰浊等病理因素，本虚标实，合而为病。即人体到中年以后，肝肾亏虚，机体功能逐渐减退，加之长期劳作，膝关节软骨磨损，肝主筋、肾主骨，逐渐导致筋骨失去濡养，形成膝关节的退行性改变。在发生发展方面，可分为"因虚致病"和"因病致虚"。前者是因为患者素体羸弱，或年老肝肾亏虚，无以濡养筋骨，致筋骨失养致病；后者是因为患者感遇风寒湿热等外邪，或猝遇跌扑损伤，致局部气血瘀滞，不通则痛，久之气血阻塞，不能濡养脏腑经络，致使肝肾亏虚，继而虚实夹杂为病。

（一）病因

1.外因　膝骨关节炎临床以膝关节疼痛、肿胀甚则影响关节屈伸为主症，多因风、寒、湿邪侵袭，导致经脉不通、筋骨不利、气血痹阻。中医对痹病的认识源于《素问·痹论》，文中阐明了痹病的成因："风、寒、湿三气杂至，合而为痹也。其风气胜者为行痹，寒气胜者为痛痹，湿气胜为着痹也。"指出风、寒、湿三邪为痹病发生的外因，一直是指导中医临床治疗痹病的基础。也就是说痹病是由风寒湿等外邪引起的，初起多见风寒湿等外邪引起的以邪实为主的证候。

《诸病源候论》曰："冬遇痹者为骨痹，则骨重不可举，不随而痛。骨痹不已，又遇邪，则移入于肾，其状喜胀。"进一步提出了骨痹的发病与冬季相关，而本有骨痹，外邪易入于肾，导致胀满疼痛。

《脉因证治》曰："骨痹者，嗜欲伤于肾气，内消而不能闭禁，邪气妄入；筋痹者，由叫怒无时，行步奔急，淫邪伤肝，肝失其气，寒热客之，流入筋会，使筋急而不舒；周痹者，其客于血脉，随脉流通上下，升降一身。"分别对骨痹、筋痹、周痹的病因病机进行了区分。

金元时期的《风科集验名方》曾记载："白虎病，向东人呼为历骨风，亦有医家谓之鹤膝风"。该书在前世医家对白虎风认识的基础上，认为饮酒当风，汗出入水，也是导致此病的原因。

2.内因　现代研究表明，膝骨关节炎较为明确的发病因素是高龄衰老，随着年龄的增长，膝骨关节炎患病率呈逐年升高的趋势，其中在61～71岁患病率最高，关节退变及症状的严重程度也随年龄增长而增加。

从中医角度上看，人体随着年龄的增长，肝肾精气逐渐衰退，而肝主筋、肾主骨，肝肾不足则筋骨失所养，就可导致病变的发生。也就是说膝骨关节炎是因人到中老年，脏腑功能日渐衰退，精血亏虚引起的病变，疾病初起多无外邪引起的虚证。

华佗也提出痹病的发病不仅与外感邪气有关，也与正气不足、真气乱于内有关。如《中藏经·论痹》曰："痹者闭也。五脏六腑，感于邪气，乱于真气，闭而不仁，故曰痹。""骨痹者，乃嗜欲不节，伤于肾也，肾气内消……则精气日衰……邪气妄人。"提出骨痹是由于起居、饮食不节，内伤于肾，肾为先天之本，肾气耗伤导致精气不足，骨节失养，继而引起骨节疼痛。正如《灵枢·五邪》所言："邪在肾，则病骨痛"。

膝骨关节炎往往还伴随膝部筋肉损伤，伸屈不利。《素问·五脏生成》曰："诸筋者，皆属于节"；《素问·痿论》曰："宗筋主束骨而利机关也"。《中藏经》进一步提出，"筋痹者，由怒叫无时，行步奔急，淫邪伤肝，肝失其气，因而寒热所客，久而不去，流入筋会，则使人筋急而不能行步舒缓也，故曰筋痹。"并提倡以活血补肝之法兼养肾气。《素问·刺法论》曰："正气存内，邪不可干"；《素问·平热病论》曰："邪之所凑，其气必虚"，强调对正气的固护，尤其是中老年人，正气衰退，更应该注意保养，以减少膝骨关节炎的发病概率或改善症状。

《女科撮要》记载："历节痛风，或谓之白虎历节风，历节痛，或因饮食起居失节，或因七情六淫失宜，以致脾胃亏损，腠理不密，外邪所侵；或为肝火内动，肝血耗损；或为肢体疼痛；或为肢节难伸；或为卒然掣痛；或为走痛无常；或内热晡热，自汗盗汗；或经候不调，饮食不甘。"进一步丰富了对膝骨关节炎病因病机方面的认识。

（二）病机

风、寒、湿、热病邪留注肌肉、筋骨、关节，造成经络壅塞，气血运行不畅，肢体筋脉拘急、失养为痹病的基本病机。五脏六腑及气血津液亏虚，津液代谢紊乱，气血运行不畅，瘀血内生，引发内毒，故筋骨关节失于濡养，本虚为先复感风、寒、湿等外毒，痹着筋骨，骨节凝滞，加剧经脉闭阻，故见膝关节肿痛，屈伸不利。久之迁延不愈，肌萎筋缩，瘀毒互结。

1.皮肉筋骨　《灵枢·经脉》："人始生，先成精，精成而脑髓生。骨为干，脉为营，筋为刚，肉为墙，皮肤坚而毛发长。谷（饮食）入于胃，脉道以通，血气乃行。"认为精（精气）是构成人体的原始物质，人体由内而外，骨、脉、筋、肉、皮肤、毛发等构成了整个形体。宋代《太平圣惠方》记载："夫白虎风病者，是风、寒、暑、湿之毒，因虚所起，将摄失理。受此风邪，经脉结滞，血气不行，蓄于骨节之间，或在四肢，肉色不变。其疾昼静而夜发，即彻骨髓酸疼，其痛如虎之啮，故名曰白虎风病也。"提出白虎风的病机为正气不足，风、寒、暑、湿外邪侵袭，导致气滞血瘀，骨节疼痛。该书还认为"血气虚则汗出，风冷搏于筋，则不可屈伸，为历节风也。"阐明了痿痹除风、寒、湿三气侵袭外，和心理也有关系。

2.脏腑经络　人体随着年龄的增长或久行、久立，肝肾精血逐渐衰退，肝藏血主筋，为罢极之本；肾藏精主骨，为先天之本，肝肾亏虚，筋骨失养，则筋脉拘挛，关节不利。

正如《素问·上古天真论》所言"肝气衰，筋不能动""肾藏衰，形体皆极""今五藏皆衰"，以及《素问·宣明五气》所云久行伤筋、久立伤骨、骨解堕等。

本病因脾、肝、肾脏腑虚损，不能对膝关节进行正常濡养，则肌肉不充，筋骨不坚，髓海失养，髓枯骨痿，发为本病，即"因虚致痹"。因气血亏虚，瘀血内生，痰湿内聚，以及跌打损伤，或长期慢性劳伤，即"因瘀致痹"。又可因风、寒、湿等外毒侵袭，以及因机体正气不足，内毒即生，内外之邪毒，互结而为痹，即"因毒致痹"。

三、四诊

主要症状为关节疼痛，可出现固定痛、刺痛，活动后加重，隐痛。局部症状表现为关节肿胀、冷痛、痛处拒按、屈伸不利，全身症状表现为腰膝酸软、畏寒肢冷、面肢浮肿、酸困无力、形体肥胖等。其证候主要为肝肾亏虚证、气滞血瘀证、风寒湿痹证、痰湿困阻证、脾胃虚弱证五型。

（一）望诊

膝骨关节炎患者常见为行走、起立、上下楼梯时膝痛所致肢体摇晃不稳，关节弛缓无力及疼痛。

（二）闻诊

骨痹即寒痹，以痛苦攻心、四肢挛急、关节浮肿为主要表现；行痹以走注无固定处疼痛为主症；筋痹以聚于关节，筋脉弛纵，或赤或肿为主症；痛痹以痛有定处为主症；周痹以全身上下疼痛为主症；着痹以肢体重着不移、疼痛麻木为主症；肌痹常伴皮肤麻木不仁，精神昏塞。

（三）问诊

本病的主要症状为膝关节部位的疼痛，早期为钝性，以后逐渐加重，可出现典型的"休息痛"与"晨僵"。患者会感到静止时疼痛，即关节处于一定的位置过久，或在清晨起床时，感到关节疼痛与僵硬，稍活动后疼痛减轻；如活动过多，因关节摩擦又产生疼痛。严重者会出现活动受限，膝关节甚至屈曲受限，跛行等。

（四）切诊

《诸病源候论》一书中也指出："踞坐，伸右脚，两手抱左膝头，伸腰，以鼻纳气，自极七息，展右足著外。除难屈伸拜起、胫中疼痛痹。"记录了对患者的检查方法，对临床检查和治疗有一定的指导意义。检查时，可见患病关节肿胀，肌肉萎缩，关节主动或被动活动时可有软骨摩擦音，有不同程度的关节活动受限及其周围的肌肉痉挛，可见关节软骨退变、破坏、剥脱，关节间隙变窄、骨赘形成以及软骨下骨硬化、囊性变，继而引起膝关节滑膜增厚嵌顿、关节疼痛、交锁、功能受限，最终导致关节功能的丧失。

宋代《太平圣惠方》一书提出"诊其脉，尺中虚小者，是膝寒痿痹也。"随着中医学的发展，分科也越来越细，在一些外科疾病中也可见到类似膝骨关节炎临床表现的描述，如唐代《外台秘要》曰："膝部有缓疽者，初结肿形似痈，红肿热痛。"如《外科心法要诀》曰："缓疽血滞外寒凝，肿硬如馒膝上生，紫暗溃迟多焮热，肿久渐腐烂皮疼。"缓疽所表现的膝部肿痛当与现代所说的化脓性关节炎相类似。

四、病理改变（筋骨痿痹）

现代医学认为，关节软骨退变是膝骨关节炎最主要的病理特征，同时伴有软骨下骨硬化、骨赘形成、滑膜炎症和半月板退化。宋代《太平圣惠方》一书提出"夫风、寒、湿三气合为痹病也，在于阴则其人筋骨痿枯，身体急痛，此为痿痹之病，皆愁思所致，忧虑之为。"而膝骨关节炎存在"虚、瘀、毒"病机特点，而且三者又相互影响，如因脏腑虚损，瘀血内生，感毒加剧，即"因虚、毒致瘀"或因机体正气不足，瘀血内阻，内毒即生，即"因虚、瘀致毒"；又可因内、外毒，筋骨痹阻，导致脾、肝、肾气虚损，即"因毒、瘀致虚"。因此，"虚、瘀、毒"三者紧密关联，共同存在于膝骨关节炎的发生发展中。

在膝骨关节炎中，"骨病"则更多的是指骨骼本身的病理变化，与下肢所受到外界的力学负荷相关，与自身骨质代谢亦相关，还与"筋""节"的结构功能相关。关节软骨组织发生进行性退变、消失，关节边缘骨赘形成和软骨下骨质反应性改变，关节软骨及软骨下骨质的退变和修复过程失去平衡，最终造成关节功能的损害，如筋的痉挛、痿弱可使节的错缝、间隙失常，骨在不正常的间隙中逐渐演变为应力失衡，出现骨的增生；相反，筋也会因节的错缝、骨结构的改变而偏离了正常的生理位置，令膝关节出现疼痛和功能受限，三者实际上可单独发病，但大部分时间是同时发病且相互影响，表现为后期的肌肉出现失用性萎缩、关节软骨明显破坏、骨质严重增生、关节畸形等，出现关节周围肌肉萎缩致肌力下降，影响膝关节的稳定性，临床表现以进行性慢性发展的关节肿痛、僵硬、活动受限为主，并伴有继发性滑膜炎。如《证治准绳》"上下腿细，唯膝为大，形如鹤膝"的"鹤膝风"；《张氏医通》中"无有不因肝肾虚者，虚则风寒湿气袭之相关，膝关节肿痛日久，可发展鹤膝风"，也形象地指出了膝关节病的症状之一"形如鹤膝"。出现屈伸困难，功能上行走不便，是膝关节功能即将衰竭的迹象。

第三章　膝骨关节炎的临床表现和检查

第一节　症状与体征

现代医学认为，膝骨关节炎是由于膝关节软骨退行性变和关节表面边缘形成新骨为特征的非炎性疾病。目前我国膝骨关节炎50岁以上发病率超过37％；65岁以上男性发病率为80％，女性发病率为90％。

膝骨关节炎致病因素可大致归纳为如下几类：①年龄；②肥胖；③损伤；④过度活动及关节畸形；⑤低骨密度；⑥关节感染；⑦遗传因素；⑧其他因素等。

一、膝骨关节炎的临床症状

1.关节疼痛及压痛　初期为轻度或中度间断性隐痛，休息时好转，活动后加重，疼痛常与天气变化有关。晚期可出现持续性疼痛或夜间痛。关节局部有压痛，在伴有关节肿胀时尤为明显。

2.关节僵硬　在早晨起床时关节僵硬及发紧感，也称之晨僵，活动后可缓解。关节僵硬在气压降低或空气湿度增加时加重，持续时间一般较短，常为几分钟至十几分钟，很少超过30分钟。

3.关节肿大　手部关节肿大变形明显，可出现 Heberden 结节和 Bouchard 结节。部分膝关节因骨赘形成或关节积液也会造成关节肿大。

4.骨摩擦音（感）　由于关节软骨破坏、关节面不平，关节活动时出现骨摩擦音（感），多见于膝关节。

5.关节无力、活动障碍　关节疼痛、活动度下降、肌肉萎缩、软组织挛缩可引起关节无力，行走时软腿或关节绞锁，不能完全伸直或活动障碍。

二、膝骨关节炎的辨证分型及证候特点

中医学认为，膝骨关节炎的病因病机为"本痿标痹"。老年人久患腰膝疼痛，肝肾两虚。随着年龄增长，肝肾日渐衰弱，难以充盈筋骨，骨枯则髓减，骨质因而疏松，长期超负荷负重骨骼进而变形，筋不得滋养则出现关节疼痛，活动不利，又肝肾不足日久必累及气血亏虚，故膝骨关节炎以肝肾不足、精血亏损为本，感受风、寒、湿、热，气血痹阻为标。

第二节　临床特征

一、膝关节体格检查方法

膝骨关节炎患者体格检查的具体内容见表 3-1，要仔细观察患者的体型、步态，测量下肢力线和详细记录肢体畸形特点。对于慢性原发性骨关节炎和继发于创伤和半月板切除术后的继发性骨关节炎，膝关节的弯曲、内翻畸形往往提示内侧间室受累；而屈曲、外翻畸形则提示外侧间室受累。对于长期存在畸形者，由于一侧副韧带的过度牵拉，可出现对侧副韧带的假性松弛。

髌股关节检查包括髌骨倾斜度，髌骨内、外侧缘的光滑度，不要遗漏由于髌骨软化症所引起的膝前疼痛和髌骨关节病变。应检查髌骨冠状面的稳定性（正常髌骨内、外翻活动范围为 0°～30°）和矢状面的稳定性，Lachman 试验和轴移试验（pivot shift test）能够显示膝关节慢性前十字韧带功能不良。如果慢性前十字韧带功能不良，出现胫骨压陷征（sag sign），表现为患者仰卧位屈髋、屈膝，胫骨明显后移，测量发现相对于股骨髁，胫骨后移超过5～10mm。

要观察是否存在膝关节肿胀、无力，半月板激发试验，如 Mcmurray 试验对于诊断半月板损伤非常重要。一般认为，在膝关节外伤早期至少 3 个月内，此检查方法意义不大。因为这时外伤造成的软组织损伤还没有修复完成，膝关节屈伸、旋转时出现疼痛，无法判断是否系半月板损伤所引起。Mcmurray

试验的做法：患者取仰卧位，膝关节最大限度地屈曲，检查者左手固定患者的膝关节，右手握足，尽力使胫骨外旋，左手在膝外侧推挤使膝关节外翻，在这种外旋、外翻力量进行的同时慢慢伸直膝关节，如果内侧出现交锁音并疼痛，说明内侧半月板破裂。同时做反方向检查，膝关节内旋、内翻时同时伸直膝关节，如果外侧出现疼痛及弹响，则判断为外侧半月板破裂。应除外髋部、背部和神经血管性疾病引起的膝关节疼痛，如果体格检查不能除外，可拍片检查。

表 3-1　膝关节骨关节炎的体格检测项目

体型：身高	膝外翻（内侧）
体重	不稳：前后不稳
下肢力线：膝内翻侧方不稳	侧方不稳：假性不稳、真性不稳
膝外翻	旋转不稳特殊部位：胫股关节
步态：痛性跛行	活动范围
膝屈曲畸形	特殊部位：胫骨关节
膝反屈畸形侧方不稳	髌股关节
代偿：内收、外展活动	关节：无力、肿胀
内、外八字足	半月板激发试验
侧方异常受力：膝内翻（外侧）	相关部位检查：脊柱、髋关节、踝关节、前足、后足

二、膝骨关节炎影像学改变

（一）X线平片检查

X线平片的投照方法见表 3-2，对比观察正常与异常的膝关节 X 线平片常能够发现病变所在。标准前、后位片投照法应该是：患者取负重站立位，体重均匀分布于两腿时投照。但有学者提出患者负重站立位，屈膝 45° 投照膝关节前、后位片更有价值。另外，部分学者建议患者不负重，屈膝 45° 拍摄膝关节侧位片和两侧髌骨轴位片。

表 3-2　膝关节 X 线平片投照法

前后位	负重、屈膝 45° 位，双膝前、后位片
侧位	负重、屈膝 45° 位，患膝侧位片
髌骨	屈膝 45°，双髌骨轴位片
膝关节力线	以膝关节为中心，投照范围包括髋关节和踝关节

对于早期膝骨关节炎，尤其是外侧间室的病变，负重屈膝 45° 前后位片能够提示关节间隙轻度变窄，而此时在通常采用的伸膝位 X 线片上很难有所发现。关节软骨缺损诊断率最高的 X 线投照位置是屈膝 30° ～ 60° 前、后位片，而伸膝位 X 线片很容易漏诊。出现膝关节疼痛和关节间隙变窄 2 mm 以上，可能是关节软骨退变而非半月板病变。屈膝 45° 前、后位片显示凹陷征，表现为胫骨棘变尖及股骨髁间窝变窄，提示慢性前十字韧带功能不良。膝关节骨关节炎的常见 X 线表现见表 3-3。半月板切除术后出现 Fairbank 改变，表现为胫骨边缘骨赘形成，股骨髁变平坦，关节间隙变窄。

表 3-3　膝关节骨关节炎的 X 线片所见

骨 Fairbank 改变 (Fairbank changes)	骨赘形成
	软骨下骨硬化
	骨坏死
	软骨骨炎
	股骨髁间窝变窄
	胫骨棘高耸
	游离体
	撕脱骨折
	胫骨平台 segond
	佩特兹氏病（膝内侧副韧带骨化）人的膝内侧副韧带附着部损伤
软骨 关节间隙变窄	软骨钙化
	病变关节边缘不规则

软组织	肿胀
	肌肉萎缩
	膝关节积液
膝关节力学改变	膝关节冠状面畸形（膝内翻或膝外翻）
	膝关节矢状面畸形（屈曲挛缩或膝反张）
	髌骨高度改变
	髌骨倾斜度 / 髌骨半脱位
全身综合征	骨化性肌炎
	异位骨化

（二）MRI

磁共振成像并不作为膝骨关节炎的常规检查项目，但如果怀疑有骨软骨骨折、骨坏死或局灶性软骨缺损，则行 MRI 检查对于明确诊断有指导意义。MRI还适合于存在膝关节疼痛，临床检查怀疑为半月板疾病或交叉韧带损伤的患者。MRI 可以显示出微小的关节内病变和测量关节软骨的厚度。在骨关节炎患者中，由于退行性改变引起的半月板裂伤很常见，但如果症状不是很严重，常常难以做到只为明确诊断而行手术探查。当前作为关节软骨检查的特殊 MRI 技术已被广泛接受，这些技术包括质子密度显影（proton-densitv images）、脂肪抑制或色饱和度技术（fat suppression or saturation techniques）、倾斜回响技术（gradientecho techniques），另外还可以选择采用关节内钆增强对照技术。但对于仅有负重屈膝 45° 膝关节前、后位片显示为关节间隙变窄的患者，MRI 检查的阳性率较低。

三、化验室辅助检查

血常规、蛋白电泳、免疫复合物及血清补体等指标一般在正常范围。伴有滑膜炎的患者可出现 C 反应蛋白（CRP）和红细胞沉降率（ESR）轻度升高。关节液检查中白细胞不多（$< 10 \times 10^9/L$），偶见红细胞和软骨碎片。关节液增多，清晰微黄，黏蛋白凝固良好。

继发性骨关节炎患者可出现原发病的实验室检查结果异常。

第四章　膝骨关节炎鉴别诊断

一、现代医学鉴别诊断

（一）类风湿关节炎

两者都累及膝关节，起病缓慢，偶为急性，关节疼痛、肿胀、畸形，活动受限。但类风湿关节炎发病年龄多为 30～50 岁，女性多于男性，早期侵犯手关节等各个小关节，以近指关节和掌指关节的病变更为突出，疼痛左右对称，可表现为多个关节同时疼痛，很少出现 Heberden 结节，且类风湿因子阳性，红细胞沉降率增快，久发病例 X 线片常见关节骨质疏松及不同程度的骨质破坏。

（二）风湿性关节炎

该种疾病全身关节都有可能发生疼痛，主要侵犯于大关节，一般有链球菌感染病史，并常于再次接触链球菌感染后复发，主要表现为游走性疼痛，患者同时会伴有风湿热的症状，但是多数在服用阿司匹林后，疼痛会得到及时缓解。活动期红细胞沉降率增快，抗链球菌溶血素 O 阳性。X 线检查多无异常发现。

（三）骨质疏松

膝骨关节炎和骨质疏松均可发生在年轻风湿性关节炎患者中，但两种疾病的区别明显。骨质疏松是一种影响骨骼质量和数量的疾病，患者多瘦小，缺乏负重运动，饮食缺钙，以女性居多，往往表现为驼背、身高变矮，骨质流失显著，易骨折，但患者早期可能没有任何症状。而膝骨关节炎是一种影响膝关节和周围组织的疾病，患者多肥胖，关节使用过度、脂肪摄入过高且缺乏维生素 K，表现为局部的肿胀、关节活动度受限等症状，症状往往发展缓慢，并随时间推移而加重。二者可通过骨密度测试和影像学检查来区分。

（四）膝关节骨内囊肿

这种疾病以软骨下X线透亮区，出现骨内囊腔变为特征。病损好发于中年人，临床症状轻微，无损伤病史，X线往往在长股骨骺部位或扁平骨、关节软骨面下区域出现囊腔变，往往呈孤立性，囊腔边缘清晰，病损边缘有硬化骨，特别是在关节非负重区更为明显。病理特征表现为单房性或多房性囊腔结构，腔内含有白色或黄色胶状物质，边缘有纤维组织衬垫所包裹。骨内囊肿的特点包括囊腔好发在关节的非负重区，囊腔往往单发，病灶范围较大，相对症状较轻，具有较正常的关节活动等，可与退行性骨关节病相鉴别。

（五）膝关节侧副韧带损伤

在韧带损伤部位有固定压痛，常在韧带的上下附着点或中部，膝关节呈半屈曲位，活动关节受限，侧方挤压试验阳性。

（六）膝关节半月板损伤

有外伤史，伤后关节疼痛、肿胀，有弹响和绞锁现象，膝内、外间隙压痛，慢性期患者股四头肌萎缩，以股四头肌内侧尤为明显，麦克马瑞试验和研磨试验阳性。

（七）髌下脂肪垫损伤

有外伤、劳损或膝部受凉病史。膝关节疼痛，下楼梯为甚，膝过伸位疼痛加重，髌下脂肪垫压痛明显，膝过伸试验阳性，髌腱松弛压痛试验阳性。X线膝侧位片可见脂肪垫支架的纹理增粗，少数可见脂肪垫钙化阴影。

（八）髌骨软化症

膝关节活动量越大，疼痛越明显，且有过伸痛，行走无力。膝前侧、下端、内侧、外侧及腘窝均有压痛，按压髌骨时伸膝，可触及摩擦感及疼痛。髌骨研磨试验阳性。

二、中医相关鉴别诊断

膝骨性关节炎属中医学"膝痹病"范畴。膝痹病的发生主要是由于机体正气不足，腠理不密，卫外不固，感受风、寒、湿、热之邪，导致膝部肌肉、关节、经络痹阻不通，气血运行不畅，临床上以膝部疼痛乏力、活动欠利为主症，好发于中老年肥胖女性。

1. 尪痹　尪痹是由风寒湿客于关节，气血痹阻，以小关节疼痛、肿胀、晨僵为特点，多见于中老年人，病变初起以实证为主，晚期气血耗伤，脏腑受损，形成虚证或虚实夹杂证，甚者导致脏腑痹。类似于现代医学的类风湿关节炎。

2. 骨痿　中医学认为，骨痿发病的原因主要是"肾气热"，"热伏于下，肾虚受之"，即肾经气盛，化热伤精，而肾阴虚、肾精枯涸是发病的内因。外因主要是湿寒与热。对着风饮酒、露宿乘凉、冒雨涉水、久居湿地、嗜食辛辣味重食物等都可诱发风寒湿邪侵入体内导致骨节疼痛，骨髓酸软，肢体沉重。类似现代医学的骨质疏松。

3. 历节　又称"历节风"。以关节红肿、剧烈疼痛、不能屈伸为特点。多由肝肾不足而感受风寒湿邪，入侵关节，积久化热，气血郁滞所致。因其主要病变为关节剧痛，发展很快，又称为"白虎历节"。如因寒湿偏胜，则以关节剧痛不可屈伸为主症。类似于现代医学的急性风湿性关节炎、类风湿关节炎、痛风等疾患。

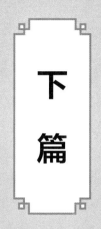

下 篇

第五章　中医药诊断膝骨关节炎的思路与方法

第一节　中医学对膝骨关节炎的病因病机认识

祖国医学对于膝骨关节炎的认识，在过去没有明确提出这个病名，亦无专门文献记载。但在中医经典著作及历代文献中均有类似本病的摘录，从其病因病机和临床表现看，当属中医学"痹症""骨痹""膝痹""历节""鹤膝风""痿证"或"痿痹"等范畴。

多数医家或从"痹症"、从"痿证"、从"痿痹"加以诠释。痹症是由于风、寒、湿、热等外邪侵袭人体，闭阻经络，气血运行不畅所导致，以肌肉、筋骨、关节发生酸痛、麻木、重着、屈伸不利，甚或关节肿大灼热等为主要临床表现的病症。如《灵枢·刺节真邪篇》说："虚邪之中人也，洒淅动形，起毫毛而发腠理，其入深，内搏于骨，则为骨痹。"《素问·长刺节论》指出："病在骨，骨重不可举，骨髓酸痛，寒气至，名曰骨痹。"而痿证是指肢体筋脉弛缓、软弱无力，日久因不能随意运动而致肌肉萎缩的一种病证。《素问玄机原病式·五运主病》："痿，谓手足痿弱，无力以运行也。"

大部分学者认为本病属于"痹症""骨痹""膝痹"等范畴，其病因病机为"本痿标痹"；亦有学者认为本病是本痿标痹之证，其临床表现是痿痹并存，先痿后痹。还有医家认为本病是痹症中的特殊类型。如此种种，说法不一，盖因四时、地域、人种、饮食习惯、年龄、性别等因素不同，医者个人经验不同，难免各有出入。但其共同之处是，都认为肝肾亏虚是本病的发病基础，风寒湿邪侵袭及跌仆扭伤为发病诱因。人至中年，肝肾渐亏，筋骨失养，不荣则痛；或因风湿邪乘虚而入，侵袭留注关节，或跌仆扭伤或长期劳损，以致经络痹阻，骨脉瘀滞不通。正如王肯堂在《证治准绳》中所说："有风，有湿，有寒，有热，有闪挫，有瘀血，有滞气，有痰积，皆标也。肾虚，其本也。"

笔者认为，膝骨关节炎根据其不同的病理机制、发生发展过程，有先为"痹证"，日久出现肢体痿弱不用、肌肉瘦削等"痿证"表现者；也有先为"痿证"，日久出现肌肉、筋骨、关节酸痛、麻木、重着、屈伸不利、关节肿大等"痹症"表现者。"痿""痹"之间只是有先后之分，而非本标之别。另有因跌仆损伤，而引起的继发性的膝骨关节炎，即可能不存在肝肾不足的内因。因此分析病因病机，应本着中医学"整体观念"和"辨证论治"的原则，客观辨证地分析。

不管从"痿"论或从"痹"论，其发生都不外乎内、外因。内因常由素体虚弱、正气不足，腠理不密、卫外不固，或由内伤情志、劳倦色欲损伤脏腑精气，肢体失养，痿软不能随意任用。外因则有感受风、寒、湿、热等外邪，使肌肉、关节、经络痹阻。尚有交通事故、跌仆损伤、虫兽损伤、先天畸形等其他病因。病延日久，则筋肉、骨骼、关节营养乏源，瘀滞凝涩，缠绵难愈。

（一）肝肾亏虚，筋骨失养

肾藏精，主骨，生髓。肾气盛，精髓充足，则骨骼发育正常而强健有力，可耐受疲劳及一般伤损，不易发生病变。肝藏血，主筋，筋束骨而利机关，肝血足则筋脉劲强。静可以保护诸骨，充养骨髓，动可以约束诸骨，免致过度活动及损伤。或因人至中年，天癸亏，肝肾两衰，或因素来肾虚，或因房色太过，乘醉入房，精损难复，或因劳役太过，罢极本伤，阴精亏损，导致肾水亏虚，阴火内盛，筋脉失养，则筋骨解堕，稍有劳累或外伤，便致气血壅滞，疼痛大作。更兼筋肉不坚，荣养乏源，既无力保护骨骼，充养骨髓，又不能约束诸骨，一经频繁活动，便磨损严重，导致关节过早过快地出现退变，最终发为骨痹。正如《圣济总录》所说的："夫骨者肾之余，髓者精之充也，肾水流行，则满而骨强。适夫天癸亏而凝涩，则肾脂不长。肾脂不长，则髓涸而不行，骨乃痹而其主内寒也……外证当挛节，则以髓少而筋燥，故挛缩而急也。"

（二）外邪侵袭，经脉痹阻

风寒湿邪可以单独为害，但一般同时侵犯人体而发病，不过有所偏盛也。由于居住潮湿之地，冒雨涉水，气候剧变、冷热交错等原因，均可感受风寒湿邪，邪气注于经络，留于关节，使气血痹阻而致颈项僵硬、腰臀胀痛、肢体关节疼痛酸麻、重着、屈伸不利，甚或肿大等，形成痹证。风寒湿邪致病与季节有关，如春季多风多湿，冬季多寒。由于感邪偏盛不同，临床表现多有所不同。正如《素问·痹论》说"风寒湿三气杂至，合而为痹也。其风气胜若为行痹；寒气胜者为痛痹；湿气胜者为着痹也。"因风性善行而数变，故痛游走不定而成行痹；寒气凝涩，使气血凝滞不通，故疼痛剧烈而成痛湿性黏滞重着，故使肌肤、关节麻木、重着，痛有定处，而成着痹。然正气存于内，邪不可干，常因素体气血不足，或劳力之人，辛劳失度，暗伤气血，络脉空虚，卫外不固，外邪才能乘虚而入，正气不足以祛邪外出，故而邪气滞于关节而发病。

（三）感受热邪，或郁久化热

感受风热之邪，与湿相并，而致风湿热合邪为患；或素体阳盛或阴虚有执，感受外邪后易从热化，或因风寒湿痹日久不愈，邪留经络关节，郁而化热。关节由此出现红肿疼痛、发热等症，而形成热痹。如《金匮翼·热痹》说"热痹者，闭热于内也……，腑脏经络，先有蓄热，而复遇风寒湿气客之，热为寒郁，气不得能，久之寒亦化热。"

（四）外伤伤害、瘀血凝滞

人体内的气血，只有运行畅通，周流不息，才能营养脏腑经络，温煦四肢百骸及皮肉筋骨。脊柱、肢体关节在肌肉、经筋的约束下，可以在一定时间内承受一定强度的外力，在一定范围内活动。但超过一定强度、或承受时间过长、或超过一定范围的过度活动，将会引起不同程度的损伤。这些超过组织生理负荷的因素引起急性外伤或慢性劳损，导致局部气血功能失调，运行不畅，甚至血溢脉外，不能循经运行，瘀血凝滞，瘀积日久不散，凝聚于骨喻，局部骨骼筋肉失濡养，发生疼痛、变形、功能障碍，形成骨痹。

（五）先天畸形

肢体关节形态异于正常，气血循行路线亦异于正常，不能适应正常的生理活动，筋肉不能约束骨骼关节，日久亦可发生气血功能失调，局部骨骼筋肉失濡养，而发生疼痛、变形、功能障碍。

第二节　中医学对膝骨性关节炎的辨证

近年来，中医学者在整理古代文献，继承前人经验的基础上，开始对膝骨关节炎的证候分类进行深入探讨和研究。但由于对病因病机的认识不一致、个人经验的不同等多种原因，至今未有相对统一的证候分类标准。

一、分型辨证

《中医病证诊断疗效标准》将骨性关节炎的证候分为肾虚髓亏、阳虚寒凝、瘀血阻滞三型。国家卫健委发布的《中药新药临床研究指导原则》将本病分为肝肾不足、筋脉瘀滞证；脾肾两虚、湿注骨节证；肝肾亏虚、痰瘀交阻三型。全国规划的第6版教材《中医骨病学》将之分为邪实证（包括风寒湿痹和风湿热痹）、正虚证（包括气血亏虚、脾肾阳虚、肝肾阴虚），瘀血证（包括瘀血留滞、瘀痰凝结）。不少学者根据自己和前人的经验，把膝骨关节炎进行辨证分型，试图规范它的辨证诊治。有学者将本病分为湿痹、瘀血阻痹、肾虚骨痹、阴虚内热等证型。另有学者认为本病是痹病的特殊类型，辨证认为本病因为气血虚怯、辛苦失度、肾阳不足，分型为血虚风入型、劳损感邪型、和阳虚寒凝三型。另外还有"气滞血瘀型、寒湿痹阻型、肝肾亏虚型""寒湿阻滞型、湿热蕴结型、气虚血衰型、肝肾亏虚型、热毒内攻型、瘀血蓄积型""行痹、着痹、痛痹、热痹、瘀痹、郁痹、虚痹""血虚寒凝型、血瘀寒凝型、肝肾阴虚型、血瘀痰湿型、肝肾亏虚型、肝肾亏虚和风湿痹阻型、肝肾亏虚和瘀血痹阻型""肝肾不足、血脉瘀滞型、脾肾两虚、湿注关节；肝肾亏虚、痰瘀交阻型"等多种分型方法。尚有从"本痿"的病机出发，认为其缓解期多见肝肾不足，或夹有瘀阻脉络；急性期发作期，多见湿热下注或风寒湿痹。故将本病分为四型：肝肾不足（或兼有瘀阻）、气血虚寒型、温热下注型、风寒湿痹型。其中风寒湿痹型因风寒湿邪偏重不同，又分为行痹、着痹、痛痹三型。

虽分型多种多样，但不外乎风寒湿热、气血、虚实。以下根据膝骨关节炎的病因病机进行辨证分型。

（一）风寒湿痹

1.行痹

症状：肢体关节酸痛，游走不定，关节屈伸不利，或见恶风发热，苔薄白，脉浮。

证候分析：关节疼痛，屈伸不利为风寒湿痹的共同症状，系由风寒湿邪留滞经络，阻痹气血所引起。行痹以风邪偏盛，风性善行而数变，故行痹以关节游走疼痛、时而走窜上肢、时而流注下肢为其特征。外邪束表，营卫失和，故见恶寒发热。苔薄白为邪在表、主寒，脉浮为邪气外侵之象。

2.痛痹

症状：肢体关节疼痛较剧，按有定处，得温稍减，遇寒痛增，关节不可屈伸，局部皮色不红，触之不热，苔薄白，脉弦紧。

证候分析：风寒湿邪阻滞经络，而以寒邪偏盛，寒为阴邪，其性凝滞，故痛有定处，疼痛较剧。得热则气血较为通畅，故其痛减，遇寒则血液凝涩，故痛更剧。寒属阴邪，故局部不红、触之不热。苔薄白亦属寒象，脉弦紧为痛、寒之征象。

3.着痹

症状：肢体关节重着，酸痛，或有肿胀，痛有定处，手足沉重，活动不便，肌肤麻木不仁，苔白腻，脉濡缓。

证候分析：感受风寒湿邪而以湿邪偏盛，因湿性重浊黏滞，故见痛有定处、麻木重着、肿胀等症。湿留肌肉，阻滞关节，故致手足沉重，活动不便。苔白腻、脉濡缓为湿邪偏盛之象。

（二）风湿热痹

症状：关节疼痛，局部灼热红肿，得冷稍舒，痛不可触，可病及一个或多个关节，多兼有发热、恶风、口渴、烦闷不安等全身症状，苔黄燥、脉滑数。

证候分析：邪热壅于经络、关节，气血瘀滞不通，以致局部红肿灼热，关节疼痛不能屈伸。热盛伤津，故致发热、恶风、口渴、烦闷不安等。苔黄燥、脉滑数均为热盛之象。

风湿热痹即一般所称的热痹。与风寒湿痹相比，热痹发病较急，全身症状明显，且邪气极易内舍，以致病情多变。热痹可化火伤津，症见关节红肿，疼痛剧烈，入夜尤甚，壮热烦渴，舌红少津，脉弦数。

（三）气血亏虚

症状：关节隐隐作痛，肿胀积液，腰膝酸软，活动不利，动作牵强；伴有神疲乏力，少气懒言，自汗；头晕、耳鸣、目眩、失眠多梦；动则诸症加剧；面白无华或萎黄，唇色白，爪甲苍白，舌质淡红，苔薄白，脉细弱无力。妇女可见经血量少、色淡，甚或闭经。

证候分析：气血不足，骨节筋脉失濡养，故关节疼痛隐隐；病久局部气血运行不畅，积液成痰，或湿邪停滞，聚而成痰，故见关节肿胀积液。人体脏腑组织功能活动的强弱与气血的盛衰有密切关系，气血盛则功能旺盛，气血衰则功能活动减退。所以神疲乏力，少气懒言；卫外不固，故自汗出；血虚脑髓失养，睛目失滋，神明不安，故头晕、耳鸣、目眩、失眠多梦；面色苍白、无华或萎黄、唇白、爪甲苍白、舌淡苔薄、脉细、弱无力均为气血不足之象。营血衰少，血海满溢不足，或不能如期满溢，故经行量少色淡，或经期延后，甚至闭经。

（四）脾肾阳虚

症状：肢体关节疼痛，呈针刺、刀割样疼痛，肿胀积被，用伸和、变化加重，遇寒痛增，得热稍减；神疲懒动，面色㿠白，或见下腹冷痛，久泻为止，舌体淡胖，可有瘀点，脉象沉细、缓。

证候分析：脾肾阳虚，不能祛寒散瘀，故肢体关节疼痛如针刺、刀割样；阳不化水，聚而成痰，故见关节肿胀积液，屈伸不利；遇寒加重、得温痛减，为阳虚应有之象。阳气虚衰，不能温煦形体，则面色㿠白、形寒肢冷、腰膝冷痛；阴寒内盛，气机凝滞，故下腹亦能出现冷痛；脾阳不足，不能运化水谷，故见下利。舌淡胖、苔白滑、脉沉细或微，均为阳虚阴盛的表现。

（五）肝肾阴虚

症状：关节隐隐作痛，腰膝酸软，活动不利，动作牵强；伴有头晕、耳鸣、目眩、身疲乏力，咽干口燥，胁痛，五心烦热，颧红盗汗，男子遗精、女子经少；舌红、少苔，脉细弦、或数、或沉细无力。

证候分析：肝肾阴虚，阴血不足以濡养骨骼筋肉，故隐隐作痛；腰为肾之府，阴虚阳气亦虚，温煦濡养的功能均为之停滞，故见身疲乏力，腰膝酸软，活动不利，动作牵强；水不涵木，肝阳上亢，则头晕目眩、耳鸣、咽干口燥。肝阴不足，肝脉失养，致胁部隐痛或胀痛；阴虚生内热，热蒸于里，故五心烦热；火炎于上，则两颧潮红；内迫营阴，使夜间盗汗；扰动精室，故多见梦遗；冲任空虚，而经量减少。舌红、少苔，脉细数，为阴虚有热之象。

（六）跌仆损伤、瘀血留滞、瘀痰凝结

症状：陈旧外伤后，损伤肢节疼痛，活动行走时加重，或隐隐作痛，或酸痛，或如针刺、刀割，有时肿胀积液，日久可见肌肉消瘦、关节变形、疼痛剧烈，或见夜间疼痛。有时可见口苦、胁胀或痛。舌红或暗，有时有瘀斑，苔白，脉涩。

证候分析：脊柱或四肢关节损伤后，气滞血瘀，则可见疼痛如针刺、刀割样；若筋络松弛，不能约束骨骼关节，则有行走不稳感，疼痛隐隐，行走加重；气血不行，津液积聚，则可见肿胀积液；日久筋肉失濡养，则见消瘦，约束关节之功能更加减弱，可见关节变形、疼痛剧烈；瘀血凝滞则可见夜间疼痛；肝主疏泄，条达气机，气血瘀阻反碍气机条达，故有时可见胁胀或痛、口苦。舌红或暗、有瘀斑，脉涩为血瘀之象。然舌脉之象又与一身气血有关，不独现气滞血瘀之象，不可拘泥。

（七）肢体关节骨骼先天畸形或发育不良、神经肌肉疾病

症状：在脊柱，外观可见前凸，或后凸，或侧弯，或旋转；在四肢可见关节移位、变形、短缩、跛行，持物困难等；日久可见畸形部位变形加剧、骨节疼痛，周边肌肉酸痛、消瘦，痿软无力，甚至相邻关节也出现变形、疼痛。常无全身症状。另有神经肌肉疾病，可见肌肉痿软无力，无力坐起、直立行走、持物，日久亦可见关节酸痛，肿胀变形。

证候分析：肢体关节形态异于正常，气血循行路线亦异于正常，不能适应正常的生理活动，筋肉不能约束骨骼关节，日久亦可发生气血功能失调，局部骨骼筋肉失濡养，而发生疼痛、变形、功能障碍。病有传变，故日久相

邻关节亦出现变形疼痛。

以上分型仅是骨关节炎的基本辨证分型，临床必有二型合一，三型合一，或多型并见的；并有轻重缓急之不同；素体偏盛之差异。辨证需统观全局，抓住重点，否则会坐失论治之良机。

二、分期辨证

亦有不少学者认为，除了分型辨证外，尚需结合分期辨证，才能更好地反映骨性关节炎的疾病进展，故采用三期辨证。认为在疾病的发展过程中，肝肾亏虚为本，外邪瘀血所犯为标，虚实夹杂。病变初期，风寒湿阻，气滞血瘀，实多虚少；病变中期，肝肾不足，气滞血瘀，邪盛正虚；病变后期，肝肾亏虚，以虚为主。

（一）病变初期

风寒湿阻，气滞血瘀。病变部位疼痛剧烈，痛有定处。风寒湿邪疼痛加重、得温则减。或有外伤史。舌淡、苔白腻，脉沉迟。

（二）病变中期

肝肾不足，气滞血瘀。疼痛缓慢，缠绵不绝，痛有定处，活动受限。腰膝酸软，肢体渐痿，舌淡，脉细弦。

（三）病变后期

肝肾亏损。隐隐作痛或久治不愈。喜按喜揉，遇劳则甚，畏寒肢冷，面色㿠白、舌淡苔润，脉沉弱，或心烦失眠。五心烦热，舌红少苔，脉弦细数。

然膝骨关节炎起因、发病等不同，病理机制必然不同。如病由风寒湿邪闭阻经络关节或跌仆外伤，病情发展与上述三期较为符合，可参考辨证。而先有痿证表现，或先天畸形者必不能如上述分期。须具体情况具体分析，才符合中医学"整体观念"和"辨证论治"的原则。

第六章　西医诊断膝骨关节炎的思路与方法

一、概述

骨关节炎是膝关节炎症中最常见的病因。膝骨关节炎在老年人群中最为常见，男女均可发病。随着人群预期寿命的延长，在 21 世纪骨性关节炎的发病率明显升高，尤其是在肥胖老年人群中。60 岁以上的人群中，50%的人群在 X 线片上有骨性关节炎的表现，其中35%～50%有临床表现；75%以上人群中，80%有骨性关节炎症状。

骨关节炎是一种以关节软骨变性和丢失及关节边缘和软骨下骨骨质再生后为特征的慢性关节炎疾病。本病的始发部位在软骨。

膝骨关节炎的发病高危因素主要包括年龄、遗传基因、女性、体重、局部损伤等。有研究证实，代谢性骨病如磷酸盐沉积、痛风、糖尿病也是膝骨关节炎发病的高危因素。

二、临床特点

（一）病史

膝骨关节炎的病史重点是膝关节疼痛、肿胀、僵硬、畸形、活动受限等。一般来说，膝骨关节炎的病史是一个长期、缓慢的过程。出现突变、剧痛、发热、肿胀明显加重时，需要注意与类风湿关节炎、感染性关节炎等相鉴别。

（二）疼痛

早期膝骨关节炎常呈关节间歇性疼痛（包括髌股关节、胫股关节），运动时加重，休息后好转。在骨关节炎病程发展期休息后也加重，甚至夜间疼痛是骨关节炎病情进展的表现。一般疼痛位置局限于受累的关节间隙，只有伴有滑膜炎时则呈全膝关节疼痛。但很少呈放射性痛。骨关节炎也有晨僵现象，与类风湿关节炎不同，一般很少超过 30 分钟。髌股关节的骨关节炎则呈髌骨下疼痛，主动伸、屈膝关节时引起髌下摩擦感及疼痛为早期症状。在上下楼梯或由坐位站起等动作中，股四头肌收缩即引起髌骨下疼痛及摩擦音。被动伸屈时则无症状，有时也出现交锁现象、髌骨下压痛。膝骨关节炎一般关节内渗出较少，只有在急性滑膜炎时才有大量关节积液。很少有血性关节炎。滑膜增厚也是炎性关节的表现。

（三）膝关节畸形

是骨关节炎的晚期表现。膝内侧关节间隙变狭窄，膝内翻畸形是骨关节炎最常见的畸形。膝外翻畸形多见于类风湿关节炎，稍后期则出现在膝全屈及全伸时引起疼痛，以至引起关节软组织的挛缩。

（四）检查

步态常呈患肢着地时缩短。站立时可见膝内翻畸形，由坐位站起及上下楼梯时动作困难，可见股四头肌萎缩，而膝关节粗大。偶尔可触及滑膜肿胀及浮髌试验阳性。髌骨深面及膝关节周围压痛并可触知摩擦音。关节活动轻度或中度受限，常呈过伸过屈不能，但纤维性或骨性强直者少见。严重病例可见明显膝内翻或外翻畸形，侧方活动检查可见关节韧带松弛体征。单足站立时可观察到膝关节向外或向内侧弯曲现象。

三、影像学检查

（一）X 线平片

X 线平片仍为该病的常规检查，是追踪病情变化的金标准。拍摄膝关节前、后位和侧位片时，患者应取站立位，骨关节炎早期 X 线片多为正常，骨关节炎典型的 X 线变化为：①关节间隙不对称性狭窄；②软骨下骨的骨质硬化和变形；③关节边缘骨赘；④关节内游离体；⑤软骨下囊性变，其边缘为分界清楚的硬化壁；⑥骨变形或关节半脱位。

为方便流行病学调查，1963 年 Kellgren 和 Lawrence 提出骨关节炎的 X 线分级修订标准。即：0 级，无改变；1 级，轻微骨赘；2 级，明显骨赘，但未累及关节间隙；3 级，关节间隙中度变窄；4 级，关节间隙明显变窄，伴软骨下骨硬化。另外，Ahlback（1968）按膝 X 线表现将膝骨关节炎依其严重程度分为 5 级：①关节间隙狭窄（50%关节软骨磨损）；②关节线消失；③轻度骨磨损；④中度骨磨损（磨损 0.5～1 cm）；⑤严重骨磨损及关节半脱位。

（二）磁共振成像（MRI）

MRI 可直接检查关节软骨、滑膜、半月板、关节内和关节周围韧带和骨髓水肿，能直接反映软骨的厚度，甚至软骨基质损害状态，有利于早期诊断。但 MRI 的价格昂贵，需有丰富经验的医师阅片，目前还不能作为常规检查，也不能替代 X 线检查的地位。

（三）关节镜检查

关节镜能直接观察关节软骨及其周围组织，已成为关节疾病诊断和治疗的手段之一。但由于该检查属创伤性，可能伴发感染或出血等副作用，不可能作为常规检查方法。另外，关节镜不可能观察到全部关节软骨，因此尚难达到早期诊断的目的。

四、实验室检查

1.血、尿常规一般都在正常范围。关节滑液检查可见白细胞增多，偶尔见红细胞。

2.检查红细胞沉降率、C 反应蛋白、类风湿因子等，以与类风湿关节炎相区别。检查血尿酸水平，与痛风相鉴别。

五、诊断

在临床上符合下列情况者，可诊断膝骨关节炎；符合以下 1、2、3、4 条或 1、2、3、5 条者，临床表现可诊断为膝骨关节炎。

1.近 1 个月内经常反复出现膝关节疼痛。

2.活动时有摩擦音。

3.膝关节晨僵 ≤ 30 分钟。

4.中老年（≥ 40 岁）。

5.膝关节骨端肥大伴有骨质增生。

参照美国风湿病学会修订的诊断标准如下。根据患者的症状、体征、关节滑液及典型 X 线表现，1995 年美国风湿病学来诊断骨关节炎患者。

膝骨关节炎诊断标准：

临床：

1. 前 1 个月大多数时间有膝痛。

2. 有骨摩擦音。

3. 晨僵 <30 分钟。

4. 年龄 >38 岁。

5. 有骨性膨大。

满足 1～4 条，或 1、2、5 条，或 1、4、5 条者诊断为骨关节炎。

临床 + 实验室 + 放射学：

1. 前 1 个月大多数时间有膝痛。

2. 骨赘形成。

3. 关节液检查符合骨关节炎特征。

4. 年龄 >40 岁。

5. 晨僵 <30 分钟。

6. 有骨摩擦音。

满足 1+2 条，或 1、3、5、6 条，或 1、4、5、6 条者，可诊断为骨关节炎。

第七章　膝骨关节炎的非药物治疗

第一节　锻炼的必要性

目前，膝骨关节炎倡导阶梯化治疗方案和个体化治疗方案，骨关节炎早期的基础教育非常重要，但是也是最容易被医师和患者忽视的，是最不容易坚持的。大多数医师对膝骨关节炎的处理方法是通过使用药物来减轻关节的疼痛，或者通过手术恢复下肢关节的力线，甚至采用关节置换手术。但通过指导骨关节炎患者进行锻炼来减轻疼痛，尚未被广泛应用。通常认为，这些锻炼针对的仅仅是骨关节炎患者关节肌肉力量小、关节活动范围受限及关节疼痛方面。然而，由于骨关节炎可导致严重功能受限及残疾，有效的治疗更需关注全身情况，而不仅仅针对局部的关节损害。锻炼计划也需要考虑关节不能活动所带来的全身性功能受限和残疾（表7-1，表7-2）。

表7-1　骨关节炎所致伤残的各种表现

残缺	残疾、残障
疼痛	疲劳、社交活动减少
僵硬	日常生活活动下降，生活质量下降
无力	体力活动下降
关节不稳定	睡眠不佳
运动丧失	抑郁

表 7-2　运动疗法对骨关节炎所致伤残可能产生的影响

残缺	残缺	残疾	残障
疼痛	疼痛↓	疲劳↓	健康状态↑
僵硬	肌力、肌耐力↑	步态↑	身体适应能力↑
无力	关节活动范围↑	日常生活活动↑	生活质量↑
关节不稳定	结缔组织弹性↑	体力活动↑	社交活动↑
运动丧失		抑郁、焦虑↓	

骨关节炎患者的锻炼计划的目标如下。

1.降低损害，改善功能。例如：减少关节疼痛，增加活动范围（rangeofmotion，ROM）和力量，恢复正常步态，以及改善和提高日常生活能力。

2.通过降低对关节的应力以减少对关节的损害，从而保护关节，减少关节的受力，改善关节受力的生物力学性能。

3.通过增加日常身体活动的范围和改善骨关节炎情况下的身体适应性，预防躯体残疾和健康状况的恶化。

在给膝骨关节炎患者制订锻炼计划时，应遵循个体化的原则。对有明显肌力减弱或关节活动范围降低的患者，锻炼的首要目标如下。

1.降低损害。

2.改善功能。

3.改善适应功能。

对肌力及关节活动范围好的患者，锻炼计划应针对关节的保护和一般情况的改善。

例如，对膝骨关节炎患者来讲，一个组合的锻炼，包括增加关节活动范围、提高关节的力量和低撞击的需氧锻炼，是比较合适的。然而，在实施锻炼计划前需考虑以下两点。

1.对急性感染或关节明显肿胀的患者，锻炼应推迟至急性感染消退期。

2.在做首次需氧锻炼前，应通过活动应力测试，以此来明确心脏的情况，如是否患有心脏疾病。需氧锻炼的目标应是获得目标心率的 60% ～ 80%。

对于膝关节没有机械性不稳的患者，如果开始行走时的速度比较慢，则可逐渐增加行走时间到约每周 3 天，每次 30 分钟，通过锻炼，他们可以逐渐忍受行走而不致加重症状。每次行走时，首先应进行包括增加关节活动范围（ROM）和力量锻炼的准备动作，行走结束后做关节的伸直锻炼。如果行走后关节疼痛加重，说明遵从锻炼计划往往会有困难，所以我们应该明确，为获得良好的锻炼效果，但又要求锻炼时不产生明显的疼痛，需要确定适当的锻炼强度和锻炼量。

日常锻炼包括主动性 ROM 和间断性负重锻炼，对维持关节软骨的完整性是必要的。即使具有较好的 ROM，关节周围肌肉收缩功能的减低也将导致关节软骨的萎缩。然而，当禁忌关节负重或需要关节适当制动时，应努力增加关节的 ROM，这样有助于维持关节软骨的完整性。

许多医师并未认识到，膝骨关节炎患者常常能够忍受负重锻炼，并且锻炼如同药物一样，能够减轻关节的疼痛症状。几项研究已经表明，髋关节或膝关节骨关节炎患者能够安全参与一些适当的锻炼项目，这将有助于提高机体的适应性和健康状况，而在锻炼过程中并不会增加关节的疼痛症状。

最近的流行病学证据表明，维持健康的锻炼无须像以前提倡的那么剧烈。一个有效的锻炼计划也能够运用于那些有明显关节疾病的患者。

第二节　有氧锻炼

对于膝骨关节炎患者，经常性的机体锻炼活动是很重要的。如果很少活动，与相同年龄和性别的正常人比较，在肌肉、骨骼及心血管的状态上，均缺乏适应性。有氧锻炼对机体的益处体现为：增加氧容量、肌肉力量和锻炼的持久性；减少工作负荷时的能耗；减轻体重。

在对有系统性症状的髋关节或膝关节骨关节炎的患者做有氧锻炼的随机对照研究中，患者被随机分成 3 个治疗组，给予 12 周锻炼计划的有氧行走，需氧的水中运动或不需氧的 ROM 锻炼。研究显示，两组的有氧锻炼组在有氧容量适应能力上较对照组有明显的进步，而所有的 3 组患者在关节的疼痛和触痛上，显示同样的改善。值得一提的是，在实施整个锻炼计划过程中，没有哪一组患者需要增加其止痛药物的用量。

在一项膝骨关节炎患者的随机对照适应性行走锻炼研究中，采用了8周的行走锻炼计划，其中包括作为准备动作的关节伸屈和加强肌力的锻炼，以及随后的在他人督促下的行走锻炼，每周3次，每次5～30分钟。对对照组的患者只是每周做一次电话随访。其结果是行走组较对照组在行走距离、自我感觉、机体活动能力改善和关节疼痛减轻等方面均获得了明显的进步。

可以推荐的有氧锻炼包括行走；骑自行车；游泳；有氧舞蹈；有氧的水池中训练等。

游冰和水池中锻炼较其他有氧锻炼患者，对关节的应力少。每一种有氧锻炼前均应做准备活动以及锻炼结束后一段时间的关节伸张锻炼。如果行走或慢跑导致症状加重，那么患者应降低活动的强度或改变运动方式，做其他方式的有氧锻炼，并且锻炼时应在柔软的地面上进行。为了增加有氧容量，患者需要承受目标心率的60%～80%、每周3～4次、每次20～30分钟的锻炼。因为髋关节和膝关节的最大负荷出现在上下楼梯时，即使上楼梯也是一个非常好的有氧锻炼方法，但对骨关节炎患者来说此项锻炼是不适合的，因为它能影响关节的正常结构和功能。

第三节　增加活动范围和增强肌力的锻炼

尽管有氧锻炼能够增加需氧的能力、降低疲劳，但它并不能提高肌肉的力量或者适应功能的能力。骨关节炎患者进行伸屈或 ROM 锻炼，有助于减轻症状，但是尚无临床对照组研究来证实其作用的有效性。

对于膝骨关节炎患者，膝关节的伸直力量可以降低达60%。

针对增强膝关节的伸肌力量的锻炼计划，能取得以下效果：力量上的明显进步；关节疼痛的减轻；步态的改善。

对增强肌力来说，首先推荐等长锻炼，因为其关节活动范围不多，不会明显加加关节疼痛的症状。对于膝骨关节炎患者来说，等长的股四头肌锻炼，随后进一步进行抗阻力锻炼，对维持或增加功能是非常重要的，因为它能缓解关节的疼痛症状，增加关节的功能。图 7-1 描述了对膝关节骨关节炎患者

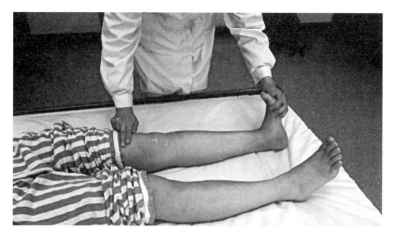

图 7-1　股四头肌等长收缩锻炼

做股四头肌等长锻炼的具体指导。

　　针对膝关节伸肌力量的锻炼计划，应包括训练增加肌肉收缩速度和耐力，以及增强肌肉等长和等张收缩力量的锻炼。耐力和速度的提高，较单独提高力量其功能改善的程度更令人满意。一项抗阻力的髋关节、膝关节和踝关节肌力的锻炼计划，伴随控制体位的锻炼，即使对老年骨关节炎患者也能够明显提高他们的肌力和改善其步态。针对股内侧肌的锻炼，对髌骨外侧半脱位的患者帮助尤为明显。

　　对于膝骨关节炎患者，股四头肌的肌力锻炼和有氧锻炼的益处已得到研究证实。对由于膝骨关节炎导致轻度残疾的患者，随机将患者设置为有氧锻炼组、抗阻力肌力锻炼组及教育或者一般关心组。与对照组比较，被安排进行锻炼的两组患者均显示适当的但是明显的功能改善，并且能够维持 18 个月以上。

　　1.坐在坚实的凳子上，或者躺平在床上。

　　2.在以下位置做如下锻炼动作：

　　（1）坐在凳子上时，将下肢绷直，足跟触地或者放在肢凳上。紧紧收缩大腿肌肉，用力将膝关节推向地面。

　　（2）患者躺在床上，将下肢伸直。股四头肌等长收缩锻炼则紧紧收缩大腿肌肉，将膝关节向床的方向推进。若单独锻炼股内侧肌，则将需要锻炼的下肢保持伸直位，由外展中立位向内收于对侧腿上方。

3.保持这一位置5秒。

4.然后放松肌肉。

5.在开始伸直练习时，需要每次重复10次，每次肌肉的收缩需保持5秒。每天需练习7次，在开始的第1周，练习3～4天后，逐渐增加每次重复的次数。

6.在第1周结束时，每节的练习应能重复15次。所以每天要练习伸直锻炼收缩肌肉105次。

7.如果关节炎引起膝关节疼痛，则在做膝关节练习前，给膝关节做热疗15～20分钟。

注意：对于大多数患者，这些膝关节的功能锻炼并不会引起关节疼痛或者增加关节炎的症状。然而，如果在这样的练习之后出现明显的关节疼痛，超过20分钟，那么减少重复次数5次。保持这样的重复次数，一直到关节不适症状逐渐消失。此后每天每节增加3次重复次数，直到每节的重复次数最多达15次。

第四节　关节挛缩

慢性关节疼痛可导致肌肉萎缩、肌力下降、适应能力差和屈曲挛缩，最终出现不协调的步态。坐姿、步态、个人卫生及性功能均可能受到影响。采用预防性的姿势，如采用俯卧位，对改善关节挛缩可起到一定的作用。对这些患者可以指导他们做站立锻炼，这样有助于维持膝关节的伸肌力量。在开始时，可以让患者站立在一个高脚椅子上，以后逐渐降低站立位的高度，但是要求顺利完成动作。对于不能在完全负重下锻炼的患者，在水中进行锻炼可以降低负荷。

关节周围软组织和肌腱的挛缩，持续在一个不正常的姿势，或者主动肌群和拮抗肌群的不平衡，均可限制关节的活动。关节维持在屈曲位置，能最大限度地减少关节内的压力和缓解疼痛症状，但是可以导致关节屈曲挛缩。对于膝关节屈曲挛缩的患者，在躺着时不应在膝关节下放置枕头。通过一些理疗或者功能锻炼，可以预防或减轻关节的挛缩。例如，首先采用深部的热疗（如超声波），随后给予被动的ROM功能锻炼和伸展运动，以及主动性的

ROM 锻炼，来维持关节运动的范围。有时，对严重的关节挛缩患者，可以给予伸直位的石膏托固定，以预防关节挛缩的发生。

应当强调，尽管膝骨关节炎仅仅涉及膝关节，但是骨关节炎是一个多关节的问题。例如，膝骨关节炎的患者，显示关节的 ROM 减低，不仅影响膝关节，而且对同侧的髋关节和踝关节以及对侧的髋关节、膝关节和踝关节均有影响。由于这一原因，在功能位的主动性活动应包括双下肢关节。在行走、上下楼梯和从座椅上起立时，应表现出均匀、平滑的动作。爬楼梯时，需要最大限度地快速屈曲膝关节，该活动是评定膝关节功能的最好方法。在行走、爬楼梯和从座椅上起立时，均需要下肢关节一定的功能活动范围，所以将这些日常活动作为治疗目标就获得了关节的有效功能。尽管踝关节的骨关节炎不常见，但是在髋关节或膝骨关节炎的患者，踝关节的 ROM 受限和肌力下降也是很常见的。下肢疼痛和大关节活动范围的丧失，导致足跟离地的高度减小，降低跟骨撞击时的肢体负荷，可导致腓肠肌的不适应和踝关节活动度的减少。适当的关节活动范围、肌力和耐力，对步态、平衡、爬楼梯和从座椅上站立均是必需的（表7-3）。膝骨关节炎的患者，同时会影响踝关节的这些功能。

表7-3　下肢关节功能活动所需的运动范围（单位：°）

关节	运动	平地行走	爬楼梯	从座椅上起立
髋关节	伸	15	7	0
	屈	37	67	112
	外展	7	8	20
	内收	5		
	内旋	4		
	外旋	9	10	17
膝关节	伸	0	0	0
	屈	70	83	93
踝关节	背伸	10	15	15
	跖屈	15	10	

（minorMA.ArthritisCareRes，1994，7：198）

第五节　锻炼和关节保护

关节周围肌肉在缓解、减轻对关节的撞击负荷方面是最重要的因素。当关节受到外界的一个撞击，通过神经肌肉的传导机制，由于有强壮的肌肉，能够产生瞬时的肌肉收缩，以对抗外界负荷的作用力。对于膝骨关节炎的患者，由于关节疼痛及活动功能差，肌肉的体积、收缩的速度、肌力、重复收缩的耐力，以及关节运动的能力均会受到损害。为了提高患者神经肌肉的适应性，使得关节在受到突然的撞击负荷时，能够即刻缓解负荷、保护关节，对患者的锻炼计划应包括提高关节功能发挥的速度和技巧、向心和离心的肌力及耐力。

由于肌肉是重要的撞击吸收因素，并有助于稳定关节，所以关节周围肌肉的肌力减弱可进一步加重骨关节炎关节的结构性损害。除了减轻关节疼痛，也必须考虑通过锻炼增强下肢肌肉的力量，延缓膝骨关节炎患者的关节进行性损害。而不足的关节负荷也会导致关节软骨和软骨下骨的萎缩。对于关节囊薄弱、关节不稳定或关节周围肌肉力量明显下降的患者，控制负荷显得尤为重要，因为在这些组织病变的情况下，可以改变正常负荷的传导。对这些患者，水池中的浮力环境，可使负荷得到良好的控制。

关于对关节的保护，锻炼计划的目标是降低所涉及关节的应力，提高在锻炼和日常生活中对关节撞击的缓冲，改善关节的主动性运动和负荷力线。

为保护关节，控制关节的负荷，患者应穿适当的鞋子以适应行走的地面（如煤渣、木头），使用手杖、步行器或拐杖均有帮助作用。对于髋关节骨关节炎患者，在健侧使用手杖，对关节的作用力可以降低达50%。尽管这些措施没有用在膝关节骨关节炎患者中，但结果应是相同的。通过以上减轻膝关节负荷的小技巧，常能减轻关节疼痛。

也可以通过行走时不增加膝关节机械应力的强度来降低膝关节的应力。快的行走速度和跑步将增加膝关节的应力。膝关节骨关节炎患者应以一种不增加关节疼痛或肿胀的速度行走。通常认为，行走速度的增加是骨关节炎患者症状改善的一个指标，但是如果对关节的生物力学特点认识不足，单纯在行走速度改善方面做文章也可能同时对关节是有害的。在一个临床试验中，由于内侧的胫股关节疾病导致膝关节内翻畸形的膝关节骨关节炎患者，尽管用 NSAID 治疗缓解了严重的关节疼痛症状，增加了行走速度，但关节功能的改善将伴随内收力矩和关节软骨面应力的增加，从而导致关节软骨面的进一步损害，在不使用 NSAID 时，关节疼痛症状会明显增加。这种膝关节负荷的增加和外侧关节软骨支持结构应力的增加，从长远来讲，超过了改善行走速度获得的益处。

研究表明，保护骨关节炎膝关节免受应力，将降低关节的疼痛，并保护关节软骨。研究也显示，日常的行走通过关节软骨传导了 3.5 倍体重的负荷。蹲下时使得关节软骨受到了 9 倍体重的应力。

即使对尚未发生关节疼痛的患者，保护关节也很重要。有时，只要对生活或日常活动中的动作做一些简单的调整，就能够改善患者的关节疼痛症状及保护关节。

以下是保护关节的一些建议。

1.穿鞋要合适，可以垫一块舒适的鞋垫。有时，尚需垫上特制鞋垫，以调整下肢力线，减小膝关节的应力。在这些方面可以请教医师或理疗师。

2.在活动 10 分钟后可以坐下来休息一会儿，而不是站着不动。当站着工作较长一段时间后，坐在高凳子上休息一会儿，而不要继续站着不动。如果一定要站着工作，在每小时的工作之间要休息 5 分钟。

3.在工作间隙，患者可以将一些常用物品放在容易取到的地方，而无须蹲下或跪下去取。

4.可以制作或买一个取物器（钩），以便获取放在地上的所需物品。这些器具在一些康复商店里都能买到。

5.将车停到靠近患者的目的地。

6.震荡或冲击膝关节的运动可能进一步损伤关节软骨。游泳及行走对膝关节施加的应力较慢跑、球类活动小得多。

7.走斜坡或者使用电梯。如果一定要走楼梯，一次走一级，并且经常休息一下。

8.罹患膝骨关节炎的患者应避免：

（1）避免坐低的椅子。患者应坐在一个高的、坚实的椅子上，或者在凳子上垫一个枕头以提高椅子的高度。防止椅子滑动。这可以使患者的膝关节少受应力。在从椅子上坐起时也要少用力。

（2）避免睡低的床。可以将床垫高。

（3）避免用低的坐便器。可以将坐便器垫高，使得如厕起来时更加轻松。

（4）避免用盆浴。最好采用有淋浴椅子的洗浴方法进行沐浴。

（5）避免跪下、蹲下或者在地上坐着时下肢交叉。所有这些动作会对膝关节软骨施加过度的应力。

第六节　减轻体重

上文中已经介绍了体重是膝骨关节炎的危险因素之一。随着体重的增加，膝关节负担明显加重，关节受力负荷增加，导致软骨及半月板、软骨下骨的损伤，使骨关节炎进行性加重，统计数据也显示，肥胖患者减轻体重后膝关节疼痛减轻，关节功能得到改善。即使体重稍微轻一些，对自身膝关节也是很有益处的。

第七节　理疗

在许多肌肉骨骼疾病，包括膝骨关节炎等的治疗中，已广泛采用热疗、冷敷或者两者兼用的方法来缓解膝骨关节炎的短期疼痛。包括冷、热、磁、冲击波等理疗和运动疗法。国内应用前者较多，主要起消炎、止痛作用。欧美国家偏重于运动疗法，可以减轻疼痛，防止畸形产生。

一、膝骨关节炎物理疗法的目的

1.增加或保持膝关节的活动范围，满足功能性活动需要。

2.增加或保持肌力，满足功能需要。

3.增加膝关节稳定性，减少不良生物力学的应力。

4.增加所有功能活动的能力。

5.减轻疼痛。

6.减轻炎症程度，改善血管功能障碍。

7.教育患者有效地自理生活。

二、热疗

大多数用于表面加热的治疗方法能够使表皮下 1cm 深度的软组织温度提高 3℃。红外线仅仅能穿透皮肤几毫米。所以，体表加热不能穿透进入深部的关节，如髋关节或膝关节。事实上，这种体表加热使得血流分布到关节表面的软组织，从而轻微降低了关节内的温度。

湿热较干热对皮下组织产生更高的温度，更常被用来解除关节的疼痛。山东中医药大学附属医院自治中药活血止痛熏洗剂广泛应用于膝骨关节炎慢性疼痛患者，其使用方法为中药使用器具加热，煮开后 10 分钟左右，使得中药药效得以融入药液内，患者膝关节置于药液上方熏蒸，待药液稍微降温后，可以使用毛巾等浸入药液，湿敷膝关节周围，整个过程约 40 分钟。其间如果药液变凉，可以反复加热使用。临床观察证实，采用此法可以缓解膝关节疼痛，改善关节功能，减少镇痛药物的使用。采用干热或湿热治疗方法可以使皮肤温度超过 44℃，所以操作时应小心，避免皮肤烧伤，特别是在骨突出的部位。下面框表中对患者自己在家里采用关节加热的理疗中应注意的问题，给出了一些实用性指导。

居家热疗注意事项

对罹患关节炎的关节应用热疗的目的是降低肌肉的痉挛及关节疼痛。通过热疗减轻症状后使得患者能够有效地锻炼关节。在治疗中，尽管湿热及干热均是常用的方法，但是湿热较干热更为有效。当然，治疗中要根据患者的要求及方便程度而定。患者可采用每天 1 次的药物熏蒸，其间可能需要使用加热器。

为保证安全及治疗的有效性，在应用热疗过程中应遵循以下建议：

1.膝关节周围加热时间每次不应超过 40 分钟。

2.尽量选择一个高座椅，避免平卧位，因为患者的体重能降低局部血液循环，增加局部灼伤的危险。

3.在热疗前，将局部所涂擦的药物清除干净，因为这些药物也会引起局部烧伤。

4.热疗过程中，所调节的温度控制在低度或中度，不要使用高度。

5.不要在局部有人工假体关节的部位使用热疗。

对膝关节深部组织加热与体表表面加热相比，能影响胶原的黏弹性能。在胶原伸展时，对组织有一定的张力，会出现蠕变的增加。这种蠕变是韧带在张力下的塑形伸展。在做伸展锻炼之前给深部组织加热，将增强锻炼的有效性。

透热疗法可采用短波或微波电磁照射，或者采用超声波，后者的高频声波能被转换为热量。超声能够较短波或微波透热疗法穿透得更深。这三种深部形式的加热疗法均能提高关节内的温度。膝骨关节炎患者的关节疼痛症状通过超声或短波透热疗法，能够得到明显减轻，尤其是与止痛药或者非甾体抗炎药（NSAID）合用时更为明显。深部组织加热不能用于有局部肿瘤或有出血倾向的患者，以及有静脉血栓、血栓性静脉炎或膝关节周围有软组织破损、皮肤病的患者。如果局部血液循环差，患者服用了镇静剂或者感觉受到损害，可使上述任何一种加热疗法的危险性增加。这种情况在透热疗法中尤其会时常出现。

三、冷敷

膝关节进行体育锻炼后，通常可用冷敷来缓解膝关节周围肌肉的疼痛。冷敷的原理：可以减少关节肿胀、疼痛，减轻局部炎症反应，同时冷敷可以使局部毛细血管收缩，抑制血液循环，减少局部软组织渗出及水肿，为以后的治疗及功能恢复提供有利条件。

膝关节表面的冷敷能够降低肌肉痉挛以及升高疼痛的阈值。冷敷不应用于那些有雷诺现象的患者（即由寒冷或情绪激动引起的四肢间隙性苍白或者发绀发作），也不应用于对寒冷高敏的患者，伴有冷肌球蛋白血症或者发作性冷血红蛋白尿患者也不适宜冷敷。

第八章　膝骨关节炎的现代医学药物治疗进展

　　膝骨关节炎的药物治疗基于对其发病机制的进一步探讨和研究，基于对治疗药物的药理学机制的进一步了解和长期的临床随访、观察，基于新的治疗药物的开发和使用。近年来随着国内外专家学者对膝骨关节炎的进一步探索，越来越多的观点认为该疾病是全关节的病变，而关节软骨损伤是该疾病的中心环节。对原发性骨关节炎来说关节软骨损伤是整个疾病的始动因素，同时也是治疗的关键。膝骨关节炎不仅是关节的退化和磨损，更重要的是关节内发生了生物力学和生物化学的改变。患者的典型临床表现是膝关节疼痛（持续性疼痛、运动性疼痛及静息痛）和炎症（关节肿胀、积液、压痛），随着病情的进展出现不同程度的关节活动受限、关节变形。疼痛、肿胀和关节活动受限往往是患者就诊的主要原因，因此药物治疗的首要任务是使患者达到症状的缓解，这也是目前临床常规治疗的重点。但是对膝骨关节炎治疗的真正目的是促进软骨的修复或抑制、减缓软骨的进一步退变，使病情稳定在一定水平。药物的选择和应用上存有很多争论，本章对当前临床常用药的优点、局限性和安全性做简单介绍。

第一节　非甾体抗炎药

　　非甾体抗炎药（NSAID）是治疗膝关节炎最常用的药物，也是各大指南推荐的可以有效缓解膝骨关节炎疼痛的首选药物。此类药物具有止痛、抗炎和退热作用。其主要机制是抑制前列腺素的生物合成。该药物是临床用量最大的药物之一。在美国约有 3300 万人长期服用此类药物，国内经常使用

NSAID 药物的人群为 8000 万～1 亿。NSAID 种类很多，药物化学结构不同，但对炎症和免疫功能紊乱性疾病均具有较好疗效，能迅速改善功能；缓解疼痛；减轻炎症、肿胀等症状。但非甾体抗炎药不能根治原发病，不能防止疾病的发生和发展，停药后病情可能很快出现反复。

（一）NSAID 的分类

1.水杨酸类　阿司匹林属于此类，它被视为 NSAID 的典型代表，其应用范围也在逐日扩展，在多种疾病防治中发挥了重要作用，同时也出现了诸多副作用，如胃肠道出血、溃疡、穿孔及阿司匹林哮喘等。

2.芳基乙酸类　如双氯芬酸钠盐、双氯芬酸钾盐、吲哚美辛（消炎痛）、阿西美辛、舒林酸、依托度酸等。

3.芳基丙酸类　如布洛芬、酮洛芬、萘普生（消痛灵）等。

4.邻氨基苯甲酸类　如尼氟酸、氯芬那酸等。

5.昔康类　如替诺昔康、吡罗昔康等。

6.吡唑酮类　如非普拉宗、保泰松等。

（二）NSAID 的主要作用机制

1.NSAID 抑制环氧化酶（COX）的活性。

（1）抗炎、镇痛作用：前列腺素具有致痛作用，同时它增加了细胞的通透性和增强组织（尤其是痛觉感受器）对缓激肽、5-HT、组胺等的敏感性，以及对抗缩血管物质和持续扩张血管的作用。前列腺素本身致痛的作用很轻，它主要是通过增加其他炎症介质的作用而产生作用。NSAID 通过抑制环氧化酶（COX）的活性而抑制前列腺素（PG）和血栓烷素（Tx）的形成，抑制红细胞凝聚、减少缓激肽生成、抑制透明质酸酶和血小板凝集及钙转移，从而发挥其强有力的抗炎、镇痛作用。

（2）中枢镇痛作用：NSAID 抑制前列腺素的合成，减弱伤害性刺激及抑制痛觉冲动的产生。实验研究显示，在动物神经中枢应用解热镇痛药可以减弱外周伤害性刺激所引起的疼痛。

（3）解热作用：致热源作用于人体的下丘脑，激活前列腺素合成酶，使前列腺素合成和释放，前列腺素作用于体温调节中心引起发热，NSAID 抑制前列腺素的合成酶，减少前列腺素的分泌，产生解热作用，但并不降低正常人的体温。

（4）影响免疫功能：前列腺素可抑制绝大多数 T 细胞免疫有关的细胞免疫功能，它的生成减少可促进淋巴细胞转化和增殖，激活 NK 细胞、K 细胞的活性。

（5）抗凝作用：环氧化酶失活可减少血小板聚合的血栓烷 A2 的生成，从而发挥抗血小板凝集及抗血栓形成作用。

（6）前列腺素可以抑制细胞凋亡，而 NSAID 通过抑制前列腺素化合物的合成而恢复正常的细胞循环。

2. NSAID 保护溶酶体膜，防止溶酶体破坏。

3. NSAID 使炎症部位的超氧化物基团释出减少和对这些物质的清除增加，同时通过减少受刺激的中性粒细胞中超氧化物基团的数量来降低中性粒细胞的趋化作用从而减轻炎症反应。这也表明一些 NSAID 药物是一种过氧化物清除剂。

4. 部分 NSAID 药物是有效的前列腺素化合物抑制物，然而，另一些 NSAID 是通过影响非前列腺素的介质而发挥作用的。吲哚美辛和双氯芬酸作用于花生四烯酸代谢中的脂氧合酶，从而使得炎症介质的产生受到抑制。由于不同的药物有不同的作用机制，而使它们在体内有不同的吸收、分布和代谢，进而导致不同的临床效果。如布洛芬、萘普生、酮洛芬等，这几种药物相同剂量的临床效果相同，但个体反应并不相同。因此有人认为当一种 NSAID 无效时使用另一种 NSAID 可能有效，但目前还没有科学实验或临床研究证实。

5. NSAID 药效发挥，一般均在口服 1 小时起效，5 小时药效最佳，此乃 NSAID 具有器官选择性作用的缘故，因为炎症组织血管通透性增加，NSAID 与血浆蛋白结合后可漏至血管外，加之 NSAID 呈弱酸性，它在炎症组织的酸性环境中，可以被转移至细胞内，当其血药浓度降低时，作用部位仍保持着较高药物浓度所致。

NSAID 应用于骨性关节炎的治疗在抗炎镇痛方面获得了明确的治疗效果，大量临床随访观察的资料均肯定了 NSAID 对骨关节炎的治疗作用，一般认为不同种类 NSAID 对膝骨关节炎临床客观指标影响没有显著性差异，但是患者用药后有明显的个体化差异。

（三）NSAID 的用药原则

应用 NSAID 时，不仅要了解各种药物的不良反应，而且要认识到年龄本身也是不良反应发生的一个重要因素。膝骨关节炎患者多为中老年人，更易发生消化不良、胃十二指肠溃疡和出血、肾功能障碍、高血压及水钠潴留。在使用时应选用毒性最小的，用最低的有效剂量和尽可能短的持续时间。对有消化性溃疡病史或同时应用皮质类固醇的患者要考虑预防性应用抗溃疡药。对于有肾功能不全的患者，尤其是老年肾功能不全患者，会引发水钠潴留，甚至急性肾衰竭，因此尽量不使用 NSAID。在应用 NSAID 治疗老年患者时，应要求患者用药 1 周后复查，以评估其胃、心脏和肾功能。

在治疗慢性炎性疼痛中，乙酸类、丙酸类、喜康类等药物的疗效较好，吡唑酮和水杨酸类药物次之。因为这类疾病的组织中 COX-2 生成多于急性期，且后者对 COX-2 抑制作用也较前者弱。对于急性炎症，NSAID 可与其他镇静镇痛药（如可待因、曲马朵）等合用。

研究人员发现，许多膝骨关节炎患者的疼痛、僵硬症状存在 24 小时节律。Bella-my 等选择了 21 例手部骨关节炎患者，记录这些患者 1 天内 6 个不同时间点疼痛和僵硬症状的严重程度，总共观察 10 天。研究人员发现，大多数患者自觉疼痛、僵硬症状和运动的灵活性存在 24 小时波动，在下午 4 时左右疼痛、僵硬症状最轻，运动灵活性最好。这对于服用药物的时间和剂量有重要的指导意义。

NSAID 是目前治疗骨关节炎的重要药物之一，其优良的特性体现在缓解疼痛，治疗合并存在的炎症。对多数 NSAID 来说，产生止痛效果的剂量比抗炎的剂量要小，剂量越大抗炎作用越明显。但同时副作用和危险性越大。骨关节炎的炎症反应不十分严重，对于作用敏感的患者可减少用量、采用低剂量使用；并且多数骨关节炎患者的疼痛是间歇性的，所以 NSAID 也可间歇使用；必要时亦可合并使用对乙酰氨基酚或阿片类镇痛剂；对仅有轻度疼痛骨关节炎的患者，局部应用 NSAID 可以替代口服用药，全身不良反应较轻。小剂量间断使用是目前临床应用的一个重要指导思想。

（四）NSAID 类药物的副作用

1.过敏反应和肺的损害 NSAID 对局部组织前列腺素（主要是前列腺素

E）的抑制作用，在敏感的患者中可引起过敏反应，该反应的机制还不清楚。另一方面，当环氧化酶的活性被抑制时，磷脂酶转化为花生四烯酸，花生四烯酸在脂氧合酶的催化作用下生成了白三烯 B4 和其他产物，这些产物是重要介质，将导致严重的支气管痉挛和过敏反应。对患有过敏性鼻炎、鼻息肉和有哮喘病史的患者，使用 NSAID 类药物有可能诱发过敏反应。具有这些危险因素的患者在必须服药时应使用小剂量雾化吸入观察是否诱发支气管痉挛，敏感的患者或有过敏史的患者治疗前要进行脱敏治疗，同时应当在使用时尤其是药物治疗的早期进行必要的监护。

2. 对血小板凝集的影响　血小板集簇性和血凝机制由血小板内的 COX-1 所诱发，血小板内不存在 COX-2。NSAID 和阿司匹林能抑制 COX-1 的活性，而 COX-2 的抑制剂对 COX-1 无作用。

NSAID 对血小板的作用是可逆的，并与其半衰期密切相关，而 ASA 使 COX-1 的合成酶乙酰化而永久抑制它的活性，血小板在 ASA 的影响下不能合成新的 COX-1 酶。手术患者应在术前停服 NSAID，停药时间应为其血中半衰期的 4～5 倍。

NSAID 有抗凝作用易引起出血，当和华法林同用时危险性更大。COX-2 抑制剂不会引起胃肠溃疡和出血，当和华法林同用时危险较小。

3. 胃肠黏膜溃疡出血　NSAID 抗炎镇痛作用是通过抑制体内环氧化酶减少前列腺素生成而实现的。前列腺素可以抑制胃酸的分泌，增加胃黏膜的血流，表现出细胞保护作用。前列腺素合成受抑制会导致胃黏膜缺血，胃黏膜的保护层受破坏使胃黏膜暴露于胃酸的作用下。另一方面这类药物可以减弱血栓素 A2 的功能，引起血小板黏附和血管收缩功能紊乱。NSAID 对前列腺素的抑制作用造成胃肠损害包括食管炎、食管狭窄、胃炎、黏膜糜烂、胃的出血、消化性溃疡形成、胃穿孔、梗阻甚至死亡。这些病变也可发生在大肠和小肠，导致狭窄，造成肠阻塞。NSAID 造成的浅层黏膜糜烂和黏膜下出血，可以发生在全胃肠黏膜的任何一处，但多发生于幽门前和胃窦黏膜。这些损害可以是无症状的。有研究表明 NSAID 能影响胃肠黏膜的通透性，它渗入胃肠黏膜表面的细胞内发生氧化作用，影响细胞的正常代谢，导致局部组织损害，甚至全细胞的死亡，而产生胃肠黏膜的糜烂出血及相应临床症状。

对胃肠黏膜损害的危险性统计有争论。据统计，长时间应用 NSAID 药物的患者中约有 1/4 会出现溃疡。有报道美国每年因 NSAID 导致胃肠道并发症有 10 万余例，其中有 1%～1.5%的患者死亡，此点应引起高度重视。

NSAID 相关的上消化道溃疡及其并发症的危险因子中已明确的危险因素包括：60 岁以上长期服用 NSAID 的人群，有消化性溃疡或其并发症的病史，长期服用抗溃疡药物，同时使用糖皮质激素，同时使用抗凝血药、有类风湿关节炎病史，典型的心脏病病史、使用多种 NSAID、大剂量使用 NSAID、新近开始使用 NSAID。OA 患者是否是 NSAID 诱导的胃肠损害的高危因素目前还有争议。不确定的危险因素有：女性、吸烟、饮酒，同时有幽门螺杆菌感染。

减少胃肠道黏膜损害的措施和方法如下。

（1）H_2 受体拮抗剂如法莫替丁，质子泵抑制剂如奥美拉唑。NSAID 诱导的胃肠溃疡患者，应停药转用质子泵抑制剂或 H_2 受体拮抗剂。不能停药的患者应延长使用抗溃疡药的时间。较轻的溃疡应用 H_2 受体拮抗剂或质子泵抑制剂 8 周，仍需服用 NSAID 的患者应治疗 16 周。质子泵阻滞剂对 NSAID 诱导的十二指肠溃疡效果较好，对胃溃疡效果不明显。

（2）米索前列醇是人工合成的前列腺素 E 类药物。临床观察表明米索前列醇治疗后胃十二指肠上直径为 0.3～0.5 cm 的溃疡减少了 80%，米索前列醇能减少溃疡的并发症，如出血、穿孔、梗阻等，使 NSAID 诱导的胃肠溃疡的危险性降低了 87%。这些数据表明采用 NSAID 治疗的患者服用米索前列醇，取得了良好的临床效果。但服用后约 30%的患者出现腹痛、腹泻，一般 2～3 天后症状自然消失，症状严重的患者可同时服用抗胆碱药如阿托品、颠茄等缓解。有资料表明合并使用米索前列醇可以治愈进展中的溃疡。

（3）肠溶剂和栓剂的开发利用减少了对胃黏膜的直接刺激。

（4）避免同时服用两种以上 NSAID，因为药物副作用明显增加而疗效并不相应增加，其不良反应有相加作用。

（5）选用胃肠道副作用小的药物或剂型。流行病学表明，非乙酰化水杨酸盐几乎不引起阿司匹林诱导的胃肠损害，如萘普酮。有些 NSAID、经肠肝循环有较长的半衰期，如舒林酸和炎痛喜康，可刺激胃肠道黏膜并造成严重损害。

4.肾的副作用　NSAID 对肾的损害主要表现在水钠潴留、肾小管的功能改变、肾间质肾炎及肾小球过滤率和肾血流量的改变。前列腺素和前列环素主要在肾髓质和肾小球中合成，对入球小动脉和出球小动脉有强烈的扩张作用，对调节肾血流和肾小球滤过有重要作用。前列腺素受抑制，肾髓质的血流量减少，肾小管对钠的重吸收增加。

NSAID 还可加强抗利尿激素的作用，减少自由水的排泄，产生低钠血症。噻嗪利尿剂可加重 NSAID 诱导的低钠血症。由于 NSAID 对前列腺素的抑制导致肾素减少，使肾充血而诱发急性肾炎，使用保钾利尿剂时这一作用将加强。滤过率低于 30 ml/h 不能使用 NSAID。

除了非乙酰化水杨酸外，大部分 NSAID 对肾小球有损害，这种损害更易发生于肾脏疾病患者，尤其是影响肾血流量疾病患者，包括糖尿病、高血压、动脉粥样硬化、充血性心力衰竭及电解质紊乱和营养不良。由 NSAID 导致的肾炎与肾病综合征的症状相似，如水肿、血尿、脓尿、蛋白尿。通常药物所致变应性肾炎的特征是不典型发热，组织病理学表现为单核细胞浸润肾小球血管间质。

5.肝脏的副作用　NSAID 可诱导肝转氨酶异常升高，特别是患有类风湿关节炎和系统性红斑狼疮的患者。很多患者服用 NSAID 转氨酶可有轻度升高，但只有血清转氨酶数值超过正常的 2～3 倍，或转氨酶升高伴有凝血时间发生改变才具有临床意义。资料显示双氯芬酸、舒林酸、氟比洛芬有致肝衰竭的个案报道。服用 NSAID 的患者必须 8～12 周检测一次肝功能，以检测血清中转氨酶的水平。

6.对软骨的影响　NSAID 在关节软骨的降解过程中起不同作用，有的 NSAID 对软骨的合成有影响，长期应用会加重骨性关节炎的基本病变，如吲哚美辛、阿司匹林和保泰松。而双氯芬酸钠、舒林酸、阿西美辛对关节软骨没有影响。而美洛芬还有促进软骨修复的作用，其作用机制尚需进一步的实验和临床研究。应用 NSAID 对关节局部结构的损坏的另一机制基于其镇痛效应，疼痛的缓解使患者的运动量增加，而后促使局部的结构损坏加重。NSAID 对关节局部损坏的第三种机制基于其对血管的作用。NSAID 会抑制前列腺素的合成而诱发缩血管反应，并进一步影响关节局部血液灌注，而重复的局部血液灌注是骨关节炎关节结构修复的重要保证。如果血液循环被抑制，则已缓解的症状将很快恶化。

（五）COX-2 抑制剂

1.COX-2 抑制剂的优势　传统非甾体抗炎药对 COX-1 和 COX-2 两者都有强烈的抑制作用，它们的常用剂量产生胃肠毒性的可能性极大，即在产生 80% COX-2 抑制效应时，也就是起到治疗作用时，对 COX-1 的抑制为 80% 或更多。

COX-2 倾向性选择包括了与 COX-2 相比对 COX-1 的抑制占优势的药物。产生 80% COX-2 抑制效应的依托度酸和美洛昔康的浓度对 COX-1 的抑制不到 25%。对照实验结果显示这些化合物的胃肠道毒性已有显著改善。但提高这些药物的每日剂量仍有可能抑制 COX-1 的活性而增加其毒性。

COX-2 特异性选择对 COX-2 抑制较强而对 COX-1 抑制作用较弱的药物，产生严重胃肠道并发症的概率将很少。这些药物对 COX-1 的作用小。已有初步报道显示胃肠道毒性很低，但动物实验表明在已经存在的胃肠道损伤的情况下使用 COX-2 选择性抑制剂，由于保护性 COX-2 产物合成的减少将延缓修复过程。

2.COX-2 倾向性选择的代表药物　尼美舒利的抗炎作用是保泰松的 17 倍，是阿司匹林的 100 倍，是吲哚美辛的 3 倍，是布洛芬的 10 倍；镇痛作用较阿司匹林强 25 倍，是丙氧芬的 5 倍，而与吡罗昔康及双氯芬酸钠相似；退热作用与吲哚美辛、双氯芬酸相似，是对乙酰氨基酚的 200 倍。尼美舒利无致畸、致癌、致突变作用，毒副作用轻微且为一过性，人体对其耐受性强。COX-2 倾向性选择，对生理 COX-1 抑制作用小，对胃内保护性前列腺素的合成影响小，因而大大减少了消化性溃疡和出血的副作用。

药理作用：对炎症过程中产生的前列腺素合成酶有选择性抑制作用，而对胃肠道黏膜有保护作用的前列腺素抑制较少，可避免或减轻因长期用药而引起的胃肠道黏膜损害；尼美舒利抑制激活的白细胞产生氧自由基，从而可以减轻炎症时氧自由基导致的组织损害；尼美舒利抑制组胺释放，且不会促进白三烯的合成，因而不会像阿司匹林那样引起过敏反应及支气管痉挛和收缩。尼美舒利在推荐剂量下对阿司匹林敏感的哮喘患者耐受良好，可用于合并支气管哮喘的患者。

尼美舒利代谢产物主要经肾脏排泄，尼美舒利在体内的主要代谢物为具有抗炎活性的 4- 羟基尼美舒利。健康受试者口服力美松 50～200mg 后，2.61～5.33 小时，4- 羟基尼美舒利达到高峰值浓度（0.8～43.3mg/L），尼美舒利的半衰期为 1.56～4.95 小时，4- 羟基尼美舒利的半衰期为 2.89～4.78 小时。多次服用也不会出现积累现象。口服：成人一次 0.05～0.1g（1/2～1 片），每日 2 次，餐后服用。

3.COX-2 特异性选择药物的临床研究　塞来昔布是特异选择 COX-2 抑制剂，其对 COX-2 的抑制是对 COX-1 抑制的 375 倍。在其治疗剂量，塞来昔布抑制脂多糖引起的前列腺素 E_2 的生成，但对血清血栓素 B_2 的生成没有影响。单次口服塞来昔布 200mg，一般在 2.8 小时达到 750μg/L 的最大血药浓度。100～200mg 应用 5 天达到稳定的血浆浓度。主要通过肝脏的细胞色素 P450 进行代谢，生成无活性的代谢产物。约 27% 由尿液排泄，58% 由粪便排泄。其生物半衰期为 11.2 小时。

据 Simon 报道，塞来昔布 100～400mg/d 或萘普生 500mg 连用 12 周及以上，在减轻疼痛和肿胀方面的效果相同，但后者引发的应激性溃疡较前者高 5 倍，在长期（≥6 个月）服用塞莱昔布的 1020 例患者中发生严重消化性溃疡的仅为 0.2%，与服用安慰剂组相近，明显少于传统 NSAID 组 1.68%。另一项研究表明，患者对塞来昔布的耐受性明显优于双氯芬酸，其肝、肾、消化不良、腹泻发生率低于对照组。

在心脑血管疾病患者中使用 COX-2 抑制剂比使用传统 NSAID 类药物发生血栓的病例略有增加，但目前尚没有研究资料表明 COX-2 抑制剂能导致血栓形成，临床偶发病例不能证实血栓形成是 COX-2 抑制剂的副作用。小剂量的阿司匹林和 COX-2 抑制剂联用将减轻血栓形成的危险性。阿司匹林和 COX-2 抑制剂可联合用于治疗伴有心脑血管疾病的骨关节炎患者。据《临床高血压杂志》最近报道，非甾体抗炎药 COX-2 抑制剂会引起稳定期高血压患者的血压升高从而使病情恶化。一般的非甾体抗炎药对血压只有轻微影响，平均血压有微小的升高，例如吲哚美辛（3.59mmHg）、萘普生（3.74mmHg）、布洛芬（0.83mmHg）、炎痛喜康（0.49mmHg）、舒林酸（0.16mmHg）。而该报道研究发现，COX-2抑制剂塞来昔布和罗非昔布等会使患者的平均血压明显升高（收缩压升高36mmHg，舒张压升高14mmHg）。据此，临床医师在使用COX-2抑制剂治疗炎症患者时，要注意避免在高血压患者中使用，以免引起不良反应。其引起血压升高的机制目前尚不清楚。

COX活性在肾功能代偿状态（如心源性肾病、脱水和老年人）是保持肾脏血流动力学功能的一个重要因素，并且在此种情况中它起的作用比其在肾功能正常的个体中所起的作用更大。使用NSAID可能阻断前列腺素介导的这种代偿机制，发生水电解质紊乱、进行性肾衰竭、肾病综合征和肾血管坏死。COX-2是一种控制肾内血流量的酶，它主要在肾小管发挥作用，COX-2对肾内环境稳定的作用不清楚，没有证据表明COX-2抑制剂比NSAID对肾脏更安全。对患有器质性或功能性肾病的患者应用COX-2抑制剂时应慎重。临床研究显示应用COX-2可增加下肢水肿的发生率，COX-2抑制剂对肾脏的影响与NSAID类药物导致的改变并没有明显差异，对于不能应用NSAID的肾病患者也不推荐使用COX-2抑制剂。临床应用中有肾脏并发症的患者应密切观察。滤过率<30ml/h者不能使用COX-2抑制剂。

在COX-2抑制剂与传统NSAID类药物治疗骨关节炎疗效的对照试验中，4200人服用塞来昔布，服用12周，结果比每天服用两次萘普生500mg的临床效果好。而且与环氟拉嗪相比，塞来昔布在内镜检查中溃疡的发生率小于4%，环氟拉嗪服用24周后溃疡发生率接近15%。

罗非昔布对COX-2也有高度特异性。通过对736人的实验研究，认为罗非昔布与布洛芬在改善平路行走时疼痛的效果相似，而且内镜检查显示胃十二指肠溃疡发生率比服用布洛芬少，对血小板和出血时间都没有影响。肾脏疾病或肝脏功能不全的患者不适宜服用罗非昔布。注意：塞来昔布分子中有磺胺成分，因此对磺胺过敏的患者应慎用。

第二节　阿片类制剂

阿片类镇痛药是指作用于中枢神经系统，能解除或减轻疼痛，并改变对疼痛的情绪反应的药物。早年，由于这类药物都是天然阿片碱或其半合成衍生物，常称之为阿片类药物。近年，新的合成药物不断出现，它们能与阿片受体结合，并产生与阿片类药物相似的效应。因而将这些天然的或合成的物质统称为阿片类物质。由于这类药物（除个别外）反复使用可产生成瘾性，故又称麻醉性镇痛药。

在终末期膝骨关节炎治疗中，越来越多的资料表明，对于年龄偏大、骨关节炎病情严重、NSAID 已无法控制疼痛或患者由于自身其他疾病已不能耐受 NSAID，又不能耐受关节手术时，阿片类镇痛药能明显改善患者的症状及精神状态，提高他们的生活质量。这类药品的另一用途是辅助 NSAID 镇痛，定期使用后能明显减少患者对 NSAID 的需要量。由于阿片类镇痛药的成瘾性，临床应用时一定要严格筛选患者，并且使用时间不超过 2 周。曲马多在这类药品中镇痛效果较长但成瘾性很低，用于骨关节炎治疗的临床研究也最多。

受吗啡局部使用时能通过外周阿片受体缓解术后疼痛及外周阿片受体在疼痛性炎症时数量增加这些现象的启发，Likar 等观察了关节腔内注射吗啡对骨关节炎患者的镇痛效果。他们发现，一次性注入 1 mg 吗啡后，对关节静息痛和运动痛的镇痛效果可维持 7 天以上，在治疗观察期没有发现明显的毒副反应。他们的研究为局部应用镇痛药物开辟了新思路。

另外，许多研究表明，膝关节重度骨关节炎患者存在睡眠不佳的现象，反过来，睡眠不佳也可能加重骨关节炎患者的症状。Davis 的研究表明，睡前联合应用一定量的中枢神经镇静剂能明显改变骨关节炎患者的睡眠质量和临床症状。

临床常用的阿片类药物是曲马多。其特点是起效快，持续时间与吗啡相似。纳洛酮可消除其镇痛作用。口服胶囊剂与注射剂的血浆浓度仅有极少的差异，吸收半衰期约 30 分钟，2 小时血浆峰值，人体内生物半衰期为 6 小时，其代谢产物几乎全部由肾脏排出，适用于治疗中重度急慢性疼痛、手术中和手术后疼痛。根据药物的剂型选择静脉注射、肌内注射、皮下、口服、肛门给药，一般每次 50～100 mg，每日 2～3 次，每日剂量不超过 400 mg，严重疼痛时初次给药 100 mg。用药后可能出现多汗、眩晕、恶心、呕吐、口干、疲倦；静脉注射太快可有面部潮红、多汗、一过性心动过速等不良反应；尚可影响机敏动作（如驾驶车辆）。

第三节　皮质类固醇

一般不以皮质类固醇作为骨关节炎患者的系统治疗。使用这些药物的益处是不确定的，而且长期使用产生的副作用，特别是在老年患者，超过了任何可能的有效作用。但是关节腔内注射皮质激素对骨关节炎的治疗是有益的。Hollander 等报道，231 例反复关节腔内注射皮质激素长达 20 年的患者，87%的患者疗效明显，症状完全消除。同样，在对近 1000 例膝骨关节炎患者做关节内注射甾体激素 9 年的回顾研究中，将近 60%的患者不再疼痛而无须再注射甾体激素，20%的患者仍需注射，20%的患者无效或失访。然而，在对这些数据分析的同时，应注意到其他一些研究结果，即仅仅做一次性 1% 普鲁卡因注射、等渗生理盐水注射或其他治疗等也有相似的益处。

在关节腔内注射激素后，症状的改善仅仅是暂时的。在 Kirwan 和 Randin 做的几次研究分析提示，关节疼痛的改善程度及持续时间与患者开始接受注射甾体激素时的症状及程度有关，这种情况与关节内注射安慰剂的结果相同考虑到一点，单一的关节腔穿刺也能改善骨关节炎患者的膝关节疼痛症状，这可能是安慰剂的作用，或者患者的症状已消退到平均水平。因为挑选做关节腔内注射的患者，其症状较那些不被挑选做注射的患者重，在较长时间有多种并且较严重的骨关节炎症状，这些患者经一定时间后症状将消退到平均水平，而与所采取的方式无关。这些数据表明，一般情况下，关节腔内注射糖皮质激素较注射安慰剂可以明显改善症状，时间长达几周，但是没有持久性效应。

有些医师建议在关节腔内注射甾体激素后，给予关节几周的休息（如扶拐行走），而有些医师则允许患者即刻恢复正常的日常活动。在对兔骨关节炎关节模型的研究中发现，在关节内注射激素后，活动能引起关节软骨损害加重，该发现支持在给予关节腔内注射激素后应有一段时间的关节休息。但是，在关节腔内注射激素的住院或者休息的患者，其反应过程较行走的患者时间长。许多医师建议注射甾体激素后应在一段时间内最低限度地减少关节活动和负重，即使上述对比研究资料显示这样的建议不一定有效。

一方面，对同一关节，过多或者太频繁地注射激素将导致关节的损害；另一方面也观察到在动物骨关节炎模型中，关节腔内注射激素能改善骨关节炎的病理变化。由此提出了这种治疗除了能减轻关节疼痛外，可能对疾病的病理发展也有改善作用。实验研究提示，关节腔内注射激素可以通过抑制基质金属蛋白酶的合成而发挥软骨保护作用。如 Stromelysin，其对骨关节炎关节软骨的损害有改善作用。然而，没有证据表明，激素对人骨关节炎关节软骨的病理或者骨赘形成有改善作用。

关节腔内注射部位应当准确，但是在临床工作中，注射部位通常不是很准确。在对不同关节腔内注射激素的患者，通过对比性的放射学研究发现，有 30% 的病例注射在关节腔外。穿刺关节液可提高注射部位的准确性。那些注射部位不准确的患者其临床疗效明显不如注射入关节腔内的患者，且常常无效。因此，如果注射后无效，可能是由于注射部位不准确所致，应该考虑重新注射。

在何情况下可以为骨关节炎患者适合做关节腔内甾体激素注射呢？尽管有几项相关研究，但只证实了应用甾体激素后可能出现局部渗出，未发现应用甾体激素后的其他明显副反应。如前文所述，渗出可能仅仅是因为注射部位不准确所致。有部分学者建议，给骨关节炎患者关节腔内注射甾体时，应推迟有急性滑膜炎患者的注射时间，但尚无证据可以证实。所以，对那些保守治疗失败以及不愿意或者不能耐受手术的患者，给予关节腔内注射皮质甾体激素，不失为一种好方法。

最后，应该认识到骨关节炎的疼痛可能源自关节周围的组织。在有些患者中，对疼痛的关节囊周围部位和韧带做甾体激素注射同样可以减轻和缓解症状。

第四节　膝骨关节炎治疗的特异性药物

膝骨关节炎早期病理学特征是软骨细胞周围的基质缺损，这是细胞周围蛋白水解酶和胶原水解酶作用的结果。随着病情的进展出现更多的软骨基质缺失，同时出现软骨纤维化、软骨面裂隙和软骨面缺损。对骨关节炎的特异性治疗应是针对关节软骨的病理改变，修复软骨基质的缺损和恢复软骨细胞功能。治疗骨性关节炎的特异性药物（selective drugs for osteoarthritis）的药理作用是阻止骨关节炎的病理过程，抑制导致疼痛、组织损伤和关节软骨退变的相关因子。因为这类药物需要使用一段时间后才能起作用，因此又称为骨关节炎的慢作用药。

膝骨关节炎的慢作用药，进一步分为缓解症状的骨关节炎慢作用药和改善疾病的骨关节炎治疗药。

缓解症状的膝骨关节炎的慢作用药一般在应用 2～4 周后产生作用，改善骨关节炎的症状，这些药物的疗效在治疗停止后仍然可以维持很长时间。这些药物主要是改善软骨基质的状态，并抑制导致疼痛和组织损伤因子的释放，特异性应用于骨关节炎的治疗，阻断或减缓病程的进展。这类药物主要包括硫酸（盐酸）氨基葡萄糖、硫酸软骨素和透明质酸。改善疾病的骨关节炎的慢作用药，替代了过去"软骨保护性药"这一名称。这类药物被认为可以延缓或逆转骨关节炎患者关节软骨损伤，甚至可以恢复为正常的软骨，但是目前尚没有一种药物能达到上述疗效。骨关节炎的慢作用药的药理特点为：①缓解症状的效果略小于非甾体抗炎药；②药物作用产生于使用后 4～6 周；③停药后药物作用仍能持续 4～8 周。

一、硫酸（盐酸）氨基葡萄糖

硫酸氨基葡萄糖是自然界氨基单糖的硫酸盐衍生物，它是人体内合成氨基葡聚糖和蛋白多糖的基本物质，在正常情况下它是依靠葡萄糖的氨基化来合成的。蛋白多糖是关节软骨网状结构的重要组成部分，氨基葡萄糖是合成蛋白多糖的原料，而氨基葡萄糖则来源于葡萄糖的体内生物合成。它存在于人体所有结缔组织中，绝大多数在软骨和滑液中。

（一）促进软骨基质合成作用

膝骨关节炎最初表现为软骨基质蛋白多糖生物合成和分解异常导致关节软骨局部软化、磨损及结构破坏。继发反应由超氧化物自由基、胶原酶和磷脂酶的激活，进一步导致关节软骨损伤，形成骨性关节炎的典型病理改变。

硫酸氨基葡萄糖选择性作用于关节软骨和骨，是透明质酸和蛋白多糖生物合成的特异性物质和刺激物，使它们的生物合成增加。抑制超氧化物自由基的产生，并抑制对软骨产生破坏的酶、如胶原酶和磷脂酶 A2 的激活。防止糖皮质激素对软骨的损害，防止 ISA1Ds 对聚氨基葡萄糖生物合成造成的损害。在人和动物模型研究中，硫酸氨基葡萄糖可持久地促进关节软骨蛋白糖聚生物合成的增加。在人体骨性关节炎软骨细胞的离体研究中，硫酸氨基葡菊糖增加了 Pcrlccan 和可聚蛋白多糖的基因表达，Perlecan 和可聚蛋白多糖是蛋白多糖的构架部分、硫酸氨基葡菊糖治疗骨性关节炎可使组织恢复，同时，软骨细胞和纤维连蛋白的黏着性明显增强。

（二）抗分解作用

蛋白多糖产生缺乏和关节软骨破坏性酶活性增加，是导致骨性关节炎软骨破坏的主要原因。氨基葡萄糖可以降低软骨破坏性酶的活性，例如基质降解酶、可聚蛋白多糖酶和胶原酶 A2。在最近进行的首次马关节软骨体外移植实验中发现，氨基葡萄糖可以阻止 NO 的生成并抑制金属蛋白酶的活性。该过程是通过脂多糖和重组人类白细胞介素 –1（IL–1）来诱导的。

（三）抗炎作用

硫酸氨基葡萄糖表现出缓和的抗炎效果。但是，与非甾体抗炎药不同，硫酸氨基葡萄糖不抑制前列腺素的合成。在骨性关节炎中，硫酸氨基葡萄糖的抗炎作用是通过抑制可诱导的 NO 的合成和超氧化物自由基的产生来完成的。而且，它抑制溶酶，并在一定程度上抑制蛋白分解酶的释放，减少损伤细胞的内毒素因子的释放。

Reginster 对葡萄糖胺硫酸盐减轻骨关节炎的临床效果进行 3 年的随访，这个实验的方法是安慰剂对照、双盲的、随机临床研究。实验对象为 212 例膝骨关节炎患者。在第 1 年和第 3 年分别对他们的膝部承重、屈曲位 X 线片膝关节间隙的宽度进行检查。关节功能每 4 个月评价 1 次。3 年后，临床资料显示使用安慰剂的实验组关节间隙每年变窄 0.08 ～ 1.0 mm，服用葡萄糖胺硫酸盐的实验组关节间隙几乎没有变窄，服用安慰剂的实验组症状加重，而服用葡萄糖胺硫酸盐的实验组症状却得到改善。Reginster 认为葡萄糖胺硫酸盐能够起到改善骨关节炎患者症状和抑制病变进展的作用。

DasA 观察氨基葡萄糖、硫酸软骨素钠和维生素 C 联合口服对膝骨关节炎的治疗效果。对 93 例骨关节炎患者进行随机安慰剂对照的实验研究，患者口服氨基葡萄糖 1000 mg、硫酸软骨素钠 800 mg 和维生素 C152 mg，每日 2 次。对患者于服药前和用药后 2、4、6 个月进行 ISK 评分。治疗组患者放射学评价轻中度患者的 ISK 评分明显提高，而重度改变的患者和对照组患者 ISK 评分没有明显提高。结果显示，此种治疗对放射线表现为轻中度的患者有效。

对骨性关节炎成功治疗是控制疼痛并且能够减缓或逆转疾病的进展。Kelly 认为生化和药理学数据结合动物及人体的研究证实氨基葡萄糖可以满足这些标准。氨基葡萄糖阻止或逆转退行性骨关节炎表现的生物学作用归于其既是关节基质成分透明质酸和氨基葡糖多聚糖的成分，又可刺激前两者的合成。硫酸软骨素不管是被完整吸收或分解后吸收都可对关节基质的形成产生作用，口服应用同样证实可以作为慢作用缓解症状药和减少对非甾体抗炎药的需要。尽管目前没有资料证实硫酸软骨素和氨基葡糖多聚糖联合使用比单独使用氨基葡萄糖能产生更好的效果，但联合应用已经成为针对骨关节炎患者的一项非常普遍的治疗方案。

应用于临床的药物有维骨力、培古立、葡立。

二、透明质酸

透明质酸（HA）是一种独特的线性聚糖，广泛分布于动物和人体结缔组织的细胞外基质内，是由 N- 乙酰葡萄糖胺和 D- 葡萄糖醛酸重复交联而形成的高分子氨基聚糖，且能以自由链的形式在体内游离存在，有较强的吸水性和高度黏滞性。分子量为 105 ～ 107，在关节内由 B 型滑膜细胞分泌。

透明质酸在正常人体血液循环中的水平为 10 ～ 100 mg/ml，基质中的透明质酸大部分在外周淋巴结中降解。而血液循环中的透明质酸 80% 由肝脏摄取，血浆中透明质酸的半衰期为 2.5 ～ 5.5 分钟。透明质酸的降解酶主要有透明质酸酶，其次还有 β-D- 葡萄糖醛酸酶和 β-D- 乙酰氨基葡萄糖酶。在软骨基质内透明质酸与蛋白多糖连接以聚合体的形式存在，使蛋白多糖聚合体更加稳固。蛋白多糖聚合体被包绕在胶原纤维间基质内，具有抗压载荷的作用。

透明质酸可以保护蛋白多糖的核心蛋白，使其免受多种蛋白酶的降解，从而延长蛋白多糖在组织中的存在时间。

在有关人体关节滑液的实验研究中发现，OA 患者的关节滑液中 HA 的分子量及浓度均降低，关节液的黏弹性下降。由于 HA 水平低下，关节软骨表面黏弹性保护膜消失，抵御外界压力的机械生物保护功能受损，关节软骨营养障碍，炎症介质可进一步激活胶原酶与金属蛋白酶类，加剧对关节软骨的破坏。同时关节内软骨细胞的破坏，将导致腔内出现一系列免疫学变化，从而进一步引起软骨及关节内其他结构的损伤和破坏，加重 OA 的病理改变。

1974 年 Peyron 首次将透明质酸作为关节软骨保护剂作用于关节内注射治疗骨关节炎，并取得良好疗效。对骨关节炎而言，由于关节滑膜的炎症反应和关节软骨的退变，使其正常的黏弹性下降，导致关节的正常功能及再生修复过程受损。此时，通过补充外源性的具有黏弹性的物质（如透明质酸）以增强和改善关节的黏弹性，这一方法称为黏弹性物补充疗法。透明质酸作为具有黏弹特性的软骨保护剂用以预防和治疗骨关节炎，开创了骨关节炎治疗领域中的崭新途径。

作用机制：目前认为 OA 的发生与生物机械、生物化学和免疫学等多种因素密切相关，HA 黏弹性物补充疗法可帮助恢复关节滑液和关节组织基质的流变学特性——黏弹性（viscoclasticity），缓解滑膜炎症，减轻软骨破坏，改善关节功能。其作用机制表现如下。

1.分子屏障化学保护作用可以有效地清除自由基，保护软骨细胞免受降解酶、化学制剂和毒素的影响。

2.HA 的生物机械保护作用提高滑液的透明质酸含量，HA 可以不同的形式在关节腔内软骨表面和滑膜表面积聚，重新恢复已破坏的生理屏障，防止软骨基质的进一步破坏流失，并阻止炎症介质和某些微生物的侵入。HA 还可改善病理状态下的滑液生物性能，发挥其对关节内结构的保护和润滑功能。

3.HA 对关节软骨的营养 / 修复作用　关节软骨营养和代谢途径大部分都通过关节表面扩散而不是通过软骨下骨。因此富含透明质酸钠的滑液关节涂布于软骨表层，为软骨的代谢提供了良好的外环境；增加滑膜细胞透明质酸的合成，促进硫酸软骨素和糖蛋白的合成；同时以某种形式进入软骨基质与糖蛋白形成聚集体，有利于软骨的修复和维护正常软骨组织的完整性；实验研究显示外源性透明质酸关节内注射后不仅覆盖于关节软骨的表面，而且可以渗透至变性软骨的深层发挥作用；透明质酸渗透至软骨基质能抑制蛋白多糖于基质中的析出；外源性透明质酸还可与滑膜细胞的 CD44 受体结合促进滑膜细胞合成内源性透明质酸，增加关节内透明质酸的含量。透明质酸与细胞的 CD44 受体结合可促进软骨基质的合成。Rydell 和 Balazs 通过动物实验观察，发现透明质酸钠在关节软骨面形成一层黏弹性的保护膜，并见缺损区的软骨逐渐修复。临床观察还发现，在治疗过程中，当外源性透明质酸消失后，关节滑液中自身的透明质酸的浓度增加，黏性指数升高。这说明黏弹性充填方法不仅具有暂时性补充和提高滑液及关节组织的黏弹性作用，还因其改善了软骨细胞的周围环境，从而使透明质酸的合成功能恢复正常并能维持一段较长时间。

4.HA 对关节疼痛的缓解作用　　一方面来自其黏弹性稳定痛觉感受器膜以降低痛觉敏感性；另一方面来自其分子屏障能有效阻止炎症介质的扩散，限制白细胞移动和趋化，抗缓激肽和抗蛋白酶活性，并减少化学物质对痛觉感受器的刺激。与已释放到滑液中的糖蛋白结合，阻止该物质参与炎症过程，并抑制白细胞趋化和血管形成，减少滑膜通透性，减少关节内渗出；由于关节疼痛缓解，关节活动增加，从而促进了滑液的回流及关节腔内堆积的炎症介质、组织代谢产物得以清除，改善了关节内环境，缓解和阻断了关节局部病变的恶性循环。透明质酸还能与靶细胞的受体结合而发挥作用。透明质酸的靶细胞主要有炎症细胞中的单核巨噬细胞、中性粒细胞、淋巴细胞及修复细胞中的成纤维细胞、内皮细胞、表皮细胞。透明质酸对炎症反应的主要调节作用为：抑制前列腺素 E_2 的水平；抑制炎症细胞的趋化性及移动；抑制吞噬细胞的吞噬作用；抑制氧自由基的产生。其他氨基多糖不具有这种特性。临床与动物实验均能观察到，透明质酸钠关节腔注射对关节疼痛具有明显的缓解作用。

5.增强滑液的保护和润滑作用　　关节液的黏弹性主要源于透明质酸钠的流变学性质。在关节运动的低撞击频率下（如正常行走时），滑液呈黏性，涂布于关节内组织之间，发挥润滑功能。在高频率下（如奔跑时）滑液由黏性特征转化为弹性特征，滑液由流体转化为凝胶状弹性体，缓冲关节的应力作用。过去认为高分子量透明质酸的疗效较好，但研究证明其抗炎和免疫调节作用与分子量无关。但体内半衰期与维持疗效时间则与分子量具有相关性。

透明质酸钠在慢性关节炎治疗的临床应用：有学者认为关节内注射透明质酸钠的指征是患者有膝关节疼痛并有放射学证实的骨关节炎。大量临床观察证实，透明质酸关节腔内注射除对病程长、关节X线检查呈晚期改变或关节腔内有大量渗液疗效欠佳外，对其他较早的骨关节炎患者疗效较好。对合并有滑膜炎的患者，应将其关节内的积液吸出然后注入透明质酸钠，或首先治疗滑膜炎，待关节积液控制后再应用透明质酸钠进行治疗。Helet（1974）报道了36例膝关节和20例髋关节骨性关节炎患者使用透明质酸钠治疗的结果，资料显示有效率达95%。另有学者将类固醇治疗组与透明质酸钠治疗组进行了对照研究，结果显示透明质酸钠组的疗效显现时间较类固醇组晚1～2天，但两组关节症状的缓解程度基本一致，且维持时间透明质酸钠组明显长于类固醇组。

Akakibara 和 Kitoh 等报道在骨关节炎的动物模型上应用透明质酸钠关节内注射，透明质酸钠的分子量越大，其抑制软骨退变的作用越明显。现在临床上常用的透明质酸钠有：

（1）施沛特：分子量为150万～250万。

（2）阿尔治：分子量为60万～120万。

（3）海兰（synvisc）：分子量为600万。

（4）国产医用透明质酸钠（其胜生物制剂公司生产）分子量为160万。

透明质酸钠制剂的特点为无菌、无毒、无抗原性、无趋化作用、不引起异物反应及不与细胞和蛋白相互作用，安全性良好。Adams 在1234次关节腔注射中仅有7例出现较轻的局部反应，并于数天内自行消退。均未见血、尿异常。透明质酸钠常见不良反应是注射部位的轻中度疼痛或肿胀，个别患者出现头痛和发热等症状。不良反应常发生于注射药物后1～3天，一般不需处理。多数资料报道发生率0～10%。注射技巧、注射后患者的活动量大及产品的纯度均是影响注射后不良反应的因素。

第五节　关节周围外用透皮吸收剂

尽管非甾体抗炎药（NSAID）和止痛药，如对乙酰氨基酚是最常用的控制骨关节炎疼痛的药物，但是它们至多能使关节疼痛在一般程度上缓解，而且长期使用，特别是对老年患者，常引发如消化不良、胃肠道出血和肾功能障碍等副作用。另外，老年性骨关节炎患者常常还需要系统性药物来治疗一些常患的疾病，如高血压、心脏病和糖尿病等，这就增加了与 NSAID 类药物相互作用的风险性，使得对 NSAID 类药物的剂量不好控制。因此，通过局部治疗以减轻骨关节炎的疼痛就显得很有意义了。

关节软骨是无神经支配的，因而不是疼痛的来源，然而组织学研究显示，关节囊、肌腱、韧带和骨膜却有着广泛的神经支配。在软骨下骨同样也有神经支配。研究显示，滑膜中直径小的纤维能够将 P 物质的抗血清局限化。在骨关节炎患者的关节滑液中 P 物质浓度升高。除了调节疼痛外，P 物质还可以介导关节内的炎症。例如，将 P 物质注入有关节炎的鼠的关节腔，将增加关节炎的严重程度。关节内注入 P 物质后，关节的血流、血浆蛋白的渗出及溶酶体酶的释放均有增加。P 物质是一种中性粒细胞和单核细胞的化学诱导剂，能够促进滑膜细胞产生前列腺素和胶原酶，以及与关节损害相关的介质。尽管 P 物质在骨关节炎患者发病机制中作用的重要性尚不清楚，但是其在介导骨关节炎患者的关节疼痛中有明显作用。因此，在药理机制上抑制这种 P 物质，可能对骨关节炎患者关节疼痛的减轻有效。

现代药理学通过将非甾体抗炎药和透皮贴剂相结合，使得药物通过局部皮肤吸收，抑制关节周围 P 物质的生产，抑制炎症反应，从而起到抗炎镇痛、缓解症状的作用。临床常用的外用药包括氟比洛芬膏药、辣椒碱膏药、吡罗昔康贴片、奇正消痛贴膏、活血止痛膏等。

局部使用这些膏药时，药物可以局部通过皮肤被快速吸收，局部血药浓度升高，起效迅速，从而可以缓解症状。但是，局部用药也有部分问题。很多膝骨关节炎患者病程长，此类药品长期反复使用，容易导致局部皮肤过敏。因此，临床上在开立这些外用药品时，需要询问患者的过敏史。另外，很多膝骨关节炎患者膝关节怕凉，此类药中如氟比洛芬膏药外用时，局部皮肤有清凉感，部分患者难以接受，也需要临床医师注意。

第六节　金属蛋白酶抑制剂

一、概述与分类

在骨关节炎软骨及基质的病理进程中，基质金属蛋白酶（matrixmetaiiopro-teinase，mmP）起了重要作用。mmP 是一大类结构相似的蛋白酶，构成了细胞外基质降解最重要的蛋白水解系统。根据底物特性，主要分为胶原酶（mmP1、mmP8、mmP13）、明胶酶（mmP2、mmP9）及基质溶解素（mmP3、mmP7、mmP10）。mmPs 均以酶原的形式分泌，其活化需要进行蛋白水解，前肽丢失，分子量减少。对其活化的调控是控制整个级联反应的关键。幼年时需要更多的组织转换来支持结缔组织网络的生长发育，成年后随着代谢的减慢及合成与分解的平衡，mmP 活性也处于较低水平。此时若 mmP 活性增加则可提示病理情况。基质降解增加，基质合成与降解不平衡导致胶原网络破坏，发生骨性关节炎的病理改变。

二、mmP 对骨关节炎基质和软骨代谢的影响

mmP 是成纤维细胞型胶原酶，可切割 Ⅰ、Ⅱ、Ⅲ、Ⅲ、Ⅲ、Ⅹ 型胶原，明胶，可聚蛋白多糖和细胞黏合素。但在骨关节炎软骨中则有明显升高，而且其作用对象主要是新合成的 Ⅱ 型胶原。

mmP13 主要分解关节原有的 Ⅱ 型胶原。胶原酶与可聚蛋白多糖（aggrecan）降解并无直接联系，但由于蛋白多糖主要以聚合体的形式通过透明质酸与 Ⅱ 型胶原相互作用，故推测胶原酶降解 Ⅱ 型胶原后间接影响蛋白多糖的浓度。mmP13 除了直接降解蛋白多糖外，另一个更重要的作用途径是激活 mmP1，加速胶原的降解，也使与透明质酸相连的可聚蛋白多糖由于网络的松解而丢失。在膝关节炎与全身性骨关节炎患者血清中，mmP13 浓度均较正常组有明显升高，而且在全身性骨关节炎中的升高幅度比单纯膝关节炎大。

由于在血清中就能检测到mmP13明显升高，因而具有一定的临床价值。

明胶酶具有降解变性Ⅰ、Ⅱ、Ⅲ型胶原明胶的能力，也可切割天然Ⅳ、Ⅴ、Ⅷ、Ⅺ型胶原，对纤维结合素、弹性蛋白也有一定的作用。

mmP9可源自外周血中性粒细胞和单核细胞，亦可由关节软骨细胞产生，软骨细胞还可分泌mmP2，但滑膜成纤维细胞仅生成mmP2。近来的研究资料显示，由关节外和关节局部的细胞产生的mmPs共同作用，导致关节软骨基质成分降解。临床研究中发现在髋、膝及颌关节OA患者中，mmP9与其关节的破坏呈正相关。mmP9的另一来源是破骨细胞，显示它除了软骨基质降解功能外，还是骨性关节炎骨破坏的一个重要因素。

三、基质金属蛋白酶抑制剂

mmP与骨关节炎病理改变有着密切联系，它们主要通过分解胶原和蛋白多糖等降解软骨基质成分，促进软骨破坏，并影响基质的正常修复。临床观察发现抗结核药利福霉素、四环素族药物、4′-羟基醋氯酚酸可降低金属蛋白酶含量，人工合成基质金属蛋白酶抑制剂的基础和临床研究也在逐步深入。

近年来，Steinmeyer等研究发现人工基质金属蛋白酶抑制物U-24522可以直接抑制牛关节软骨基质金属蛋白酶－蛋白聚糖酶的活性，并拮抗Ⅰ-1诱导的关节软骨基质蛋白聚糖的丢失，但不能改善关节软骨的形态和增加蛋白聚糖合成。第二代基质金属蛋白酶抑制物Marimastat和Batimasta在国内外正在进行Ⅰ期和Ⅱ期临床观察，Bryostatin-1通过阻断蛋白激酶C的活化而抑制mmP1、mmP3、mmP9、mmP10和mmP11的合成，减轻关节软骨破坏，已投入长期的临床试验。重组基质金属蛋白酶组织抑制剂-4已成功表达于杆状病毒感染的昆虫细胞中，并已制成纯品。它对mmP1、mmP2、mmP3、mmP7和mmP9等多种基质金属蛋白酶的活性均有抑制作用。

四环素族抗生素具有拮抗基质金属蛋白酶的作用。在体外试验中，研究资料显示四环素能抑制人骨性关节炎关节软骨匀浆对外源性Ⅺ型胶原的降解，使Ⅺ型胶原裂解减少。临床研究也发现，用多西环素（Doycyclie，脱氧土霉素）100 mg口服，每日1～2次，治疗5天能显著抑制骨性关节炎患者软骨提取物中明胶酶和胶原酶的活性。多西环素50μmol/L可在mRNA和蛋白质两个水平上下调滑膜细胞mmP8表达，并可完全抑制基质金属蛋白酶-8对Ⅱ型胶原的降解。多西环素对mmP8的合成及活性的双重阻断作用为骨性关节炎临床治疗提供了有力的证据。米诺环素是一种新型半合成四环素，具有较强的抑制基质金属蛋白酶的作用，临床观察显示长期应用的安全性和耐受性明显高于其他四环素族药物。四环素族药物抑制金属蛋白酶的机制包括与基质金属蛋白酶活性部位的锌结合阻断基质金属蛋白酶的活性，与金属蛋白酶非活性部位的钙结合使金属蛋白酶发生构变和酶解活性丧失，阻断金属蛋白酶前酶的激活。四环素族药物的强大金属蛋白酶拮抗作用在体外试验中获得了有力的证实；四环素类药物尤其是米诺环素作为慢作用抗风湿药应用于类风湿关节炎的临床疗效也获得了大样本临床观察病例的支持，显示了较好的抗炎和免疫调节作用，其拮抗金属蛋白酶的作用是其重要机制之一。四环素类治疗骨性关节炎的疗效目前正在进行动物和临床观察，现有的研究资料显示对骨性关节炎动物模型关节软骨细胞外基质降解有抑制作用。

第七节　骨吸收抑制剂

临床研究显示许多膝骨关节炎患者伴有骨吸收和破骨细胞的激活，甚至表现为明显的骨质疏松症。因此如何抑制骨吸收和提高骨的转化也是治疗膝骨关节炎的一个重要内容。目前临床上，在膝骨关节炎治疗中，也会用到以下药物。

一、二磷酸盐

二磷酸盐最重要的作用是抑制破骨细胞介导的骨吸收的过程。阿仑磷酸钠是目前常用的破骨细胞抑制剂。

二磷酸盐在生物化学和细胞学水平上发挥作用。生物化学作用：体外试验显示二磷酸盐类药物抑制矿物质的形成和溶解。在体内试验中，研究发现二磷酸盐通过抑制骨内羟磷灰石结晶的形成，防止骨量的丢失。同时二磷酸盐还可削弱骨矿化，治疗剂量的阿仑磷酸钠，持续使用时能抑制矿化作用，可能诱发骨软化症而导致骨折。阿仑膦酸钠是氨基二磷酸盐，目前的研究显示治疗剂量不影响骨矿化。细胞学水平上的作用：二磷酸盐可能通过直接诱导破骨细胞的形态学改变而抑制其作用。体外试验发现二磷酸盐黏附在破骨细胞作用的骨吸收部位暴露出的羟基磷灰石表面上，一方面可以直接防止矿物质的流失。另一方面在酸化过程中，二磷酸盐从吸附部位释放，导致破骨细胞功能丧失，骨吸收停止。同时实验研究显示，二磷酸盐可诱导成骨细胞产生抑制破骨细胞聚集的因子，降低骨转换从而使骨量增加。关节内注射可以改善糖蛋白的聚合从而改善软骨基质，实验观察显示，关节内注射二磷酸盐可增加关节软骨厚度。

二磷酸盐肠道吸收率很低，约为 1%，当和食物混合服用时，特别是与含较多钙离子的食物混合时吸收率更低。肠道吸收后，它很快就会沉积于骨内，其半衰期较长，为 6～11 年。

医学文献资料分析显示，在治疗骨质疏松症时使用阿仑膦酸钠和依替膦酸钠具有相似的临床效果，骨密度增加，骨折发生率降低，阿仑膦酸钠是美国 FDA 唯一认可的治疗骨质疏松症的药物。依替膦酸钠的使用剂量：每天 5～100 mg/kg，连续服药 3～6 个月。因可增加继发性骨矿化功能障碍引起的骨折发生，应采用间歇性循环周期给药的办法，可以减轻依替膦酸钠的副作用。阿仑膦酸钠的使用剂量为 10 mg/d。阿仑膦酸钠不影响骨矿化，但有胃肠道副作用。

二、降钙素

降钙素主要由甲状腺的滤泡旁细胞生成。它的主要功能是通过对骨和肾脏的作用，降低血浆中钙和磷的含量。在骨内，降钙素与受体结合，引起细胞骨架的变化来抑制破骨细胞的骨吸收，目前应用于临床的降钙素有两种：鲑鱼降钙素和鳗鱼降钙素。它与人类降钙素在结构上有微小的差异，但作用比人类降钙素更有效。降钙素对于关节疾病引起的疼痛没有作用。但是，在膝骨关节炎伴骨质疏松性骨痛患者的治疗过程中，可以选择性使用降钙素类药物，如代表性药物密钙息，肌内注射或喷鼻剂，以缓解骨质疏松性骨痛。

三、维生素 D 和雌激素

维生素 D 和雌激素是骨代谢过程中重要的调节因子。

维生素 D 调节钙在体内的平衡或通过影响各种调节钙的细胞系统的分化和发育发挥作用。维生素 D 的代谢活性物质中最重要的是 1，25- 二羟 D_3，即骨化三醇。维生素 D_3 首先在肝脏转化，进行 25- 羟化，然后在肾脏进行 1α- 羟化，产生有活性的 1，25- 二羟 D_3。

骨骼、肾脏和肠道是 1，25- 二羟维生素 D_3 的主要靶组织。在肾脏近曲小管，它可以促进磷的重吸收，同时还反馈调节自身的重吸收过程；在肠道，它主要负责活性钙离子的转运；在骨组织，它的生理功能还不太明确。在成骨细胞中，1，25- 二羟 D_3 可以刺激骨钙蛋白和骨桥蛋白的合成。维生素 D 可以刺激成骨细胞分泌一种破骨细胞激活物质，称为 OPGL（osteoprotegrein ligand）。体外试验发现 OPGL 可以激活破骨细胞，在体内它可以介导骨吸收。

研究证实，在骨质疏松症患者中，钙吸收减少的同时，生理活性维生素 D 的水平也较正常人低。另外也已经证实骨化三醇的水平在骨质疏松症的病理发生过程中也有所下降。目前对骨化三醇在骨质疏松症的治疗效果及机制还有争论，多数学者认为如果有吸收钙质功能障碍和 1，25- 二羟 D_3 血浆浓度降低，使用骨化三醇进行干预治疗有一定的效果。

雌激素缺乏是绝经后骨质疏松症的主要原因。研究发现，绝经后卵巢雌激素的产生减少，血液循环中的水平下降到绝经前的 20%。在末次月经后的 5～6 年骨量以 1%～3% 的速度丢失。这种骨量的丢失可以通过雌激素治疗发生逆转。远期临床观察显示，雌激素替代疗法可以明显增加骨密度和减少与骨质疏松有关的髋部骨折。雌激素治疗骨质疏松症的作用机制：破骨细胞和成骨细胞表面都存在雌激素受体，雌激素及其拟似物与受体结合后，可以抑制破骨细胞和提高成骨细胞的功能，从而抑制骨吸收和促进骨形成。醋化雌激素是多数专家推荐的治疗药物，认为其应用安全性较好。推荐使用剂量为 0.3 mg/d。

第九章　骨关节的基因治疗研究动态

　　骨关节炎（osteoarthritis，OA）是比类风湿关节炎（RA）更常见的关节疾患。在最常见的三大老年病中，OA患病率和患病人数在世界范围内均居于首位。但至今还没有一种药物对OA的治疗效果和治疗方便程度令人满意。对骨关节炎的手术治疗也不能很好地解决关节软骨的修复问题，更不能解决关节软骨还将被进一步破坏的结局。随着分子生物学等学科的飞速发展，基因疗法为OA的治疗提供了一个新途径。膝骨关节炎是骨关节炎的主要发病部位，也是重点人群，因此，在膝骨关节炎的研究进展中，基因治疗主要选择性针对其软骨损伤修复等开展基础性研究。

　　基因治疗是将经过重组的外源性基因转入体内靶细胞并有效表达，用以替补在病变中缺失的基因，或特异性地抑制致病性基因产物，以及补充激活机体本身的免疫抗病能力，从而达到治疗功效。在众多动物实验取得成功的基础上，Anderson和Blase于1990年9月为一例腺苷脱氨酶（adenosine deaminase，ADA）基因缺陷患儿进行基因治疗，取得了令人鼓舞的结果，开创了临床治疗的新篇章。目前，美国重组DNA指导委员会（Recombinant DNA Advisory Committee）已经批准80余种临床基因治疗，并有15种基因治疗取得了一定疗效。基因治疗的靶细胞既可以是体细胞，也可以是生殖细胞，但由于受到法律、社会伦理和西方神学的限制，目前基因治疗多是针对体细胞。治疗对象也不局限于遗传性疾病与癌症患者，许多慢性病，如关节炎也可以考虑用转基因技术治疗。目前，全世界有约530种方案对3400余病例进行了基因治疗。

　　尽管OA临床基因治疗尚未开始，但是导致肌肉骨骼系统严重并发症的高歇病（Gaucher disease）和类风湿关节炎（RA）的临床基因治疗已获得美国重组 DNA 指导委员会的批准。随后，在美国匹兹堡大学和德国杜塞尔多夫大学分别完成了 9 例和 2 例反转录病毒介导的 IL–Ra 基因通过 exvivo 方式转入人 RA 滑膜细胞的临床试验，取得了满意的效果。因此，有理由相信，基因疗法用于骨关节炎，尤其是膝骨关节炎的治疗，将有可能改变治疗 OA 的现状。

一、目的基因的选择

目的基因是指通过转染使细胞获得新的生物学行为的基因。OA 的主要病理学变化是软骨合成和分解代谢平衡失调引起的关节软骨变性与破坏。某些细胞因子和生长因子在 OA 发病中起着重要作用。因此，目的基因可以从中进行选择。

白细胞介素 –1 受体拮抗蛋白（IL–1Ra）、可溶性 II –1 受体（sIL–1R）、可溶性肿瘤坏死因子 –α 受体（sTNF–aR）均可抑制 II –1、TNF–a 等炎症介质介导的软骨基质降解。利用生长因子增加基质合成也是一个有吸引力的发展方向。转化生长因子 –β（TGF–B）、胰岛素样生长因子 –1（IGF–1）、骨形态发生蛋白 –2（BMP–2）、BMP–7 等可促进软骨细胞增殖与分化，对关节软骨基质的合成代谢有重要作用。

另外，亦可作为 OA 基因治疗的目的基因有：热休克蛋白 70（HSP70），其高表达可保护软骨细胞免受应力损伤；NO 或 Fas 配体（FasL）的抑制剂，可阻断 NO 或 FasL 诱导的软骨细胞凋亡，从而维持或增加软骨细胞数量，增加软骨基质合成；核酶，反义 RNA，decoyDNA 或 RNA 等，它们可封闭或阻断相关酶或细胞因子的表达。

得到目的基因可以有很多种方法，其中从基因库中筛选是取得任何基因的最好方法。它快速、简便、滴度高，属天然基因，兼有外显子和内含子。在基因治疗方面，以对 I–1Ra 研究最多，应用最广。

二、载体的选择

载体（vector）是携带目的基因并将其转移至受体细胞内复制和表达的运载体。选择载体是基因转染的关键。一般载体上有两个标记基因（如 lacZ 和

neor），一个检测是否插入了目的基因，另一个可检测是否导入细胞内。载体可分为病毒载体和非病毒载体，目前尚无没有缺点的载体。下面具体阐述如下常用的载体。

（一）病毒类载体

1.整合病毒类

（1）反转录病毒（RV）是 RNA 病毒，含两条 RNA，进入细胞后，即反转录为双链 DNA，携带外源基因与细胞基因组整合，随细胞有丝分裂复制和表达。

1）优点

①表达时间长，转染效率高。RV 可携带 8×10^3 相对分子质量的插入基因。

②感染分裂细胞，不编码病毒蛋白。一般切除了病毒结构基因，不能形成病毒颗粒，只含有两侧 LTR（long terminal region）序列和目的基因，如 MFG 载体。

③载体用途广泛。用来修饰滑膜细胞、软骨细胞、半月板成纤维细胞和韧带肌腱细胞等大量不同类型的细胞。

2）缺点

①大多数 RV 可诱导 Moloney 鼠白血病病毒（mmLV）。

②只能感染分裂细胞。不能转染非分裂细胞，因此只有在细胞分裂时病毒 DNA 才能进入细胞核内。

③随机整合，诱发突变。可能导致抑癌基因失活和致癌基因的激活，从而诱发恶性肿瘤。

④制备的病毒滴度不够高，其应用价值受到限制。

⑤不适合编码大分子量蛋白质和多个基因。因为 RV 基因组太小，最大限度只能接受 8000 个额外核碱基。

（2）腺病毒相关病毒（AAV）是一类无囊膜单链 DNA 缺陷性病毒，可特异性整合到宿主 19 号染色体上。

1）优点

①可感染非分裂细胞（广谱）和造血细胞。有报道说 AAV 可很好地将基

因转移到神经细胞和气道上皮细胞，从而显示采用 AAV 载体可治疗神经退行性变和囊性纤维病。

②表达时间长，安全性更高。

③对人类无毒，无害，不编码病毒蛋白。

2）缺点

①它们很难增殖成为高滴度重组病毒，且重组病毒 DNA 顺序可被外源性 DNA 所代替。

②重组病毒可失去将自身 DNA 插入宿主细胞基因组特异部位的能力。

③携带外源基因容量小（4kb）

④制备困难，复杂，代价较昂贵。

2. 非整合病毒类

（1）腺病毒（AV）线性双链 DNA 无包膜病毒，在感染细胞后不将自己的遗传物质插入到细胞的染色体上。在非整合附加基因存在的条件下，其 DNA 包含在细胞核内，是最有发展前途的非整合病毒载体。目前已广泛用于遗传病、肿瘤、传染病治疗，对囊性纤维病的基因治疗已进入临床阶段。

1）优点

①制备简单，病毒滴度高。可制成胶囊口服和喷雾吸入。

②可感染非分裂细胞及分裂细胞（广谱），感染率较高，可用 in vivo 方式直接转染。

③携带外源基因容量大。

2）缺点

①不能长期表达。因为是非整合病毒，基因在染色体外可有瞬时表达，存在着随时间推移基因在细胞内丢失的可能，表达可迅速减低。

②有免疫原性。可刺激机体免疫系统攻击腺病毒感染细胞；在一定程度上限制了其反复使用。

③如果其 DNA 包含在附加基因中便丧失表达能力。

④有引起炎症的可能。

（2）单纯疱疹病毒（HSV）属双链有包膜 DNA 病毒，特别易感染神经细胞。

1）优点

①制备简单，病毒滴度高。

②可感染分裂和非分裂细胞。

③携带外源基因容量大。在所有病毒载体中，它的基因容量最大，可容 3×10^4 相对分子质量的外源基因或多个基因的插入。

2）缺点

①制备较困难。

②有细胞毒性，免疫原性。

③短暂表达。

（3）双病毒嫁接载体系统是目前基因治疗中最先进的载体系统，是一种将反转录病毒嫁接到腺病毒上，并最终利用两者优点，避免两者缺点的新的载体系统。用双病毒嫁接载体系统作为运载工具，把人 IL-1Ra 基因和绿色荧光蛋白（GFP）报告基因同运载工具结合后，通过关节内注射的方法注射到骨关节炎模型中，从而达到研究目的。

（二）非病毒类载体

非病毒载体利用细胞表面特异受体使目的 DNA 进入细胞，并促使细胞摄入核内。通常比病毒副本容易研制，并具有很好的化学稳定性；而且由于它们不含有外来蛋白质和其他强烈的抗原物质，所以通常可反复使用。但是与病毒载体相比，普遍存在着治疗基因表达效率低下的问题。

1. 裸体 DNA 与脂质体

1）优点

①简单、安全、便宜、无免疫原性。

②脂质体携带外源基因容量大。

2）缺点

①转染效率和表达时间不太理想。

②裸体 DNA 只在极少数细胞中进行转移和表达。包括骨 - 肌肉细胞、皮肤细胞、甲状腺细胞等。

2. 基因枪在缺乏有效的细胞摄入 DNA 条件下，采用基因枪通过微粒射击的方法也可使基因强行进入细胞，如黄金微粒（particles of gold），多为

1～7μm 大小，表面上 DNA 后可以很高的速度穿透并转染细胞。

1）优点：转染效率高。

2）缺点

①金属微粒远期影响有待观察。

②需要特殊设备，麻烦。

3.DNA 配体

1）优点

①靶向性较好。

②受体介导时可能高效转染。

2）缺点：可能有抗原性。

三、基因表达的调控

目的基因的成功转入并不是基因治疗的最终目的，而其有效表达才是基因治疗的关键。虽然基因表达受到许多复杂机制的控制，但主要是特异基因启动子（promoters），它们调节 RNA 的合成，从而影响基因转录。

在许多情况下，病毒启动子常被用来调控目的基因的表达。如巨细胞病毒启动子、反转录病毒长末端重复序列和猿猴病毒 40（SV40）启动子等，但一定时间后，这些病毒启动子常被关闭，可能是病毒启动子并非在所有细胞或同一细胞的不同周期都能保持良好的活性。某些启动子，如调控看家基因（housekeepiug gencs）的真核启动子，二氢叶酸还原酶基因启动子等可显著延长基因表达时间，这是因为其所编码的蛋白为细胞生存所必需，它的表达是持久的，但其表达水平远低于病毒启动子。

在保证持久表达的同时，又希望表达水平的高低能因病制宜地得到密切调控。目的基因的持续高表达也会产生副作用，如骨赘形成等。为了保证基因表达的水平和时间，目前调节基因表达最常用的方法是采用诱导启动子（producible promoter）。这种启动子具有在疾病不同时期根据外源性或内源性刺激物积蓄量来调节基因表达能力。如对炎症疾病进展 IL-1 变化做出反应的启动子或对黄体酮拮抗剂反应的基因开关。有学者证实，作为应激蛋白之一，可被各种应激所诱导的热休克蛋白 70（HSP70）与 OA 病情相关，并在软骨细胞内表达。进而指出，通过应用这种 HSP70 的启动基因，可使导入基因的表达量随应激情况而变化，这一发现可望应用于 OA 基因治疗的表达调控。

除启动子外，某些附加物质对基因表达也有影响，包括增强子（enhancer，增加基因表达物质）、抑制因子（silencer，减低基因表达物质）、位点控制物质（locus contro element，控制 DNA 大片区域调节物质）和染色质的组织结构等。此外，改变 mRNA 的稳定性（即改变供翻译蛋白质 mRNA 的数量）也可以增加蛋白质合成。

四、基因转移方式

基因转移有两个基本方式：直接（体内）基因转移法（in vivo）和间接（体外）基因转移法（ex vivo）。

in vivo 方式操作方便，对机体损伤小，直接将插入治疗基因的重组病毒颗粒注射到关节内即可。但转移效率低且缺乏特异性。ex vivo 方法是先将含治疗基因的重组病毒载体转化到病毒包装细胞中生产重组病毒颗粒，再用重组病毒颗粒感染体外培养的细胞，使细胞中有治疗基因的表达，再将表达治疗基因的细胞注射到关节内，从而达到对关节炎进行基因治疗的目的。

ex vivo 虽然步骤多，技术难度大，但在体外可筛选出高表达的转基因细胞，在回植前可进行一系列安全性检查，不会将重组复制病毒、DNA 复合物或其他有害因素导入体内，故安全性较好。

这两种方式均可以局部或全身给药方式进行。对骨关节炎（OA）等患病关节较少的病例适用局部基因导入法，而对类风湿关节炎（RA）等患病关节较多的疾病则适用全身基因导入法。

实施基因转移的方法有物理法，化学法和生物法。物理法包括裸露 DNA 直接注射和显微注射法等；化学法包括脂质体包裹和钙磷沉淀等；生物法为通过病毒转染。

五、基因治疗在 OA 中的应用

（一）对滑膜的基因治疗

滑膜细胞可作为 OA 基因治疗的靶细胞。因为滑膜组织广泛分布于关内，与关节软骨面直接接触易于被许多载体所转染，表达产物在一定程度上可以从滑膜扩散至软骨，从而影响软骨细胞的代谢。通过 ex vivo 法或 in vivo 法，均可将治疗基因转导到滑膜组织中，并使基因连续表达数周。

Pelletier 等将 hIL-1Ra 基因重组到 MFC 反转录病毒载体上，重组病毒颗粒用于感染犬膝关节的自体滑膜细胞，筛选后注射到用切断犬膝关节前交叉韧带所制作的骨关节炎模型中，2 周时关节冲洗液中的 hIL-IRa 含量为（202.8 ± 131.5）ng/ml，4 周时为（2.8 ± 2.2）ng/ml。实验组胫骨平台和股骨髁的 OA 损害明显减轻。Nita 等对关于转染骨关节组织的有效载体做了 Av、RV、HSV、脂质体和裸 DNA 的比较研究。分别运用 in vivo 和 ex vivo 方法，转染兔滑膜成纤维细胞和滑膜组织。结果发现诸载体均不理想，相比之下，AV 是最有效的，RV 虽然在体内转染时效率甚低，但比较适用于体外回植转染。

（二）对关节软骨的基因治疗

滑膜细胞不能将基因产物直接表达于关节软骨内，加大剂量时又可能引起一些副作用。因此，直接选用软骨细胞或软骨先质细胞作为 OA 治疗基因的靶细胞可能更好。将基因转移到软骨细胞中，既能弥补因软骨基质的结构蛋白基因突变造成的缺陷，又能提供诸多细胞生长因子，如 IGF-1、TGF-β 等，它们能抵制软骨的剥脱，增加软骨基质的合成。

软骨细胞的基因转移多用 ex vivo 技术，因为致密软骨基质可能限制用 in vivo 方式投射到细胞的载体，只有在 OA 进展期，软骨基质被广泛破坏时，这一情况才稍有改善。1997 年，Arai 等以腺病毒为载体将 TGF-β 和热休克蛋白 70（HSP70）转染入人软骨样细胞 HCS-2/8，发现目的基因在受体细胞内的表达可持续到转染后 21 天。转染的目的基因可促进软骨细胞内 II 型胶原和蛋白多糖核心蛋白 mRNA 的表达。

脂质体（lipofectin）被认为是有效的体内转染载体。Tomita 等将 SVT 大抗原基因（作为报告基因）构建于日本凝血病毒（HVJ）上，后与脂质体混合注入 lewis 鼠关节内，分别于 3、7、14 和 21 天后取材，结果发现在鼠膝表层和中层软骨细胞约 30% 有表达。Tomita 认为 HVJ- 脂质体介导的基因转移方法有以下 4 个方面的优点：①转染率高；②孵育时间短；③无须细胞复制；

④对插入目的基因大小无限制。HVJ- 脂质体介导的基因转染技术为 OA 的基因治疗提供了更简捷、安全、有效的手段。

（三）在软骨缺损修复中的应用

近年来，用组织工程学技术，即用种子细胞、生长因子和人工细胞外基质复合移植修复软骨缺损显示了广阔的临床应用前景。但单一地以组织工程化软骨植入关节软骨缺损时，关节腔内各炎症介质依然存在，有可能破坏移植物和其他正常关节软骨，故修复质量和远期疗效不佳。组织工程学与基因治疗可望解决这一问题。用种子细胞作为基因治疗的受体细胞，不仅种子细胞本身可增殖分化修复缺损，而且种子细胞也相当于一生物反应器，可持续高效地表达相关生长因子（如 TGF-β、IGF-1、BMP-7 等），从而调控种子细胞的增殖分化与关节软骨合成和分解代谢的平衡，达到标本兼治的目的。1997 年，Kang 等用 ex vivo 方法将标记基因转入软骨细胞，后植入全层软骨缺损处，以探讨基因转染促进软骨愈合的可能性。

六、存在问题与治疗前景

综上所述，利用基因转染技术治疗 OA 的实验室结果是令人振奋的，也展现了临床应用前景。但是，尽管前景宜人，真正要过渡到临床还有许多困难和需要解决的问题。

1. 应重视用多基因进行基因治疗进由于发病因素还远不止 Ⅱ-1 与 TNF-a，因此联合应用多细胞因子基因进行治疗可能会使疗效明显加强。

2. 治疗基因的表达时间与表达量有待于进一步延长与提高 OA 是慢性病，需要长时间的治疗基因表达，表达时间较短会限制某些方案的实用性。在目前有关关节炎基因治疗的研究报告中，hIL-1Ra 的表达量从 $30\,ng/10^6$ 细胞 /48 h 至 $5000\,ng/10^6$ 细胞 /24 h 不等。达不到一定的表达量，基因治疗就得不到应有的治疗作用。有学者报道，试用腺病毒辅助的反转录病毒介导 ex vivo 法可延长治疗基因的表达量。

3. 转基因的调控问题 基因表达过多与疾病时表达不足对人体同样有害，基因在体内必须调控表达。如何调节外源基因在靶细胞内适时、适量的表达也是目前较难解决的问题、现已证实在表达的调控方面，基因组 DNA 及基因侧翼序列要优于 cDNA，它们与宿主细胞基因组的关系和影响尚需进一步研究。

4. 体内转染问题　目前转染大多采用 ex vivo 方法，它比较经典、安全、效果容易控制，但步骤多，技术复杂，不易推广；而 in vivo 操作简便，容易推广，是未来研究和发展的方向，只有后者成熟了，基因治疗才能真正走向临床。

5. 病毒载体的安全性问题　虽然非病毒载体在安全性方面优于病毒载体，但在实用性方面依然存在导入效率低等问题。因此，绝大多数基因治疗方案采用病毒载体。选择病毒作为载体，是因为顺利进入细胞进而高表达其相关基因是正常病毒生活史的一个重要组成部分。病毒载体是病原性重组被最大限度抑制的重组病毒，是改建过的、自身不能复制的缺陷性病毒。但是，反转录病毒可以随机插入人类基因组中，所导致的可能有有害的基因突变；在人体中万一遇到野生型病毒而恢复复制能力的可能性以及继发性致癌等问题，一直困扰着人们。

虽然 OA 的基因治疗尚处于起步阶段，有太多的问题需要解决，但可以乐观地相信，随着人类基因组计划和后基因组计划的顺利实施，RA 的基因治疗方案逐渐完善，OA 的有效治疗方案必将更快地推向临床。在不远的将来，基因治疗将是临床治疗 OA 最有效的手段之一。

第十章　组织和细胞移植修复关节软骨的缺损

关节软骨是一种低摩擦、富有弹性和高渗透性的透明软骨组织，对维持关节的正常运动功能具有重要意义。骨性关节炎、外伤等原因造成的关节软骨缺损常常引起关节疼痛、运动障碍，是影响人们生活和健康的常见原因。而成熟关节软骨的自身修复能力又极为有限。一般直径 <3 mm 的关节软骨缺损可获得部分或全部修复，而对于直径 >4 mm 者一般不能自发修复。虽然在受损局部有一定的细胞增殖，并可产生氨基多糖，但是新生细胞所产生的胶原不足以修复软骨缺损，其底部组织随后也发生退化。因此，多年来许多学者一直在关节软骨缺损的修复方面做着不懈的研究和探索，本章主要介绍自体和异体骨软骨移植、软骨膜和骨膜移植、软骨细胞移植和间充质干细胞移植等方法修复关节软骨缺损的实验研究和临床应用。

一、软骨、骨软骨移植

自体骨软骨移植是最初尝试的修复关节软骨缺损的替代方法。骨软骨移植的优点在于它能将完整的正常关节软骨移植到软骨缺损处，提供完整的软骨基质和有活力的软骨细胞，恢复关节软骨的外形，减轻关节软骨的损害程度并缓解疼痛。Jusobx JE 用从髌骨、股骨髁或腓骨近端取下的自体软骨移植替换关节软骨面损伤或缺损发现，损伤关节面愈合良好。随访 10 年，效果满意。Outerbridge 等（1995）报道用自体髌骨外侧关节软骨修复 10 例膝关节较大骨软骨缺损患者，术后平均随访 6.5 年，所有患者膝关节功能改善，症状减轻，效果满意。自体骨软骨移植的效果是肯定的。带薄层骨的自体骨软骨能较长期完好地存在于缺损处，底部与骨组织紧密结合，仅在移植软骨与邻近正常软骨间有纤维软骨样组织。但是，由于自体关节软骨的来源非常有限，使得该方法难以在临床广泛应用。

异体关节软骨的来源较广泛，且不受大小的限制，因而异体骨软骨移植比自体骨软骨移植更常用。Gross 用 126 个新鲜异体骨软骨移植治疗了 123 例膝关节创伤后局限性软骨缺损患者，5 年成功率为 95%，10 年为 71%，20 年为 66%。分析移植失败的危险因素为患者年龄 >50 岁，双侧关节软骨面缺损及关节对合关系紊乱。Czitrom 总结报道新鲜同种异体骨软骨移植的远期成功率为 75%～80%。但是由于异体骨软骨移植来源复杂，有传播疾病的可能，并且由于宿主滑膜或骨髓内免疫系统的攻击，异体移植呈现慢性免疫排斥反应，最终导致手术失败。所以有研究选用冷冻异体骨软骨移植，并认为效果要好于新鲜异体骨软骨移植。他们认为冷冻异体骨软骨移植允许有更多的时间来进一步检查供体中可能存在的病毒和细菌感染，而且冷冻可降低其免疫原性。但是也有研究认为冷冻可使软骨细胞的成活率下降，影响移植效果。由于新鲜异体软骨存在供应及细菌、病毒性疾病的传播和免疫排斥反应等问题，而冷冻异体骨软骨又无法保证软骨细胞的活性，这使异体骨软骨移植的应用受到了限制。异体骨软骨移植的焦点是如何降低免疫排斥反应，并且保证移植后骨软骨的活性。

二、软骨膜、骨膜移植

软骨膜内层含有成软骨细胞，有分化为软骨细胞的潜力。1972 年 Skoog 首先发现肋软骨膜具有再生软骨的能力，1976 年又提出软骨膜在关节内可发育成正常透明软骨。Amiel 等在 1988 年报道了以软骨膜修复兔关节软骨缺损，1 年后新生成的软骨组织仍有与正常软骨非常相似的生化特性。首次采用软骨膜移植修复膝关节软骨缺损的临床研究由 Homminga 等完成。他们报道了 25 例患者的膝关节接受了自体肋软骨膜移植。术后 10 个月患者全部接受关节镜检查，30 个手术区域有 27 个完全充满类关节软骨。25 例患者中有 18 例症状完全消失。术后 5～10 年，30 处移植物中有 20 处发生软骨内成骨。Bou-wmeester 等 1997 年报道了用纤维蛋白胶粘贴软骨膜治疗 88 例膝关节软骨缺损，平均随访 4 年，结果：良好 38%，可 8%，差 54%。他们得出结论是：再生软骨比正常软骨耐压能力差，术后 8～12 个月即出现退行性变，随着时间的推移，退行性变加重。由于软骨膜主要取自邻近胸骨的肋软骨，其大小直接受到肋软骨大小的限制，使大的或多处软骨缺损修复面临困难；新生软骨存在远期退化现象，以及软骨下骨与新生软骨的分层现象也降低了软骨膜修复的远期效果。所以该方法也未在临床上广泛的应用。

骨膜的生发层内含有未分化的间充质细胞。根据所处环境条件的不同，这些间充质细胞既可分化为软骨细胞又可分化为骨细胞。游离骨膜在关节内特殊的营养、生物力学条件下，其间充质细胞可转化为软骨细胞，并形成软骨组织。O′Driscoll 等（1984）注意到关节持续被动运动（continuous passive motion，CPM）对骨膜成软骨作用有重要影响。Lorentzon（1906）报道了 18 例患者采用钻孔及髌骨上骨膜移植治疗 0.75～16cm^2 的软骨缺损，平均随访 27 个月，结果优 14 例，良 4 例。随机选择 5 例患者行关节镜检查，证实有透明软骨形成。O′Driscoll（1997）报道了 23 例患者接受骨膜移植，术后随访 15 例中有 9 例效果满意，6 例移植失败。有学者研究认为，在骨膜移植时将骨膜的生发层朝向关节腔有利于其接受滑液的营养和刺激，效果优于朝向软骨下骨。另外也有研究认为滑膜生发层的朝向问题不是一个重要的影响因素。总之，骨膜移植修复关节软骨缺损具有一定的效果，可在缺损处形成软骨样组织修复。但是，骨膜成软骨作用是其成骨前的一个过渡阶段（即软骨内化骨前期表现），因而与向骨转化（即软骨内钙盐沉积、成骨细胞长入等一系列变化）有着必然的联系。这种远期效果不稳定的缺陷，使得人们又不断探索更完善的修复方法。

三、细胞移植

（一）自体或异体软骨细胞移植

1968 年 Chesterman 等首次采用体外培养的软骨细胞修复关节软骨缺损。他们取家兔的关节软骨进行酶处理分离出软骨细胞，将软骨细胞悬液注射到同种家兔的关节软骨缺损部位。结果表明，缺损为纤维组织修复，镜下仅见少量新生软骨细胞结节。此后，这方面的研究越来越受到人们的重视，并做了大量的实验研究。1989 年 Grande 等在家兔实验中尝试了用培养的自体关节软骨细胞移植修复软骨缺损。从家兔的髌骨上取直径为 3 mm 的关节软骨片，通过酶处理分离软骨细胞，经培养增殖后，移植到对侧髌骨软骨缺损处，再用自体骨膜覆盖之，防止软骨细胞丢失，结果 82% 的缺损有新生软骨充填。

新生软骨的放射自显影显示标记细胞与修复基质相混合，因此提出种植细胞在软骨的修复中起了作用。Britberg 等用培养的自体软骨细胞移植方法对 23 例膝关节软骨缺损患者进行了治疗。软骨缺损大小 $1.6 \sim 6.5\ cm^2$。取患膝股骨内侧髁上部负重较轻部位的正常软骨，经酶处理获得软骨细胞，经培养增殖后，将软骨细胞悬液注入用自体骨膜覆盖差的软骨缺损处。结果：在股骨髁处种植软骨细胞的 16 例患者随访 2 年，疗效优良 14 例，差 2 例；在髌骨处种植的 7 例患者随访 36 个月，疗效优良 2 例，可 3 例，差 2 例。因为该研究的对象是人，所以其组织学评价困难。在细胞移植修复关节软骨缺损时，为防止种植的细胞丢失，常用骨膜等物覆盖缺损。此方法需要把骨膜与缺损周边软骨缝合，但缝合部位易出现软骨退化。

由于自体有活性的软骨来源有限，因而许多研究对应用异体软骨细胞移植修复关节软骨缺损进行了研究探讨。Rahfoh 等把琼脂凝胶培养的异体软骨细胞连同琼脂一起植入兔的全层关节软骨缺损区修复缺损时发现，植入异体软骨细胞和琼脂凝胶的缺损区的修复组织，在 II 型胶原和蛋白多糖的含量及细胞构建上均好于单纯琼脂凝胶组和空白对照组，缺损表层的纤维化和退化也明显减少；在大多数缺损区，修复组织和宿主关节软骨相整合，18 个月后 47% 的修复组织发展为形态稳定的类关节软骨。异体软骨细胞移植可引起炎性和免疫反应，又有传播细菌和病毒的危险，手术前需要进行必要的检测和处理。

许多生长因子，如成纤维细胞生长因子、胰岛素样生长因子、肝细胞生长因子、转化生长因子 β，可影响软骨细胞的代谢和软骨形成。如体外培养软骨细胞时加入适量的胰岛素样生长因子，可使软骨细胞合成蛋白多糖增加。活体实验表明，年轻动物之所以软骨自身修复能力强，是因为其缺损区内含有较高的生长因子。在细胞移植时同时应用某些生长因子可能对形成新关节面有促进作用。但是这些生长因子的作用是多重的，它们之间存在相互影响，而且它们在活体关节内的作用还不完全清楚，所以限制了这些因子在软骨缺损修复中的应用。

从总体上来说，单纯软骨细胞移植时细胞易丢失，并且细胞缺乏三维立体代谢空间进行营养交换和生长代谢，没有细胞外支架支持细胞附着，因而难以生长和分泌基质。同时自体软骨细胞来源有限，异体细胞游离于体液中又易引起免疫反应，并有传播细菌及病毒的危险，因此单纯用细胞移植来修复软骨缺损难以取得满意的效果。

（二）间充质细胞移植

来源于骨髓的间充质细胞具有分化成多种细胞的潜力。其在关节腔内无血供、低氧的环境中，可转化为软骨细胞。骨膜内也存在具有软骨发生潜能的间充质细胞。Waki-tani 等在用培养的自体间充质细胞移植修复兔关节软骨缺损中观察到，术后 2 周移入的间充质细胞分化为软骨细胞，并产生基质，缺损区被与关节软骨相似的发亮、光滑的白色半透明组织覆盖；术后第 4 周时修复组织与周围软骨结合；术后 24 周时，修复组织与周围正常软骨外形上已基本相似。有研究认为骨髓来源的间充质细胞移植修复的效果要比骨膜间充质细胞的好。多项研究表明，移植间充质细胞的软骨缺损区在表层软骨形成的同时，缺损深部修复的软骨可逐渐被血管化的骨替代，修复的软骨样组织会随着时间的推移变得越来越薄，形成的关节面也变得不规则，最终可部分或全部钙化。因此，用间充质细胞移植修复关节软骨缺损的长期效果还需进一步研究。

第十一章　关节软骨缺损的组织工程修复

创伤和病损组织的修复一直是医学界的难题之一，长期以来国内外的学者进行了大量的实验研究探索和临床实践。现代外科的发展使人类替换病损组织的梦想成为现实。目前用于替换病损组织的材料包括同种异体、异体、自体组织和人工合成材料，但是这些替代材料都有其固有的局限性，如异体组织移植可引起炎症反应、免疫排斥反应，并且组织来源有限；自体组织移植又必须以牺牲人体部分正常组织为代价，造成供区损伤，并且组织来源极为有限；人工合成材料近年来虽然应用较为广泛，但仍然存在继发感染、异物反应、假体松动等风险。这些都迫使科学工作者去寻求新的、更理想的组织替代物。

随着生命科学以及物理、化学、材料科学的发展，在 20 世纪 80 年代末 90 年代初诞生了一门新的学科——组织工程学（tissue engincering）。组织工程学是应用生命科学和工程学原理与方法，去认识哺乳动物的正常和病态组织的结构 – 功能关系，以研究、开发用于修复、维护和改善组织器官功能和形态的一个新学科。Vacanti 把组织工程学解释为是一门利用工程学和生命科学原理，以生物材料为载体整合被分离的细胞，并能在宿主体内降解释放细胞，形成新的有功能组织的科学。

组织工程学的基本方法是将体外培养的高浓度组织细胞，扩增后吸附于一种生物相容性良好，并可被人体逐步降解吸收的细胞外基质上，形成细胞生物材料复合体。该基质材料可为细胞提供生存的三维空间，有利于细胞获得足够的营养物质，并进行气体交换，排除废料，有利于细胞基质的分泌，使细胞按预制形态的三维支架生长。然后将这种细胞生物材料复合体植入机体病损部位，在生物支架逐步降解吸收的过程中，种植的细胞继续增生繁殖，形成新的具有其原来特殊功能和形态的相应组织和器官，从而完成对组织缺损的修复和再造，达到修复创伤和重建功能的目的。用组织工程学方法修复关节软骨缺损较现行诸多方法有着明显的优点：①可以用少量组织细胞，经体外培养扩增后修复大块的组织缺损，不受供体来源的限制，避免了自体组织移植中供区的损伤、感染和术后并发症的发生；②能形成具有生命力的活性组织，从而对病损组织进行形态、结构和功能的重建并达到永久性替代；③人工组织材料的形状、大小可根据实际需要进行设计和塑性，不受供体形状的限制；④大量研究已初步证实合成组织具有相应的功能，能替代被修复的组织。正是由于组织工程学具有上述优点，所以一经提出便引起了世界医学界的广泛关注。细胞生物学家、工程学家和外科医师等在这一领域内的密切合作，使组织工程学在这十余年的时间里取得了很大进展，已成功培育出人工耳郭、人工肌腱、人造皮肤等。构建与人正常关节软骨生物学及机械特性相近的人造软骨，是当前组织工程学的研究重点之一。以下就软骨组织工程学涉及的种子细胞、载体支架材料和细胞载体支架构建等方面的研究做一介绍。

一、种子细胞

组织工程学种子细胞的研究主要涉及种子细胞来源的选择、体外大量扩增、表型的诱导和维持以及移植免疫等方面的问题。理想的关节软骨组织工程种子细胞应具备以下特点：①取材要方便，而且对机体的损伤要小；②体外培养时应具有较强的增殖传代能力，并能保持良好的生物学活性；③植人体内后能高质量地修复关节软骨缺损，并能保持良好的远期疗效。种子细胞的来源可能主要有以下途径：分离培养的软骨细胞；骨髓、骨膜或软骨膜来源的间充质干细胞；通过培养胚胎干细胞使其分化为成软骨细胞；孵育出永生化种子软骨细胞。这些细胞既可来源于自体，也可来源于同种异体。来源于异体时存在免疫排斥反应等问题。

软骨细胞是常用的种子细胞。大规模制备软骨细胞的技术已由 Klagsburn 于 1979 年建立。关节软骨的细胞成分单一，不含有神经和血管，将获得的关节软骨在体外经透明质酸酶、胰蛋白酶、Ⅱ型胶原酶等酶解分离后即可得到高纯度的软骨细胞。其分离培养较为简单，但是其来源有限，取材不方便（常需关节镜或手术取材），而且软骨细胞增殖能力低，代谢缓慢，体外培养对细胞密度依赖性强，并且为有限增殖，传代至第9代左右细胞出现老化现象，使传代难以继续。软骨细胞体外培养易发生去分化现象，表型（特别是Ⅱ型胶原）难以保持。

间充质干细胞可以从骨髓、骨膜、软骨膜中获得，其具有多项分化潜能，根据所处的环境不同，可分化为软骨、骨、肌腱、肌肉等。间充质干细胞的传代繁殖能力强，多次传代后仍能保持良好的增殖分化活性，与基质材料复合植入体内后可形成良好的透明样软骨。由于骨髓来源的间充质细胞取材方便，分离和培养简单，所以比较常用。

由于软骨细胞来源有限，并且增殖能力低，所以许多学者一直在试图建立一种能够长期培养、表型稳定的永生化软骨细胞。所谓永生化（immortalization），是指细胞处于连续的细胞周期而终止其发育进程，通俗地说就是使细胞获得无限的增殖能力。永生化的软骨细胞可以考虑作为软骨组织工程的细胞库，为软骨组织工程提供大量经过预先处理和优化的软骨细胞。有很多方法可促使细胞向永生化转化，目前多用带新霉素抗型基因筛选标记的反转录病毒（retrovirus，RV）载体把猿猴病毒40大T抗原（simian virus 40 large T antigen，SV40LTAg）基因通过脂质转染转入软骨细胞中，再经过筛选及扩增阳性克隆，获得永生化软骨细胞。Steimberg等培育的永生化软骨细胞能传代80代以上，而且其增殖能力仍无下降趋势。Oyajobi等用带有温度敏感型SV40LTAg的RV载体转染正常成人软骨细胞使其永生化，已传代培养达2年之久。永生化软骨细胞与正常软骨细胞相比，在细胞形态、接触抑制性、克隆形成能力上无大的差别。但是永生化软骨细胞在表型稳定和致瘤性方面仍存在争议，尚需进一步深入研究。

二、生长因子

许多生长因子对种子细胞的体外增殖、诱导分化和促进细胞外基质合成具有重要作用。如转化生长因子β1（TGF-β1）、碱性成纤维细胞生长因子

（bFGF）、骨形态发生蛋白（BMP-2，BMP-7）、胰岛素样生长因子（IGF-1，IGF-2）、血小板衍生生长因子（PDCF）等。这些生长因子可以直接应用，也可以与基质材料结合制作成药物控制释放系统，在组织工程软骨修复中发挥重要作用。

TGF-β1 是关节软骨组织工程学研究中最常用的生长因子之一，具有多重生物学效应。适当剂量的 TGF-β1 能促进关节软骨细胞增殖和合成软骨特异性Ⅱ型胶原及蛋白多糖，还可使蛋白多糖的硫酸化程度更高，更加符合软骨的生理特点。TGF-β1 能诱导间充质干细胞增殖，以及向软骨细胞和成骨细胞分化。TGF-β1 还能通过抑制白介素 -1、白介素 -6、肿瘤坏死因子、基质金属蛋白酶、一氧化氮等炎症介质的活性，促进基质金属蛋白酶抑制剂的表达，提高软骨修复质量。ICF-3 还是一种强烈的免疫抑制剂，使同种异体细胞移植更加安全。

bFGT 对软骨细胞既是丝裂原又是形态发生因子。只有在适当浓度的 bFCF 作用下软骨细胞才能保持其分化活性，合成软骨特异性细胞外基，抑制其终末分化和钙化。bFGF 还可使软骨细胞合成的胶原排列有序并且更加成熟。BMP-2、BMP-7 是转化生长因子超家族的成员，BMP-7 又称为成骨蛋白 -1（osteogenic protein-1，OP-1）。BMP-2 和 BMP-7 既可诱导间充质细胞向软骨细胞分化，亦能促进关节软骨细胞的增殖和软骨特异性细胞外基质的合成。有研究发现，BMP-3 在无血清培养基质中能够促使反分化的关节软骨细胞重新表达软骨表型。说明在多肽类生长因子存在的情况下，BMP-3 可诱导软骨细胞生长，所形成的集落可产生含有蛋白多糖和Ⅱ型胶原的细胞外基质。IGF-1 是调节软骨细胞蛋白多糖合成的最重要的生长因子。它可促进软骨基质合成，增强有丝分裂，抑制软骨基质的降解。IGF-2 也可促进软骨细胞增殖和软骨基质的合成。

近年来生长因子在关节软骨的形成和退变过程中的作用日益受到人们的重视，并开展了广泛的研究。但是由于生长因子的作用具有多向性，并受到众多复杂因素的影响，如生长因子的来源、纯度、种子细胞的来源、分化状态、培养条件、培养方式、有无其他生长因子的参与等，故需要反复实验来阐明这些因子的作用以及因子之间的相互作用，以求在实验研究和临床应用研究中达到最佳效果。另外，药物控释系统的研究为生长因子更有效地用于组织工程技术提供了较为理想的方法。

三、载体支架材料

细胞的载体支架材料是组织工程成功的关键之一。支架材料应为种子细胞提供良好的生长和代谢微环境。理想的软骨组织工程支架材料应具备以下基本要求。

1.具有良好的生物相容性　在体外或植入体内后，其本身或其降解产物都应对机体无毒，都不会引起机体的炎症反应和免疫排斥反应。

2.具有生物降解性　支架材料的降解吸收速率应与植入的细胞组织形成速率相匹配，当支架材料完成为组织再生提供模板的功能后，可被完全降解吸收掉。

3.具有良好的三维结构和孔隙率　支架材料可被制备成孔隙率达 90% 以上的孔性结构，并有一定的坚韧性，能支撑一定的三维结构，为软骨细胞在支架中均匀分布及生长形成组织提供足够的空间。

4.具有可塑性和适宜的力学性能　材料可被加工成所需要的形状，并有一定的力学性能，在植入体内后，一定时间内仍可保持其原有的形状，从而使新形成的组织具有一定的外形。

5.具有良好的表面活性　有利于细胞的贴附，并为细胞在其表面生长繁殖、分泌基质提供良好的微环境。

目前，已有多种生物材料被制备成不同结构的支架，尝试用于组织工程软骨的三维细胞载体。按这些载体支架材料的不同来源，可将其分为人工合成材料和天然材料两大类。人工合成材料主要有聚羟基乙酸（polyglycolic acid，PGA）、聚乳酸（polyactic acid，PLA）、聚乳酸 / 聚羟基乙酸共聚物或共混物（PLGA 或 PGA/PLLA）、藻酸钙凝胶（calcium alginate gel）、透明质酸（hyaluronic acid，HA）、聚氧乙烯 / 聚氧丙烯共聚物（puronic）、聚磷酸酯等。天然材料主要有胶原、纤维蛋白凝胶、脱钙骨基质、硫酸软骨素、明胶等。这些支架材料各有其优缺点，其中聚羟基乙酸、聚乳酸及其共聚物、胶原等在软骨组织工程研究中表现出较好的性能而被广泛采用。

（一）羟基乙酸、聚乳酸及其共聚物材料

PGA 是一种合成高分子材料，具有良好的生物相容性，在体内可降解成羟基乙酸，易于参与体内代谢。PLA 也是一种生物相容性良好的可降解生物材料，有三种异构体（PLLA、PDLA、PDLLA），其降解产物是乳酸。1993 年 Freed 等将关节软骨细胞移植于预制的三维立体结构支架 PGA、PLA 上，进行体外培养和体内移植研究。体外培养 6 周后，细胞数扩增了近 8.3 倍。体内移植 6 个月后形成有一定形状的亮白软骨，含有丰富的蛋白多糖和 Ⅱ 型胶原。Vacanti 等以 PGA 为支架，将软骨细胞种植于其上，修复关节软骨缺损。7 周后大部分缺损为新生透明软骨修复，且其细胞源于植入的软骨细胞。有学者将软骨膜分离细胞分别接种到 PLA 的三种异构体上，体外培养后植入软骨缺损处 6 周后缺损绝大部分（96%）得到修复。修复组织与周围软骨有相同色泽、光滑度及韧性。界面愈合较好。研究表明，虽然 PGA、PLA 作为软骨组织工程支架材料取得了一定的效果，但是它们又存在一些不足之处。如 PCA 的降解速度较快，其结构完整性只能维持 3 周左右，而且降解产物羟乙酸的酸度大，局部 pH 下降明显，软骨细胞对其耐受性差；PLLA 的降解太慢，与新生软骨再生速度不匹配，并且其疏水性不利于软骨细胞黏附。由于 PGA、PLLA 的优点存在一定的互补性，所以人们把 PGA 和 PLLA 按一定比例共混形成聚合物（PGA/PLLA）或者用其单体按一定比例形成共聚物（PLGA），以结合两者的优点。通过调整两者的比例，可制备成所需降解速度的支架材料。Kim 等将新鲜分离的软骨细胞移植到被预先制成长方形、三角形、圆柱形等形态的多孔可降解多聚体材料 PLGA 中，体外培养 1 周后移植入裸鼠皮下。12 周后多聚物消失，代之以三角形、长方形、圆柱形的透明软骨块，新生软骨的组织学表现与正常软骨相似。研究结果表明，PGA/PLLA 或 PLGA 是现有材料中较理想的软骨组织工程材料。但是因为是合成材料，其生物相容性并非很理想，其亲水性较差，对细胞的吸附不足，而且这些支架材料的力学性能脆弱，受力时易变形，导致种植细胞损伤。于是，有学者采用卵磷脂和多聚赖氨酸对 PCA/PLLA 进行包埋。实验结果表明，卵磷脂增加了其亲水性，多聚赖氨酸增加了其亲水性和细胞吸附性。另有学者用聚磷酸钙纤维（calcium polyphos-phate fbers，CPPf）与 PLLA 按不同重量比复合，制备出具有良好抗压缩性能和生物降解性能的 CPPf/PLLA 支架复合材料。

（二）胶原材料

胶原是细胞外基质的主要成分，用适当的方法从动物组织提取后，去除其抗原性所在的端肽后，可加工制备成具有良好生物相容性的生物材料。作为软骨细胞支架材料，有胶原凝胶和胶原海绵两种结构。不同类型的胶原凝胶对软骨细胞表型的维持情况不同。在对 I 型和 II 型胶原凝胶对比研究中发现，II 型胶原凝胶培养的软骨细胞能提高细胞因子调节软骨细胞增殖速率和蛋白多糖的合成。同型胶原不同动物组织来源，对软骨细胞的影响也不尽相同。研究发现，来源于胎牛皮肤的 I 型胶原能很好地维持软骨细胞表型，促进细胞外基质的合成；来源于牛腱的 I 型胶原能在一定程度上维持软骨细胞的表型，但有较多细胞转化为成纤维细胞；来源于大鼠尾腱的胶原则易使软骨细胞表型丧失。

Wakitani 等将骨髓基质细胞与天然 I 型胶原复合后修复兔膝关节负重区 6 mm × 3 mm × 3 mm 缺损，2 周时即形成与透明软骨十分相似的新生组织，24 周时新生软骨组织依然保留其生物学活性。多项研究表明胶原材料可以作为软骨组织工程修复的细胞载体。它可以介导软骨细胞的黏附和生长，并促使软骨细胞合成胶原基质。但是作为组织工程支架材料，胶原的机械强度小，易收缩，在体内水解过程中不能保持空间构型，并且降解快，使其应用受到了限制。

（三）纤维蛋白材料

纤维蛋白材料是除 PGA/PLA、PLGA 和胶原材料外，在软骨组织工程中应用较多的材料。纤维蛋白凝胶是由纤维蛋白单体聚合而成的可塑形、可黏附和可降解的凝胶，能为软骨细胞提供三维的空间支持。用血浆来源的纤维蛋白凝胶包埋软骨细胞，形成软骨细胞纤维蛋白凝胶复合体，植入裸鼠皮下，6 周后可形成与正常软骨相似的新生软骨。纤维蛋白凝胶支架具有以下优点。

1. 有趋化性和致有丝分裂作用。

2. 取材制备简单方便，可通过调节血栓素的使用浓度，减慢多聚化速度，并可按需要进行塑形。

3. 韧性好，无免疫原性。

鉴于纤维蛋白凝胶支架的这些优点，可使其成为制作组织工程化软骨的自身来源支架之一。

（四）钙藻酸盐凝胶

Paige 等用钙藻酸盐凝胶作为载体与分离的软骨细胞混合形成复合物，通过注射途径，植入裸鼠背部。6 周后新生软骨形成，HE 染色证实有毛玻璃状嗜碱性基质形成，与正常软骨相似。研究表明，钙藻酸盐凝胶可作为软骨细胞的三维支架材料，又具有可注射性的优点，将损伤降到最低限度，但是塑形困难是其缺点。

（五）聚氧乙烯/聚氧丙烯共聚物（pluronic）

pluronic 是一种可注射性生物材料，具有良好的生物相容性和生物降解性。软骨细胞在其三维环境中能均匀分布并保持表型稳定，促进细胞增殖。曹谊林等以 pluronic 为细胞外支架，进行了关节软骨大面积缺损的实验研究。研究表明 pluronic 亦是一种较好的基质材料。由于该材料在 4℃时保持液态，体温 37℃时固化，所以可通过注射途径修复软骨缺损，使手术操作更方便。

在实验研究中，用作细胞三维支架材料的还有透明质酸凝胶、脱钙骨基质、聚磷酸酯、聚磷酸钙纤维、明胶、琼脂糖和冻干硬脑膜等，都各有其优缺点。而以 PGA、PLA 及其共聚物和胶原等的应用最广泛。总之，在目前的实验研究中所用的软骨细胞支架材料，不论是人工合成的，还是天然的，都存在一定的缺陷，如在体内吸收过快或过慢，与新生软骨组织的形成不匹配；存在生物相容性问题；支架材料的表面相容性不理想等。至今为止尚未找到一种理想的软骨细胞支架材料。因此，对支架材料的制备和性能控制尚待进一步的研究。

关于在载体支架上接种细胞的浓度的报道并不一致，可能与实验环境、条件、操作过程不同有关。Vacanti 等研究认为 $5 \times 10^8 \sim 10 \times 10^8$ 细胞/ml 是适宜的。有研究认为 2.0×10^7 细胞/ml 是软骨组织工程的最低浓度，也有报道认为 $3 \times 10^7 \sim 5 \times 10^7$ 细胞/ml 较好。

四、生物反应器

用传统的细胞培养方法和培养系统在体外构建组织工程骨与软骨，很难满足组织器官再生的要求。机体细胞都是在机体内的动力微环境中生长的。通过模拟体内细胞生长所处的微环境及动力学特征，构建工程化组织的生物反应器，可为体外骨与软骨的形成和再生提供理想的环境。用于微生物细胞制品（如青霉素）常规生产的超过 105 L 的大型生物反应器已比较成熟。用于组织工程的小型生物反应器一般不超过 0.5 L。此类生物反应器尚处于不断改进更新阶段。

生物反应器与静止培养皿相比具有以下明显优势。

1. 载体材料与培养细胞混合得更加充分、均匀，并能更好地控制物质交换速率，使培养环境保持稳态。

2. 可调整容器中的流体剪切力。

3. 可维持恒定的酸碱环境，部分气体压力（PO_2、PCO_2）及营养水平（如葡萄糖）。

4. 在整个培养过程中，能随着植入物的生长变化而满足其需求。

生物反应器可分为以下几种。

1. 机械搅拌式生物反应器。

2. 流体循环式生物反应器。

3. 旋转式微重力生物反应器。

4. 灌注式生物反应器。

Freed 等研究认为，模拟微重力旋转生物反应器系统培养的组织工程软骨具有较大比例的新生组织和氨基葡聚糖。从软骨的组成成分看，该系统的动态环境促进了由圆形软骨细胞、胶原和氨基葡聚糖组成的软骨结构的形成。Sittinger 等研究了灌注培养系缆后认为，它能恒定提供细胞所需的各种养分，在长期培养过程中，能保持培养基的葡萄糖浓度的稳定性，在细胞－三维支架材料复合体的培养实验中显示了较好的效果。此外，给体外的三维培养体系加以动态的负载，可促进软骨细胞外基质的合成，并使培养出的工程化软骨具有更好的机械强度，与机体软骨的组成、性能更加相近。

五、存在的问题和前景展望

组织工程学技术发展迅速，研究应用领域不断扩大，在实验室中取得了很大成功。但是还有许多问题需要进一步深入研究，如种子细胞的来源和保存；载体支架棚不够理想；细胞体外培养中分化增殖的调控机制不十分明确；产生的软骨组织的生物学性能不太满意；新生软骨中后期是否发生退化；修复组织内细胞分子生物学（如基因的表达及Ⅱ型胶原的产生能力）等问题。

尽管如此，工程学近年来的发展已向人们展示出了良好的临床应用前景。组织工程学是目前医学科学发展的前沿，它超越了以往对创伤和病损组织器官修复重建的思维模式和技术方法，提出了复制组织器官的新思想，改变了人们对组织器官移植的老观念，将会给医学治疗学带来一个革命性的发展。1997年曹谊林等利用该方法在裸鼠体内成功地再生了具有皮肤覆盖的人耳郭形态的软骨组织，在医学界引起轰动。我们深信，随着生命科学及物理、化学、材料学等学科的发展和多学科学者的密切合作，在不久的将来，组织工程学技术会直接造福于膝骨关节炎患者。

第十二章　膝骨关节炎手术治疗方案选择

膝骨关节炎是一种源于软骨损伤的骨关节疾病，是全身骨关节炎的一部分。根据是否存在局部病因可分为原发性骨关节炎和继发性骨关节炎。在病变自然发展过程中可以出现急性加重期和缓解期交替出现的表现，并且其症状与 X 线表现可不一致。骨性关节炎的病程是渐进发展的过程。

目前尚没有任何一种药物及保留关节的手术可以逆转其发展的自然病程，因此对膝骨关节炎的临床治疗尤其是手术治疗必须经过严格的临床评价，包括详细询问的病史、严格细致的查体和各种相关检查。全身性疾病如糖尿病、肥胖、骨质疏松、高血压、动脉硬化等应在术前进行正规的治疗，患者个人有不良嗜好如酗酒、吸烟等需要相应科室评估后再行手术治疗。膝骨关节炎的手术方法很多，包括膝关节清理术、膝关节周围截骨矫形术、关节置换术等，随着人工关节技术的进步和普及，膝关节切除术、关节神经支切断术、关节融合术在膝骨关节炎中的应用目前在临床上已经较少开展。膝骨关节炎手术治疗的原则是矫正畸形、缓解症状、改善关节功能和提高生活质量，但并不能达到病程的逆转。因此应严格掌握手术适应证，同时应使患者充分了解手术可能达到的近期和远期效果，理解手术治疗的原则，配合手术和术后的康复治疗。

第一节　膝关节清理术

由于膝关节软骨表面无痛觉神经纤维，故软骨代谢的异常甚至结构的改变不致引起疼痛，疼痛可能由于关节内高压刺激关节囊的痛觉神经纤维，或骨内高压刺激骨膜或骨周围神经纤维，或软骨下骨微骨折引起。关节结构改变后骨质及软骨基质裂解后的产物刺激细胞因子的作用使滑膜产生炎症，刺激关节囊神经纤维而产生疼痛。为了减轻症状，早在1941年Heggart用关节切开术切除膝关节内的骨赘、游离体、肥厚的滑膜以及有病变的软骨的方法治疗OA，获得肯定的效果。1940年Magnuson用上述方法治疗了62例OA，有60例获得成功。即时起，这两位学者提出了关节清理术的概念。膝关节清理术的适应证包括关节内有游离体、增生的炎性滑膜、边缘骨刺比较明显，但关节负重面比较完整，无明显内外翻畸形者。术中清理关节内致炎碎屑，修整不光滑的退变软骨，打磨、或钻孔、或微骨折造孔，摘除游离体，切除增生性的炎性滑膜等方法，在临床上有确切的疗效。包括切开关节清理术和关节镜下关节清理术。

一、膝关节切开清理术

膝关节切开清理术可以清理关节内的游离体，切除增生的骨赘、膝关节周围炎性滑膜，修正不平整的关节软骨面，术中可以大量生理盐水冲洗，清除骨关节炎产生的大量炎症因子。适用于膝关节无明显内外翻畸形，半月板无明显损伤，K–L分期在Ⅱ期以内的患者。对于有明显膝关节内外翻畸形，半月板撕裂，下肢力线已经明显改变，K–L分期在Ⅲ期以上的患者，不适宜膝关节清理术。膝关节切开清理术对膝关节创伤较大，虽然术后可以在伤口内置引流，但是术后关节内容易出血，如果患者对疼痛耐受性差，不遵从功能锻炼指导，术后容易造成关节僵硬，影响关节功能。膝关节术后伤口瘢痕明显，对患者易造成心理创伤，随着关节镜手术的普及，膝关节切开清理逐渐被关节镜下膝关节清理所取代。

二、关节镜下膝关节清理术

1.关节镜手术的优势　膝骨关节炎的病理基础是关节软骨的退行性变，软骨损伤，加上胶原纤维裸露、软骨脱落、软骨下骨质外露、磨损的碎屑刺激机体多种炎症介质及降解酶的释放，从而进一步损害软骨，形成恶性循环。关节镜手术可以通过对关节腔的冲洗，去除组胺、5-羟色胺及前列腺素等致痛因子和酶类；通过对退变半月板的修整和对影响功能的骨赘的切除，改善关节的功能；通过对髌骨支持带的松解，减小髌股关节的压力。对于膝关节轻度骨关节炎，关节镜手术是一种可缓解症状的治疗方法。对于膝关节中度骨关节炎关节镜手术可以推迟关节置换的手术时间。关节镜手术中采用大量生理盐水冲洗关节腔，暂时阻断这种循环，改善关节内环境，近期疗效肯定，但单纯冲洗远期疗效不佳。因为任何手术，包括关节镜，均不能从根本上改变病变的发展进程，从而决定了其远期治疗效果不尽理想。但膝骨关节炎的关节镜下清理术使手术具有极小的致残性和危险性。术后疼痛轻，患者可早期活动，且减少了关节感染、粘连等并发症的发生。与传统切开清理术、关节置换等手术相比，较易被患者接受。

2.关节镜下膝关节清理术适应证　关节镜下清理术具有微创、并发症少、视野清晰、操作精确、患者恢复快等优点，已经被临床医师广泛使用。取膝关节髌韧带两侧纵行小切口，膝关节伸直，从胫骨侧切口插入关节镜直达髌上囊，检查髌股关节。屈膝90°后，关节镜退后进入关节间隙，可检查膝关节内滑膜组织、内外侧半月板及交叉韧带的情况。关节镜的主要作用：①清除退变松动的关节软骨、重度损伤的半月板、增生的骨刺及滑膜组织；②可同时使用大量生理盐水清洗膝关节，清除炎症物质和关节软骨碎屑等刺激物；③可调整关节液的渗透压和酸碱度，改善关节内环境，促进滑膜炎症消退；④对磨损的透明软骨打磨，使用微骨折技术改善磨损区域软骨代谢。其适应证：①采用药物治疗等非手术治疗手段后效果不理想；②存在膝关节内游离体绞索、卡阻等机械性紊乱；③没有明显的膝关节畸形，关节间隙无明显变窄。

关节镜术后患者由于术中滑膜切除，可能会出现关节腔积血、积液及关节肿胀，术后一般需要进行加压包扎，条件允许的情况下可给予局部冰敷治疗。膝关节镜术后行局部冰敷，有利于减少关节炎性水肿，促进小血管收缩，减少关节出血。由于膝关节镜主要对关节内滑膜及炎症组织进行清理，对于早期膝骨关节炎疗效较好，可以明显延缓膝骨关节炎的进程，但对于下肢力线不正、关节间隙变窄的中晚期膝骨关节炎患者可能效果相对有限，需要结合其他一些手术方式进一步治疗。关节镜下滑膜清理术的治疗效果可以达到大部分患者的治疗期望，并能减轻患者的临床症状，减缓疾病进程。

David 根据患膝关节的 X 线表现，对膝骨性关节炎的严重程度分为 5 度。①0 度：未见关节异常者；②Ⅰ度：可疑关节内骨赘，关节间隙正常；③Ⅱ度：肯定关节内骨赘，可疑关节间隙狭窄；④Ⅲ度：少量关节内骨赘、硬化，关节间隙狭窄；⑤Ⅳ度：关节内多发骨赘、硬化、囊性变，关节间隙严重狭窄或消失。

根据上述分期，目前认为骨关节炎关节镜下清理术的适应证如下。

最佳适应证：X 线表现 0～Ⅱ度改变，且患膝关节出现疼痛、肿胀、积液、功能障碍，早期骨关节炎伴卡压感或绞索者，经休息、理疗及药物治疗 3～6 个月效不佳者。临床疗效肯定。

相对适应证：X 线表现 Ⅱ～Ⅲ度改变，有上述症状多年，病情反复，拒绝施行其他外科治疗者。对这类患者短期疗效明显，远期效果较差。David 等综述了近期 34 篇文献后得出结论：对下肢体力线正常，关节病程较短，镜下软骨病损的患者，关节镜术后 80% 的病例在数年内可取得满意的疗效；而 X 线表现为Ⅲ～Ⅳ度改变，行走困难且拒绝行人工关节治疗者，短期有效，远期效果差。因此，在关节镜手术前，应向患者说明手术的预期效果。这种方法只能暂时减轻疼痛，改善部分关节功能，对关节镜的治疗期望值不应太高，要告知其有其他手术方案比如膝关节周围截骨、关节置换等可以选择。

3.关节镜下膝关节清理术可能出现的问题　在对骨性关节炎患者进行关节镜手术时可能遇到以下几个问题：①关节间隙狭窄，手术时可采用手法加大关节间隙，并注意不要损坏关节镜；②在滑膜绒毛增生影响视野时，可先用切削器去掉增生的滑膜，保持视野的清晰；③在发生灌流不畅时，可以提高灌流瓶的高度，将进水口放到关节镜上，并保持出水口的通畅。

影响关节镜下膝关节清理术疗效的因素常见的有：①患者因素。王铭春等发现肥胖患者特别是伴有膝内翻者远期疗效较差。这是因为这部分患者的内翻畸形未得到矫正，从而使关节面应力分布不均衡的问题未得到解决；同时由于增加关节负荷的因素以及导致关节病变与肥胖有关的激素或生物介质

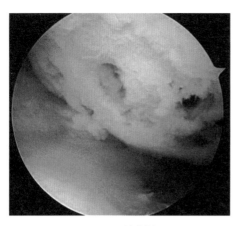
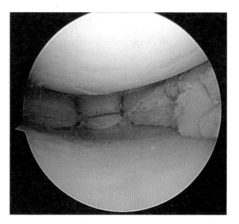

图 12-1 关节镜下 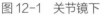 图 12-2 关节镜下

仍然存在，这些都是导致患者远期疗效差的重要因素。另外，年龄大、病程长、合并有关节畸形、X 线改变为中晚期的患者术后疗效差。②手术因素。包括适应证及术中的清理情况。严格掌握手术适应证是提高疗效的重要因素。另一个影响因素就是术中对关节腔的清理程度。王铭春等发现术中清理越彻底，疗效相对越差，呈现出一种清理的彻底性与疗效呈反向变化的关系。这可能是因为骨性关节炎的病理基础是关节软骨的退行性改变和滑膜慢性增生性炎症，是累及骨、软骨、滑膜及关节周围结构的疾病；而滑膜的过分清理，将会影响关节内滑液的正常分泌进而导致疗效相对较差。③术后因素。膝关节术后的康复治疗也是提高疗效的重要因素，术后加强股四头肌和膝关节的功能锻炼是非常重要的环节，但也要注意要在医师的指导下进行锻炼，因为锻炼的强度应根据患者的具体情况而定，以避免早期因过度、过强、过早的锻炼而影响关节功能的恢复。

第二节　胫骨高位截骨术

胫骨高位截骨术（high-tibialosteotomy，HTO）主要是用于以内侧间室受累为主的膝骨关节炎。该术是通过纠正膝关节力线，减轻受累间室所受的负荷，从而达到延缓膝骨关节炎病程及缓解膝关节疼痛的目的。早在 10

年前 HTO 的疗效就已经得到了广泛认可，最近的短期和长期随访研究表明其是一项有效、安全的手术方法，可作为中老年患者行关节置换术前的替代手术。然而合理选择患者是 HTO 取得良好疗效的关键。早在 1958 年 Jackson 就报道了 HTO 治疗膝关节炎，随着手术技术、内固定装置的不断改进，并发症的报道越来越少，HTO 在年轻活跃患者的"保膝"中被越来越多的学者关注。

一、适应证及术前评估

合适的患者选择是 HTO 成功的关键，有报道指出 HTO 适用于膝关节炎患者 <65 岁（女性 <60 岁），且膝关节活动度基本正常，屈曲畸形 <10°；胫骨内翻畸形 >5°，内侧胫骨近端角（medial proximal tibial angle，MPTA）<85°，外侧软骨和半月板功能正常。手术前应详细了解患者的年龄、性别、膝关节活动度、职业、既往用药史、既往膝关节手术史和手术期望值，同时完善体格检查，拍摄 X 线片并明确有无严重膝关节退变合并晚期髌骨关节炎、膝关节活动度 ≤ 90°、固定屈曲畸形 ≥ 15° 等影响手术实际效果的不利因素。HTO 术前应进行积极的影像学检查，其中包括膝关节负重正侧位片、双下肢负重全长片、髌骨切线位片、屈膝 30° Tunnel 位片和屈膝 45° Rosenburg 位片。膝关节炎的严重程度可以通过普通 X 线正侧位片评估，髌骨的情况可以在侧位片测量 Insall-Salva-ti、Blackburne-Peel 或 Caton-Deschamps 指数进行评估，而双下肢负重全长片可以评估下肢力线和肢体长度，是进行术前精确计划的基础。许多学者提出了不同程度矫正合并膝内翻畸形的内侧间室骨关节炎：Coventry 的 HTO 生存期的回归分析显示内翻畸形至少矫正下肢力线至股骨胫骨解剖外翻角 8° 为好；Hernigou 等建议 HTO 术后下肢力线在 3° ～6° 时随访结果较矫正角度较小（<3°）或过大（>6°）时更好。另外有学者建议截骨术后力线通过冠状面上胫骨平台外侧 62% ～66% 的区域，这一区域通常对应胫骨平台外侧嵴的外侧斜坡以及 3° ～5° 的股骨胫骨机械外翻角。Fujisawa 等发现 HTO 术后软骨不再进展的最佳区域，并定义了这一最佳区域为机械力线通过胫骨外侧平台的 30% ～40%，这一区域与 Miniaci 等和 Dugdale 等的建议基本一致，目前已被广大学者所认可。目前文献报道的 HPO 截骨方式主要包括外侧闭合楔形截骨、内侧开放楔形截骨、穹顶样截骨术和胫骨髁外翻截骨术。

二、外侧闭合楔形高位胫骨截骨术

外侧闭合楔形高位胫骨截骨术（lateral closing wedge high tibial osteotomy，LCWHTO）仍然是一项有效的成功治疗单间室关节炎的术式，其疗效被广泛认可。该手术将外侧一个楔形骨块植入高位胫骨来矫正下肢力线并降低内侧间室的压力，从而减轻内侧间室关节软骨承受的力，对改善膝关节功能有重要作用。该技术的优点包括：①初始稳定性较好；②基于截骨端的加压从而可以更早期负重和早期愈合；③不需要进行植骨。然而缺点也很明显：①需要进行腓骨截骨或上胫腓关节分离；②存在腓总神经损伤风险；③解剖结构的改变使膝关节置换变得更复杂；④矫形角度大时不利于全膝关节置换。

三、内侧开放楔形高位胫骨截骨术

内侧开放楔形高位胫骨截骨术（medial opening wedge high tibial osteotomy，MOWHTO）包括经胫骨结节上截骨和经胫骨结节下截骨，通常说的 MOWHTO 是指经过胫骨结节以上进行截骨。开放的楔形截骨面起自胫骨干骺端的内侧面，指向胫骨近端外侧上胫腓关节上缘水平，外侧骨质不完全截开，以保留骨性合页。然后自内侧截骨间隙逐步撑开，形成开放楔形的间隙，保留外侧的骨性合页可以避免截骨端移位。MOWHTO 优势明显：①切口损伤小；②技术简单；③术中力线调整方便；④畸形矫正精确；⑤腓总神经损伤的风险很小；⑥没有必要行腓骨截骨术；⑦无骨质流失；⑧没有肢体缩短；⑨更易转换到关节置换。缺点：如果撑开过大需要进行骨移植并存在延迟愈合或不愈合的风险。MOWHTO 经胫骨结节上方进行截骨，即沿着胫骨结节前方的近端截骨，并在胫骨结节的后方行切口撑开后形成一个楔形空隙行植骨和内固定。这个截骨区域的血液供应十分丰富，且截骨后相对于结节下有更大的接触面积，有利于骨的生长。然而这种截骨方法存在严重并发症，即髌骨下陷。原因是截骨术后胫骨结节向远端移位，髌韧带表面在术后受损，形成瘢痕进一步收缩，并造成膝关节前方疼痛、膝关节活动度降低和髌骨关节炎等并发症。Gaasbeek 等开始尝试 MOWHTO 经胫骨结节下截骨，在胫骨结节前方远端的骨皮质进行截骨保留胫骨结节与胫骨近端（厚度至少为 1 cm，长度至少为 2.5 cm），然后在胫骨结节后方由后向前做切口，再撑开、固定。在需要纠正度数较大时，要保证截骨后撑开空隙在胫骨结节覆盖至较空隙处远 2 cm 左右处，并用一枚皮质螺钉把胫骨结节远端固定到胫骨上。这种方法优点很多：①可有效避免髌骨发生下陷；②降低了胫骨结节骨折的发生率；③可避免干髓端损伤；④使胫骨结节仍然连在近端胫骨上；⑤截骨后不会改变位置；⑥髌骨高度也不会有所变化。胫骨结节下方截骨也有缺点，如比较容易发生胫骨结节骨折等。

四、穹顶样高位胫骨截骨术

穹顶样高位胫骨截骨术（dome-shaped high tibial osteotomy， DSHTO）最早于 1975 年由 Blaimont 等报道。在 1982 年 Krempen 和 Silver 报道尽管该术式并发症发生率为 35%（血栓性静脉炎、踇长伸肌坏死、胫骨平台骨折、针道感染、过度和欠矫），但优良率为 87%。DSHTO 对维持胫骨近端的解剖形态存在一定优势，不会引起下肢长短不一，截骨面之间的接触面积大，这样可以促进其愈合，而且对于纠正和调整角度十分方便，没有骨量的丢失，且允许患者早期下地活动和负重，不影响以后行全膝关节置换术。但是 DSHTO 操作技术缺点也很明显：①相对复杂；②手术暴露区域大；③截骨也不如楔形方便，因此目前临床使用相对较少。为了提高操作技术，将优势发挥出来，有学者开始关注 DSHTO 手术所用导向器的设计研发及机器人导航的研究。

五、L 型高位胫骨截骨术

L 型高位胫骨截骨术（L-shaped high tibial osteotomy， LHTO）又称胫骨髁外翻截骨术（tibial condylar valgus osteotomy，TCVO）是一种关节内开放式截骨技术，1992 年由日本最先报道。它采用一种较为新颖的截骨方式即胫骨近端进行 L 形截骨。呈 L 形从髁间隆起处向下截骨 5～7 cm，然后转向胫骨近端内侧进行截骨，截骨后利用扩张器将截骨处撑开，使胫骨外侧髁上抬，直至与股骨外侧髁充分接触，间隙消除，最后使用钢板和螺钉对胫骨进行固定。TCVO 的优点十分明显：可以对膝关节面进行一定的适应性调整，且不追求精确的计算矫正角度，最终是以膝关节面对合为标准，实际上可一次性进行多次、多维、多平面的矫正。TCVO 不同于其他 HTO，有学者认为关节外截骨技术不能矫治中重度膝关节内侧间室 OA 患者存在的关节内畸形。

　　HTO 是一个"保膝"理念的载体，相对于关节置换具有固有的优势。HTO 应该是膝关节"阶梯性治疗"的一种较好的选择，可以实现在"保膝"的基础上保证"换膝"也不受影响。可以根据患者膝关节炎发展的不同阶段、畸形的程度、年龄和功能需求等多方面的因素提供不同的手术方式。为患者定制个体化手术，真正做到"精准医疗"。随着数字骨科技术的发展及医工结合的深入，计算机辅助设计及个体化导板和内置物的设计，以及术中导航及机器人辅助操作，使 HTO 更加微创、简便和精准。

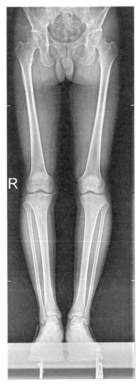 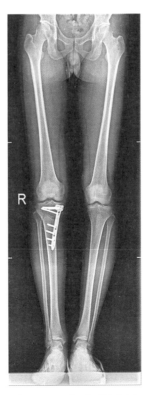

图 12-3　术前下肢全长　　图 12-4　术后下肢全长

第三节　腓骨近端截骨术

腓骨近端截骨术（PFO）是最近几年发展起来的治疗膝骨关节炎（KOA）的新方法，因手术方式简单、治疗效果显著、患者康复快、费用少等优势，临床上多有报道。

一、不均匀沉降理论的研究

腓骨截骨术早在 1985 年用于治疗骨缺损的自体骨移植，腓骨现在仍是自体三大骨瓣供区之首。李存祥等在临床中发现，于腓骨小头下方或腓骨中上 1/3 交界处截除长 1～1.5cm 的腓骨后能大大减轻膝关节内侧间室骨性关节炎的疼痛症状，并在 2010 年将这一现象进行了报道，因效果显著，在国内外引起了广泛关注。张英泽教授通过临床观察、解剖学、影像学、生物力学对此进行了研究，于 2014 年提出膝关节不均匀沉降理论，认为由腓骨支撑导致的胫骨平台内外侧不均匀沉降是造成膝关节内翻和内侧间隙变窄的决定性因素，从而加剧膝关节退变。其机制是：胫骨近端为松质骨；腓骨为皮质骨，不易发生骨质疏松，其骨密度高于胫骨内侧密度。内侧平台承受人体 2/3 的质量而外侧平台承受较少。随着年龄增长、骨质疏松的发生，膝关节内侧由于缺少骨性支撑，受人体重力的影响，其沉降速度大于外侧，膝关节发生不均匀沉降，造成内侧平台偏低、下肢失去正常力线。股骨髁相对于胫骨平台向内侧滑移，受力部位向内侧集中，使内侧负荷加重，进一步加重了内侧平台的沉降，形成恶性循环。由于长期的应力刺激及局部微骨折的修复，使得膝关节内侧软骨磨损程度增大、骨质发生硬化、关节间隙变窄。

秦迪等对 10 例经腓骨近端截骨术治疗的 KOA 患者用关节镜进行手术前后对比，发现术后 12 周疼痛消失而破损软骨并无改善，认为软骨磨损是 KOA 发展过程中的一个表现，而不是主要病因，推测骨质疏松是 KOA 发生的始动因素。近年来，有文献报道抗骨质疏松药在治疗早期 KOA 中取得显著效果。或与此推论有关。最新研究发现，脊柱、踝关节、髋关节等均存在不均匀沉降。推断由骨质疏松在体质量负荷的作用下产生不均匀沉降是人体关节退变、畸形的根本原因。

二、手术要点及治疗的机制

腓骨近端截骨术治疗 KOA 主要适用于以膝关节内侧间室骨关节炎症状为主、膝内翻、内侧间隙狭窄的患者，不适用于 KOA 伴有外翻畸形、以髌股关节炎症状为主或膝关节游离体较多且出现绞索症状的患者。术前驱血，采用腓骨后外侧入路，常选取腓骨头下 6～8cm 处做 2～3cm 直切口，钝性分离显露腓骨，避免暴力牵拉、损伤腓浅神经及分支，截取约 2cm 长的腓骨段，断端用骨蜡封闭。术后应控制体质量、早期进行功能锻炼、负重下地。腓骨近端截骨术治疗 KOA 的机制尚处于研究阶段。根据不均匀沉降理论，截骨术后外侧平台失去腓骨的支撑，胫骨平台所承负荷重新分布、力线外移，关节外侧压力增加而内侧间室压力缓解，使得疼痛减轻。杨延江等通过解剖学提出"弓弦理论"假说，认为骨性结构为弓，外侧肌肉、韧带等软组织为弦；在截骨术前，腓骨头与胫骨外侧髁之间连接较紧密，活动度很小，此时弓弦长，不能拉紧，张力较低；而在截骨术后，比目鱼肌和腓骨长肌等小腿肌肉将腓骨向远端牵拉，弓弦拉紧，形成以胫骨外侧平台为支点的一个杠杆结构，撬起股骨内髁，使内侧平台张力减低。膝关节的负荷从内侧平台转移向外侧平台，使股骨下端的机械轴重新排列，从而解除内侧间室的骨关节炎症状。陈伟等进行多维 X 线三维建模测量，数据显示术后膝关节内侧间隙增宽，胫骨内侧平台较高负荷面积减小，胫骨相对股骨轻度外旋。认为在截骨术后，因腓骨失去连续性，外侧副韧带和髂胫束分支紧张产生的外展力，与股二头肌收缩产生的牵引力，作用于胫腓骨近端，不能被腓骨远端的力所拮抗，因而使胫腓骨外展、外旋，改变了股骨髁与胫骨平台的接触部位，从而减轻疼痛。祁昕征等用核磁影像建立膝关节模型，通过术前术后对比发现膝关节伸直角度和外转旋转量恢复，且矢状面上有微小的对位改变。推测其原因是 KOA 患者由于内侧的长期疼痛使局部肌肉收缩力相对外侧较弱，经腓骨截骨后使外侧收缩肌力下降，造成关节合力矩再平衡。

三、腓骨近端截骨术疗效观察

余建平等对 24 例膝关节内侧间室骨关节炎患者行腓骨近端截骨术,手术时间 15～30 分钟,平均出血量 50ml,随访 8～24 个月,其中疼痛完全缓解,活动无疼痛,自觉关节活动较前自如,效果满意 21 例;疼痛明显缓解,活动步行 1km 以上有轻度疼痛,效果较为满意 2 例;疼痛有缓解,但行走时仍有疼痛及畸形,疗效差 1 例。Yang 等对 110 例经腓骨近端切除术的 KOA 患者随访 2 年以上,评价了术前和最终随访的 X 线表现、股骨胫骨角和侧关节间隙,以及 KSS 评分和 VAS 评分,结果显示在最终随访中,平均股骨胫骨角和侧关节间隙分别为(179.4±1.8)°和(6.9±0.7)mm,均明显小于术前的(182.7±2.0)°和(12.2±1.1)mm($P<0.001$);平均 KSS 评分为(92.3±31.7)分,明显大于术前的(45.0±21.3)分($P<0.001$);平均 VAS 评分(中位数和四分位数间距分别为 2.0 和 2.0)明显低于术前(中位数和四分位数间距分别为 7 和 1.0)($P<0.001$)。沈烈军等运用腓骨近端截骨术联合关节镜清理术、药物综合疗法治疗 KOA 患者 25 例,在平均 8 个月的随访中,患者的术后股胫角、胫股关节间隙角、下肢力线到髌骨中线的距离均有不同程度减小;膝关节活动度改善,疼痛减轻;膝关节日本骨科学会评分由术前(74±2.5)分提高到(84±3)分。王希峰等用腓骨近端截骨术联合银质针经皮骨骼肌松解术治疗 KOA 患者 30 例,术后 1 周和 3 个月 VAS 评分与西安大略和麦克马斯特大学骨关节指数评分均较术前改善,且明显优于单纯用经皮骨骼肌松解术治疗的效果。闵重函等对 KOA 患者用腓骨近端截骨术配合中药治疗 3 周,效果良好,改善了膝关节冷、痛、肿胀等症状。

一项关于影响腓骨近端截骨术治疗 KOA 效果的线性回归分析显示,腓骨头至胫骨平台垂直距离变化、上胫腓关节角度、膝关节上胫腓关节炎评分、体质量指数、术前膝关节美国特种外科医院(Hospital for Special Surgery,HSS)评分是相关因素,前 2 项呈正相关,后 3 项呈负相关,其中腓骨头至胫骨平台垂直距离变化和膝关节上胫腓关节炎评分对治疗效果影响力最大。表明患者膝关节病痛程度越小,术后腓骨头活动度越大,手术效果越好。

四、安全性评价

腓骨近端截骨术治疗 KOA 的主要并发症是一过性腓总神经牵拉伤、腓浅神经损伤、皮下淤血、术后患侧小腿憋胀、无力等，这些问题大多发生率低，在手术时能够避免或经过药物治疗、休息和功能锻炼而康复。有学者建议通过腓肠肌与短肌肌肉和比目鱼肌之间的空间进行后外侧手术，以降低腓骨头下 6 cm 水平的医源性神经损伤风险。

五、总结与展望

张英泽教授提出的不均匀沉降理论为关节慢性退行性病变的研究注入了新的学说，揭示了内侧间室骨关节炎发生膝内翻、力线改变的原因，认为膝骨性炎称为膝关节失衡综合征更为贴切，打破了人们以往对骨性关节炎主要是由于关节软骨磨损破坏而引起的传统认识，具有一定的开创性。一项关于沉降现象的放射学测量表明，随着 Kellgren 和 Lawrence 等级升高，沉降值与下肢机械轴角（髋 – 膝 – 踝关节角度）、最小内侧关节间隙呈负相关（r=-0.527、-0.271，P<0.001），与关节间隙角呈正相关（r=0.415，P<0.001）。这些结果证明，胫骨平台的沉降程度可能是内侧膝关节 OA 的可评估指标，对 KOA 早期诊断、进展及预后评价均有一定的参考价值。

随着人口老龄化的加快，KOA 仍是骨科医师面临的困境和难题。治疗 KOA 的方法虽然多种多样，但依然没有根本的、彻底的治疗手段。腓骨近端截骨术作为一种新的"保膝"治疗方式，已在各大医院逐渐推广并运用于临床，广大患者取得了满意的效果，更说明了其有效性（图 12-5，图 12-6）。临床上，许多手术涉及腓骨切除，很多研究资料表明腓骨近端切除对膝关节和踝关节的稳定性影响较小，且手术并发症可以避免或治疗。因此，腓骨近端截骨术治疗 KOA 是安全的。然而关于腓骨截骨术治疗 KOA 的机制尚未明确，其疗效缺乏长期、大量的随访，缺少一定循证医学的支持，影响疗效的因素及预后情况还不清楚，且手术部位不在原发病灶，使许多患者不易接受。因此，可联合药物、关节镜等其他方式进行综合治疗。治疗时，应严格把握患者的手术适应证，对于过度肥胖、膝关节严重畸形、活动受限、期望值过

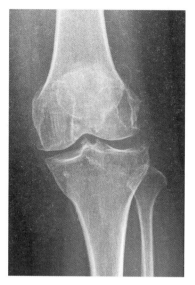
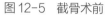
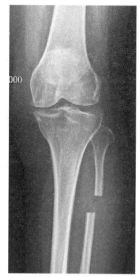

图 12-5　截骨术前　　　　　图 12-6　截骨术后

高的患者应慎用此法。术后让患者积极进行康复锻炼。

　　腓骨近端截骨术治疗 KOA 具有疗效明显、安全性高、操作简单、创伤小、费用低等优势，可作为全膝关节置换术的过渡疗法，能够延缓关节置换术的时间，尤其为中青年中重度 KOA 患者提供了一个不错的选择。

第四节　股骨远端截骨术

　　股骨远端截骨术（distal femur osteotomy，DFO）主要用于纠正膝关节外翻畸形，畸形来源于股骨远端者。通过术前测量截骨角度，股骨远端打入克氏针进行定位，截除相应宽度的楔形骨块，以便纠正畸形的方法，该手术方式适用于重体力劳动者，具有操作简便、医疗费用较低等优势。该术式可有效减轻疼痛、矫正畸形、延缓关节炎进展速度，减少骨性关节炎的症状，使损伤的透明软骨被纤维软骨替代。膝关节外翻畸形 >12° 时，因胫骨近端截骨无法矫正下肢力线的方向，可能导致胫骨向外侧半脱位，故多选用股骨远端为截骨部位，但应注意股骨远端截骨只用于伸直时下肢力线不良，不能用于屈曲状态下肢力线不良。目前国内外主流手术方式有内侧闭合楔形截骨术和外侧开放楔形截骨术，在此基础上，又有多种改良术式，如单平面截骨、双平面截骨及术前探查清理关节腔等，但术后预后争议较大。

一、股骨远端内侧闭合楔形截骨术

股骨远端内侧闭合楔形截骨术（medial closing wedge distal femoral osteotomy, MCWDFO）是目前治疗膝外翻性骨关节炎最常用的截骨手术方式。其优势在于可以矫正较大角度的外翻畸形，截骨区骨与骨接触，结构稳定性好，且骨延迟愈合、骨不连发生率低。MCWDFO 特别适用于以下患者：矫正角度 >17.5°，手术肢体偏长，需要早期负重，存在延迟愈合的危险因素（如吸烟、神经病变、骨质量差、肥胖）。Buda 等研究发现 MCWDFO 术后截骨区愈合相关并发症发生率很低，即使对于身体质量指数较高的老年患者也可获得成功，因此高龄和身体质量指数高只是其相对禁忌证。

MCWDFO 的不足包括：手术操作相对复杂，至少需要单独截骨 2 次，且术者更依赖术前规划来保证楔形截骨的准确性；股骨内侧血管损伤风险高于外侧。随着 3D 打印技术的发展，Shi 等报道了在 3D 打印技术引导下实施 MCWDFO 治疗膝外侧间室骨关节炎和外翻畸形的结果，与常规手术组相比，3D 打印技术可以明显提高闭合楔形截骨手术准确度、缩短手术时间和减少透视次数。

Wang 等报道了 30 例膝外翻合并外侧间室骨关节炎患者接受 MCWDFO 治疗，83% 的患者获得了满意结果，以人工全膝关节置换术为终点，10 年生存率为 87%。Sternheim 等对接受 MCWDFO 治疗的 41 例（45 膝）患者（年龄 24～67 岁）进行了长期随访，10、15、20 年生存率分别为 90%、79% 和 21.5%，20 年后多数患者接受了 TKA。也有一些文献报道结果相对欠佳，Backstein 等报道了 38 例（40 膝）膝外翻患者接受 MCWDFO 治疗的结果，平均随访 123 个月，60% 患者功能良好、7.5% 一般、7.5% 差，20% 接受了 TKA，10 年和 15 年生存率分别为 82% 和 45%。总体来看，MCWDFO 是一种治疗膝外翻性骨关节炎安全、有效的手术方式，但膝关节 20 年生存率出现明显下降。

二、股骨远端外侧张开楔形截骨术

股骨远端外侧张开楔形截骨术（lateral opening wedge distal femoral osteotomy，LOWDFO）相对容易，矫正程度更准确，固定技术更简单，与MCWDFO相比，LOWDFO优点在于：手术入路是骨科常用的股骨外侧入路，暴露相对容易、安全；只需要一次截骨，术中通过撑开器可以调整内翻角度，整体操作更简单、精确。

LOWDFO的缺点包括：结构稳定性相对较弱，截骨区骨延迟愈合和骨不连发生率较MCWDFO高。Duerr等介绍了一种改良的双平面LOWDFO治疗膝外翻性骨关节炎，他们认为该截骨术优势在于，相对于单平面张开截骨，更大的接触面积有利于骨愈合，并且稳定性更好，有利于术中截骨的控制。股骨外侧张开后髂胫束紧张，钢板可能会刺激软组织产生激惹症状。Jacobi等报道了14例采用LOWDFO并使用Tomofix钢板治疗的患者，其中12例（86%）患者出现髂胫束局部刺激症状需要移除钢板。亦有报道的因外侧钢板刺激引起不适的发生率为20%～47%，取出内固定物后所有患者症状都得到改善（图12-7，图12-8）。由于股骨内侧软组织相对丰厚，内侧刺激症状发生率相对较

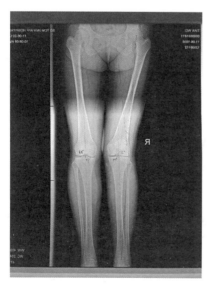

图 12-7　术前下肢全长

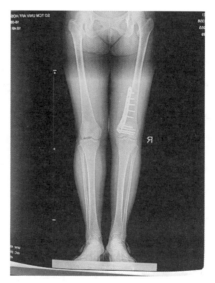

图 12-8　术后下肢全长

低。因此，在计划使用外侧截骨钢板时，应意识到可能需要二次手术去除内固定物。

目前关于 LOWDFO 的截骨间隙是否需要植骨存在争议。生物力学研究表明，与 MCWDFO 相比，LOWDFO 的稳定性和刚度相对较低，再加上骨不愈合率高于闭合截骨，因此大多数张开截骨的研究中选择于截骨间隙植骨。常用的植骨材料包括自体髂骨、同种异体骨和人工合成骨，但目前尚无证据证明哪种植骨材料效果最佳。Kolb 等对 22 例年轻膝外翻患者实施 LOWDFO（内固定为 Tomofix 钢板），术中均不予以植骨，最终也获得了良好预后和骨愈合。因此，他们认为对年轻患者行 LOWDFO 治疗，不植骨也是安全、可靠的。

Saithna 等报道 LOWDFO 的 5 年累积生存率为 79%，而 Madelaine 等报道的 5 年生存率更高，为 91.4%。Ekeland 等对接受 LOWDFO 治疗的 24 例患者（年龄 31～62 岁）进行了长期随访，10 年生存率为 79%。目前认为，LOWDFO 和 MCWDFO 在临床和影像学结果（包括生存率）方面均无显著性差异。

第五节　单髁置换术

膝关节单髁置换术（unicompartmental knee arthroplasty，UKA）与人工全膝关节置换术（total knee arthroplasty，TKA）同时诞生于 20 世纪 70 年代，但早期 UKA 技术不成熟，存在衬垫磨损、假体脱位等并发症，导致假体生存率低，因此与 TKA 相比其临床应用较少。近年来，随着手术技术的进步、方案的优化以及假体设计的改善，UKA 术后并发症发生率降低、假体生存率提高，手术指征扩大，越来越多用于临床治疗膝关节单间室骨关节炎。

一、UKA 手术适应征

传统 UKA 仅适用于膝关节单间室退行性病变、年龄 >60 岁、体质量 <82kg、对活动量要求较低、膝关节活动度 ≥ 90°、屈曲挛缩 ≤ 5°、内（外）翻畸形 <15°，且没有感染症状的患者。近年来 UKA 手术指征有所扩大，身体质量指数（bodymass index，BMI）、年龄、髌股关节炎、前交叉韧带（anterior cruciate ligament，ACL）功能不良已不是手术禁忌证。

（一）BMI 对 UKA 的影响

传统观点认为体质量增加会加重假体承重、加快假体磨损，易造成无菌性松动，但近年来相关研究提出了不同的观点。Hamilton 等比较了 449 例体质量 >82kg 与 551 例体质量 <82kg 的患者 UKA 术后膝关节功能，发现两组患者术后 10 年美国膝关节学会客观评分（AKSS-O）、功能评分（AKSS-F）以及牛津大学膝关节评分（OKS）均无显著性差异，术后 15 年假体生存率无显著性差异。Sundaram 等通过对美国外科医师协会国家手术质量改进计划中收集的 8029 例 UKA 患者数据进行回顾性研究，发现超重和肥胖患者（BMI>25kg/m^2）术后 30 天并发症发生率与正常患者无显著性差异。Xia 等分析了 1043 例 UKA 患者术后 BMI 变化情况，发现术后 BMI 升高患者多于降低患者，但 BMI 的改变不影响 UKA 疗效。但 Xu 等的一项前瞻性临床研究显示，肥胖会对固定平台 UKA 术后功能恢复造成影响，并提高翻修率。Lum 回顾分析了 1467 例 BMI>35kg/m^2 的超重患者关节置换术后恢复情况，其中 504 例为 UKA 患者、963 例为 TKA 患者，经过 2∶1 配对研究后发现，UKA 组在围手术期感染率、住院时间、术后翻修率、功能评分、关节活动度等方面明显优于 TKA 组。因此，BMI>25kg/m^2 的患者可选择 UKA 治疗。

（二）年龄

既往 UKA 将年龄 >60 岁列为手术适应证，既往研究也发现，与其他膝关节置换手术相比，术者常倾向于选取年龄在 64～66 岁之间的患者开展 UKA。普遍认为，年龄 <60 岁的患者术后活动量较大，并且术前有较高期望值，不适于 UKA。但一项 Meta 分析显示，年轻患者虽与高翻修率相关，但更容易获得较高的术后功能评分。因此，除年龄外，还需综合考虑患者活动度、期望值等以确定是否行 UKA。

（三）合并髌股关节炎

既往研究认为，膝关节单侧间室骨关节炎合并有髌股关节炎患者不适于 UKA，髌股关节炎甚至是导致 UKA 失败的首要原因。但近年研究表明，内侧 UKA 可以纠正膝关节内翻，改善下肢力线，去除骨赘，从而降低髌股关节面应力，减少股骨髁与髌骨之间的撞击，改善髌股适合角。因此，UKA 可以在一定程度上改善髌股关节炎临床症状，不应将髌股关节炎列入 UKA 的绝对禁忌证。

（四）ACL 功能不良

早期研究发现，UKA 治疗伴 ACL 功能不良的严重膝关节内侧间室关节炎失败率较高（16.2%），因此建议在 ACL 功能良好的基础上开展 UKA。但近年相关研究结果不支持这一观点。Suter 等对健、患侧膝关节进行动力学及运动学分析后发现，ACL 功能不良组在固定平台 UKA 后也可获得较好结果。Plancher 等提出固定平台 UKA 治疗伴 ACL 功能不良的膝关节内侧间室关节炎具有较好疗效。此外，对于年轻且活动量较大的患者，建议行 UKA 联合 ACL 重建术，能取得良好的临床疗效，而老年患者推荐单纯 UKA。

二、假体类型选择

（一）活动平台假体或固定平台假体

早期采用固定平台假体行 UKA，其 2～4 年随访结果不理想。近年来随着假体设计及手术技术的进步，固定平台假体置换也能获得良好疗效。1986年，Goodfellow 等首先应用活动平台假体行 UKA，他们认为活动平台假体可以增大接触面积，降低接触应力，在理论上可以增强假体耐磨性。但早期对比研究显示，UKA 术后活动平台假体短期翻修率高于固定平台假体。近期研究也发现，活动平台假体置换术后短、中期翻修率较高，但临床疗效与固定平台假体基本一致。

（二）骨水泥固定假体或生物固定假体

近年来，报道 UKA 采用生物固定和骨水泥固定假体的短、中期临床效果相似，假体聚乙烯磨损程度接近。但随着涂层技术的进步，生物固定假体应用越来越多。新西兰骨科协会关节登记中心数据显示，2005—2017 年 UKA中采用生物固定假体（牛津单髁假体）比例逐渐增加，从 0 增长至 67%。理论上，生物固定假体术中不使用骨水泥，可以缩短手术时间、保存较多骨量；而且假体表面涂层可以提供良好的骨长入条件，在一定程度上达到长期生物学固定，提高假体长期生存率。Knifsund 等总结了 1076 例牛津单髁假体置换及 2279 例骨水泥固定假体置换的 5 年生存率，结果显示牛津单髁假体生存率（93.7%）高于骨水泥固定假体（92.2%）。Hooper 等对 147 例牛津单髁假体置换患者进行了 5 年随访，发现假体周围透亮线发生率低，假体生存率高达 98.7%。Stempin 等随访了 150 例生物固定假体 UKA 患者，术后患者各项功能评分良好，未发生无菌性松动，同时他们发现生物固定假体可降低患者术后人工关节被遗忘指数（FJS-12）。因此，选择生物固定假体可能是提高 UKA 远期疗效的一种有效手段。

三、UKA 与 TKA 的比较研究

Harbourne 等开展了一项前瞻性纵向队列研究，通过问卷调查统计了 420 例 UKA 患者及 575 例 TKA 患者的术后恢复情况，发现 UKA 患者术后恢复目标活动水平比例高于 TKA 患者。与 TKA 患者相比，UKA 患者手术效果更容易受到术前期望水平的影响，在排除术前膝关节病变程度影响后，他们发现 UKA 手术效果与患者术前对于术后疼痛缓解预期呈负相关，即患者术前对术后疼痛缓解预期水平越高，其术后越难恢复到期望活动水平。Goh 等收集了年龄 <55 岁的 160 例 UKA 和 360 例 TKA 患者信息，比较分析发现术后 2 年 UKA 患者关节活动度恢复更好。而对于年龄 >75 岁患者，UKA 与 TKA 相比损伤较小，在不增加并发症以及不降低中期假体生存率的前提下，患者术后恢复更快，能获得更好的临床效果。Kulshrestha 等通过一项随机对照临床研究发现，UKA 治疗早期膝关节内侧间室关节炎术后 2 年的临床疗效、关节功能均与 TKA 相近，但术后并发症明显减少。

相对于 TKA，UKA 具有创伤小、出血少、恢复快、费用低等优点，但翻修率较高。但因 UKA 对膝关节损伤较小，大部分 UKA 术后需行 TKA 翻修术的患者，仍可使用初次 TKA 假体，且术后效果良好。Lombardi 等研究了 207 例 UKA 术后出现并发症并行 TKA 翻修术的患者，发现 TKA 翻修术后再翻修率与既往文献报道的初次 TKA 后翻修率相当，低于 TKA 再翻修率。因此，在患者同时符合 UKA 与 TKA 适应证时，应综合评估患者情况后选择恰当术式。

四、UKA 与胫骨高位截骨术的比较研究

（一）适应证

UKA 与胫骨高位截骨术（HTO）均可用于治疗单间室膝骨关节炎。但近

年来研究表明，UKA 与 HTO 适用于不同类型的患者。HTO 更适合关节内磨损较轻，膝内翻来源于胫骨关节外的患者。Koh 等的一项回顾性队列研究表明，严重骨关节炎是 HTO 术后患者不满意的危险因素，而年轻或有膝关节严重内翻畸形是 UKA 术后患者不满意的危险因素。Santoso 等也发现 HTO 可使年轻患者更好地恢复体育活动，UKA 则适用于年龄较大的患者，以利于术后快速康复。

（二）临床疗效

Song 等对 60 例 HTO 和 50 例 UKA 患者进行 20 年随访，发现在人口学特征、膝关节病变程度相同情况下，固定平台假体 UKA 与闭合楔形截骨 HTO 的远期生存率基本相同，但 UKA 短期临床效果优于 HTO。Kim 等对 49 例 HTO 和 42 例 UKA 在术后 6、12、24 个月时随访，发现 UKA 组在短期功能康复、体育活动恢复方面明显优于 HTO 组。Han 等通过 Meta 分析也发现 UKA 组术后功能恢复以及出院时间、手术并发症等方面均优于 HTO 组。

（三）翻修

Han 等研究表明，HTO 与 UKA 总翻修率无明显差异，但对 HTO 不同术式进一步分析发现，与 UKA 相比，开放楔形截骨 HTO 翻修率较低，而闭合楔形截骨 HTO 翻修率较高。Lee 等的一项 Meta 分析结果显示 UKA 和 HTO 术后选择 TKA 翻修时，手术需求有所不同，UKA 术后翻修需要更多的假体组件、更厚的聚乙烯垫片，而 HTO 术后翻修需要加杆的胫骨假体以通过截骨间隙，但两组翻修后临床效果无显著性差异。Lim 等的研究也得出了相似结论，同时在此基础上进一步发现，UKA 与 HTO 相比虽然翻修术时间延长，假体组件更复杂，但术后并发症较少。

五、机器人辅助 UKA

近年来，机器人辅助 UKA 极大提高了术前计划、术中截骨和假体位置的准确性，显著降低了假体放置的误差，取得了较好的临床效果。尽管有报道称相较于传统 UKA，机器人辅助 UKA 在早期康复方面未体现优越性，但大多数研究结果仍证实随着机器人技术的逐渐成熟，机器人辅助 UKA 会给患者带来越来越多的益处。

Herry 等通过对比 40 例机器人辅助 UKA 及 40 例传统 UKA，发现机器人辅助 UKA 可以更好地恢复膝关节线高度。Dretakis 等使用 MAKO 机器人开展了 51 例 UKA，术后随访 3 年以上，假体生存率为 100%，92% 的患者对手术效果满意，在关节僵硬、疼痛、功能评分方面均有明显改善。Kayani 等对比分析了 73 例机器人辅助下固定平台假体 UKA 和传统活动平台假体 UKA，术后患者康复流程一致，结果显示机器人辅助手术能明显缓解术后疼痛，减少止痛药的使用量，有利于患者早期功能恢复，缩短住院时间。Battenberg 等开展了一项前瞻性多中心研究，对 797 例患者进行了 2 年以上随访，结果显示机器人辅助 UKA 术后早期假体生存率、患者满意度均较高。Plate 等随访了 30 例机器人辅助 UKA 患者，患者平均返回工作时间为 6.4 周，比传统 UKA 和 TKA 术后返回工作时间明显缩短。Motesharei 等对比了 31 例机器人辅助 UKA 和 39 例传统 UKA 患者术后步态恢复情况，发现机器人组不但获得了更精确的假体对位，其在步态及动力学恢复方面也有明显优势。Marcovigi 等开展了一项单中心研究，对 73 例患者采用 MAKO 机器人辅助 UKA，发现机器人辅助手术无论在改善手术效果、提升术后患者满意度及降低术后并发症方面均表现良好。Kwon 等在 UKA 术中分别使用机器人及量角器对 53 例患者膝关节活动度进行测量，发现机器人测量精确度更高。

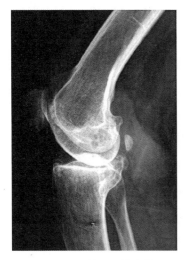 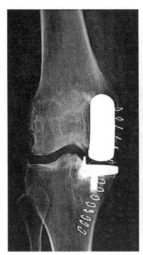 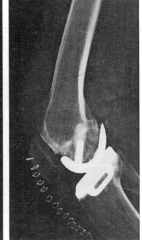

图 12-9　单髁置换术前　　　　　　　图 12-10　单髁置换术后

但由于机器人辅助 UKA 临床应用时间较短，目前大多为短、中期随访研究，长期随访结果仍有待观察。

六、总结

UKA 是治疗单间室膝骨关节炎的有效方法，随着假体设计、手术方式的不断改善，UKA 在临床中的应用也逐渐增多，手术适应证有所扩大，BMI>25kg/m^2、年龄<60岁、髌股关节炎、ACL 不良不再属于手术绝对禁忌证。目前，UKA 以采用活动平台假体为主，有研究证实生物固定假体有望提升远期生存率，但假体类型的选择还需要充分考虑患者情况。与 TKA、HTO 相比，UKA 具有创伤小、出血少、恢复快、费用低等优势，但适用范围相对较窄，且易受患者术前期望水平的影响。机器人技术辅助 UKA 逐渐成为一种趋势，但仍需要长期随访以判断其疗效。下一步需要收集 UKA 患者术前情况、术后假体生存率、功能恢复水平等相关资料，综合分析各种因素对手术的影响，从而更好地指导临床实践。

第六节　人工全膝关节置换术

临床研究结果证实，对于保守治疗无效的膝关节病变患者，全膝关节置换是一项安全、花费 - 效价比良好的治疗方法，可以帮助患者有效减轻关节疾病痛苦，重建关节功能。在美国，目前每年约行 300 000 例人工膝关节置换。尽管患者的健康状态存在一定的差异，疾病各具特点，医生选择的假体各不相同，人工膝关节置换手术（TKA）已经成为一种成功的、相对低风险的治疗方法。人工膝关节置换围手术期准备是手术成功的关键环节。需要完善哪些术前准备和评估；哪些患者适合行人工膝关节置换手术，哪些患者不适合，即人工膝关节置换的适应证和禁忌证问题。每个患者的膝关节疾病都有各自的特点，如何根据每个患者的不同情况解决术中可能面对的问题，即手术难易程度的判断和处理问题。患者能否耐受手术，手术对患者合并疾病的影响，患者的合并疾病对手术效果的影响和处理，即患者围术期并发症的评估与处治问题。

一、适应证与禁忌证

全膝关节置换的首选适应证是减轻严重关节炎引起的疼痛，伴或不伴明显的畸形。必须首先排除引起膝关节和下肢疼痛的其他原因，如腰椎疾病的放射痛，同侧髋关节疾病引起的牵涉痛、周围血管疾病、半月板病变和膝关节滑囊炎等。X线表现应该与患者的临床症状和体征相符。术前膝关节间隙没有完全消失的患者对全膝关节置换术后效果满意度降低。患者在服用抗炎镇痛药物、减少活动量及走路时扶拐杖等各种保守治疗措施都无效的情况下，才考虑选择人工膝关节置换手术治疗。

全膝关节置换的假体寿命仍然有限，所以该手术主要用于老年患者，解决他们的生活质量问题。以往认为，60～75岁是人工膝关节置换的最佳年龄。过去20年里，人工全膝关节置换术（TKR）的年龄谱已经得到扩展，一方面是手术应用于年龄更大的老年患者，往往合并有各种内科疾病，相应的术后并发症也明显增多；另一方面是手术向年轻患者扩展，因为患者术后要有很多的活动量，使得假体要承受很长时间的力学负荷。对于小于55岁的年轻患者，应该考虑先行截骨术或单髁膝关节置换术。但是对于患有全身性关节炎的年轻患者，往往多个关节受累，功能严重受限，也可以考虑行关节置换治疗。Duliy、Trousdale与Stuan等在55岁以下患者中采用骨水泥固定膝关节假体，发现假体10年生存率为99%，15年生存率为95%，其中多数为类风湿关节炎患者。

中等程度关节炎伴有不同程度疼痛，当畸形不断进展，可能对关节置换术后预期效果产生影响时也可以作为关节置换的指征。例如，屈膝挛缩进展超过20°，步态受到明显影响，而伸膝变得十分困难时，往往需要外科手术干预。与之类似，当存在严重内侧或外侧松弛时，必须选择限制型假体，防止出现冠状位不稳。如果在严重内外侧不稳定出现之前，使用非限制型假体进行手术治疗，预后效果会更佳。

全膝关节置换术的禁忌证是近期和当前膝关节存在感染，远隔部位感染，伸膝装置不连续或严重的功能障碍，由于肌力不足导致的膝关节反张畸形，无痛的膝关节融合术后。相对禁忌证有很多，但是存在很大的争议，其中包括患者的内科情况耐受不了麻醉，满足不了术后的代谢需求，对伤口的愈合和术后康复产生影响，不能保证术后效果满意。

其他相对禁忌证还包括术肢明显的动脉粥样硬化病变，术区皮肤情况不佳，如银屑病、神经性关节病、病态肥胖和反复的尿路感染，以及膝关节近端骨髓炎病史。对这些相对禁忌证的争论尚无一致结论，任何可能对患者的术后效果产生负面影响的术前状态都可视为相对禁忌。

二、术前评估

（一）术前膝关节活动范围

无论是屈曲受限，还是屈膝挛缩，都会不同程度地妨碍 TKA 手术操作。膝关节屈曲受限将影响膝关节手术视野暴露，定位器械不能正确安置，胫骨平台、股骨后髁切割，膝关节囊后方骨赘清除变得十分困难。轻度屈膝挛缩（＜30°）十分常见，对手术操作的影响较小。严重屈膝挛缩多见于类风湿关节炎患者，尤其那些长期不能行走，须卧床或依靠轮椅者，其固定性膝关节屈曲挛缩在 90° 以上，多同时伴有膝内、外翻或旋转畸形，或因前、后交叉韧带的破坏而导致胫骨平台向后移位或半脱位。由于受到侧副韧带、交叉韧带起止点及不同胫骨平台切割面松质骨强度改变的限制，单纯采取多切除胫骨、股骨骨质，不能完全解决屈膝挛缩畸形，而更主要依靠后关节囊松解手术，甚至腓肠肌、腘绳肌、腘窝筋膜的彻底松解，手术难度明显增加。另外，术后发生神经、血管牵拉伤、屈膝挛缩复发等也是值得术前注意并预防的一些问题。

（二）下肢力线与畸形

冠状位上，主要指膝内、外翻畸形。这类患者下肢力线不正常，同时伴有关节不稳。人工膝关节置换旨在恢复下肢力线，平衡周围软组织，重建关节稳定性。铰链式膝假体构造本身具有良好的关节对线和内在稳定性，手术技术比较容易，理论上是治疗严重内、外翻畸形的一种合理选择。但鉴于假体松动、后期感染发生率很高，对这类患者应尽可能采用半限制甚至非限制型人工膝假体。手术难度也随之加大，主要技术关键在于软组织平衡。

轴位上，主要指膝关节旋转畸形。在人工全膝关节置换过程中，股骨假体和胫骨假体的旋转对线是影响膝关节功能和假体寿命的一个很重要的因素。如果使用轴向旋转低限制性假体，旋转对线不良可能导致膝关节半脱位、聚乙烯衬垫磨损加速和断裂。如果采用高限制性假体，旋转对线不良将导致聚乙烯衬垫和钴铬钼合金假体间的撞击，关节功能受限，膝关节和踝关节旋转力线不良，"内八字足"或"外八字足"步态。而且，胫骨和股骨假体之间的旋转对线不良影响着髌骨稳定性和功能。胫骨假体过度外旋，将使髌骨半脱位危险性增加和髌骨外侧过度磨损。相反，过度内旋也会导致髌骨轨迹异常。

（三）骨质缺损

膝关节创伤性关节炎、晚期重度骨关节炎、严重的外翻膝畸形常伴有骨质缺损，是人工膝关节置换术中经常遇到的棘手问题之一。膝内外翻股骨髁破坏缺损、囊性变、单侧髁发育不良、平台塌陷等，严重者可引起膝关节周围软组织附着点骨结构强度减弱，支撑假体的骨质减少，如不能很好地解决，则术后易出现应力集中、假体松动等现象。骨质缺损修复可采用骨水泥充填、植骨、组合式假体和定制假体等方法。可以考虑根据病变程度及术者经验，在合理评估的基础上，术前应做出适当的选择和准备工作，尤其是必要的手术器械及假体的准备。

膝内翻畸形时常常发生胫骨平台前内侧缘骨缺损，而膝外翻畸形中常常发生胫骨平台后外侧缘骨缺损；并根据多年的临床经验，将胫骨平台骨缺损分为包容性骨缺损和非包容性骨缺损，又将非包容性骨缺损进一步划分为倾斜型骨缺损和垂直型骨缺损，根据不同的缺损类型，设计术中截骨，修整后植骨，有利于在人工膝关节置换实践中指导处理骨缺损问题。

股骨髁存在的骨缺损，易使常规截骨中参考的解剖轴线位置发生改变，需要考虑术中如何准确截骨，恢复膝关节正常生物力学特性。如膝关节外翻畸形常常有股骨外侧后髁发育小或有严重破坏等问题，股骨前端截骨时如果仍然以股骨后髁轴外旋 3° 可能造成很大的误差，术中综合参考股骨内外上髁轴或股骨前后轴（AP 轴或 Whiteside 轴）可以更准确地达到膝关节矩形间隙和屈伸平衡，使髌骨轨迹达到最佳。又如对胫骨平台存在的轻度骨缺损，仍可以胫骨平台最低点为参考进行胫骨截骨，而对于缺损较大的情况，就要考虑以胫骨平台最高点进行截骨。不同公司的膝关节手术器械中的胫骨平台截骨指示器兼有两种标志功能，便于术中根据具体情况选择使用，有利于术后恢复关节线高度，减少髌骨并发症。

（四）骨骼质量

骨骼质量分为骨质硬化和骨质疏松。骨关节炎患者，在胫骨平台承受异常应力和磨损最大的部位发生象牙样变性和增厚。骨质硬化妨碍了摆锯对假体植入骨床的顺利截骨，影响切割面平整。同时受硬化骨质阻挡，骨水泥不能很好地渗注到松质骨骨小梁间区。因此，对于骨质硬化区域，常常需要多点钻孔，加强骨水泥渗注来强化假体的固定。正常截骨面处松质骨具有良好的可塑性，截骨面略不平整者，在膝关节置换术过程中，通过对覆盖其表面膝假体施加一定的压应力，可实现松质骨与非骨水泥固定型假体表面多孔层的紧密嵌插。局部骨质硬化患者，即使截骨面平整也只能达到截骨面与假体的表面贴合，而无压配效应。

骨质疏松患者在术中面临的问题远较骨质硬化患者复杂。首先要求术者十分细心，力求避免因操作可能出现的骨质缺损、骨折等。其次，骨质疏松还影响膝周软组织重建时韧带在骨质附着点的结构强度，容易在术中发生侧副韧带止点撕脱性骨折。就骨水泥固定型膝关节假体而言，骨小梁间腔隙的增大，有利于骨水泥的灌注而获得良好的假体固定效果，却不利于非骨水泥型膝关节假体的固定。严重骨质疏松患者膝关节假体以选择骨水泥固定型为宜。

（五）术前

X 线评估：如上所述，膝关节周围骨质疏松、缺损情况是影响 TKA 手术难易程度的重要因素之一。术者应根据膝关节正侧位 X 线片，对此进行认真的术前评估。除此之外，还必须仔细观察关节周骨赘和后关节囊游离体的生长情况，前者能影响术中膝关节内、外侧韧带的平衡，有时也会让术者对胫骨平台骨面的真实大小产生错觉。关节囊后方骨赘、游离体则能影响术后屈膝功能。术前膝关节 X 线检查包括站立位前后位片、侧位片和髌骨轴位相。下肢全长前后位片有利于判断下肢的力线轴，发现有无关节外畸形，判断股骨弯曲情况，决定采用胫骨髓内定位或髓外定位。术前使用假体模板测量有利于判断假体大小和骨缺损的程度，便于术中选择使用。在所有术前 X 线评估内容中，对术侧下肢力线评估是最重要的内容之一。

三、TKA 假体的选择

人工膝关节假体随着对膝关节几何学、生物力学及运动学研究的进展，已设计出多种不同的类型。按固定方式分为骨水泥型和非骨水泥型；按限制程度分为限制型、半限制型和非限制型；按是否模拟半月板功能又分为胫骨平台垫可旋转滑动型及固定型。以膝关节运动旋转轴分类，膝关节为内侧旋转轴，出现了内轴膝关节相应的假体。随着膝关节翻修手术的逐渐增多，需要应对翻修手术以及关节周围肿瘤等出现的系列翻修假体和肿瘤假体。

（一）人工膝关节假体固定方式

固定方式主要分骨水泥固定和生物型固定。随着骨水泥使用技术的不断改进，至今骨水泥仍在膝关节置换术中占主导地位。实践也证明，只要使用方法得当，绝大多数骨水泥固定型假体的临床效果是令人满意的。可见，骨水泥本身确实也存在一些缺陷，虽然骨水泥碎屑可引起远期假体松动这一事实已得到临床证实。非骨水泥固定型假体的设计思想是通过紧密压配合和骨组织长入假体多孔层来达到生物固定效果。使用这种假体对局部骨骼质量和术者手术技术要求较使用骨水泥型假体者高，特别是胫骨平台部分，假体安置必须与截骨面紧密贴合。即使如此，长期临床实践证明，胫骨平台假体的骨长入情况远不如骨水泥更为可靠。此外，术后需推迟负重 4～6 周以便骨组织长入假体孔隙。尽管现阶段仍存在两种不同的假体固定方式，但长期随访资料并未显示两者的临床效果有显著性差异。

（二）人工膝关节假体限制程度及假体选择

限制程度不同的人工膝假体，其临床适应证、术后疗效及并发症均有很大区别，术前能否根据患者病情选择适当膝假体，直接影响后治疗效果的好坏。限制性假体由于术后膝关节只限于单一平面活动，极易引起假体骨水泥骨组织界面应力是数集中，中远期假体松动、感染等并发症发生率很高。这类假体现已极少用于初次膝置换术患者，仅适用于人工膝关节再次置换术、骨肿瘤切除重证术，或有严重骨质缺损、膝周软组织破坏、关节稳定差等病例。

随着手术技术的改进，使得目前大部分膝骨关节炎畸形患者能通过不使用限制型、半限制型膝关节假体得到纠正。目前，初次 TKA 置换根据患者屈曲挛缩程度、内外翻角度、骨缺损的深度、截骨对膝关节内外侧韧带的影响、术前前后交叉韧带的评估，绝大多数可以选择非限制性假体完成初次 TKA 置换手术。按非限制性假体限制程度大小排列，临床上经常使用的主要有两类，即不保留交叉韧带的后方稳定型（如 PS 型）和保留后交叉韧带型（如 CR 型）。对人工膝关节置换术中是否保留膝后交叉韧带，目前仍存有争议。

切除后交叉韧带的优点有：①有利于手术操作，假体固定确切，易清除后关节囊、股骨髁后方的骨赘、游离体、病变滑膜及残余骨水泥；②有利于纠正严重屈曲畸形；③避免髁间撞击症；④减少假体磨损。缺点是：①增加假体 - 骨水泥 - 骨组织界面应力；②易出现胫骨后方半脱位、脱位；③影响膝屈曲度；④安装替代后交叉韧带的后稳定型膝假体时，常需增加股骨髁远端的骨质切除量。以 PS 型假体为例，其股胫关节面为轮 - 槽式接触，即平台假体关节面的曲率半径与股骨髁相匹配。因此，当这类膝假体受到水平方向应力时，股骨髁不能前后平移，只能顺平台曲度向前、后上方移动，这样引起内、外侧副韧带拉伸过紧，由此水平应力转换成垂直方向作用于假体骨组织界面，增加界面间剪切力。另外，轮-槽设计使膝屈曲过程中滑动成为股骨髁、胫骨平台间主要的运动形式。屈膝至一定程度时，发生平台后部突起与股骨后髁相抵触。影响膝关节的进一步屈曲。

保留后交叉韧带的优点是：①维持膝后方稳定；②分散水平应力，减少假体 – 骨水泥 – 骨组织界面应力集中现象；③减少平台后部突起与股骨后髁撞击，为设计大屈曲度膝假体提供条件。缺点是：①手术显露不方便，膝周韧带平衡困难，手术技术要求高；特别是高度屈膝畸形的患者，很难达到彻底矫正畸形的目的。②"跷跷板"现象。保留后交叉韧带的平台假体，多较为平坦，因此膝关节屈伸过程中，股骨髁在胫骨平台上前后滚动，平台载荷区也就前后转换，容易引起假体松动。③这类假体内在限制性小，在关节韧带薄弱时，易出现膝半脱位。④增加磨损。保留后交叉韧带膝假体，平台关节面往往曲度很小，水平应力可为膝周韧带吸收。股骨髁在屈膝过程中，以滑动、滚动方式向胫骨平台后方移行，换言之，胫骨平台移向前方，因此避免了平台突与股骨后髁的撞击。当然，这类假体股胫关节面形合度小，近似

于点 – 点接触，使压应力相对集中而加重假体的磨损。

由上可见，膝假体后交叉韧带保留与否各有利弊。在正确掌握各类假体优缺点的基础上，术者可根据自己的使用经验和配套器械做出选择。笔者的经验是：①对年纪较轻的患者，尽量保存结构正常的后交叉划带，最大限度地维持膝关节自然稳定性，减少假体 - 骨水泥 - 骨组织界面异常应力；②对年纪较大的患者或对高度屈膝挛缩、内外翻畸形或有后交叉韧带病变缺损者，应首选 PS 型膝关节假体。③对 TA 年手术量小于 30 例的手术者，考虑到对膝关节软组织平衡的手术理解，建议选择 PS 型膝关节假体，降低手术难度。

随着 TKA 技术的广泛开展，手术技术的进步，软组织平衡问题在大多数关节外科医师面前已经不是技术障碍。近年来，对膝关节功能的基础性研究及前交叉韧带的再认识，充分认识到前交叉韧带在膝关节运动学及本体感受器的重要意义，CR 假体也得到了临床手术者越来越大的认可，重新焕发了新的活力，用于初次置换的数量也随着增多（图 12-11，图 12-12）。

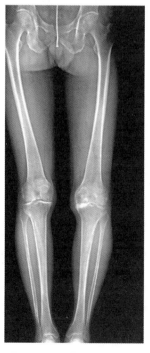 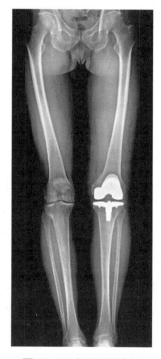

图 12-11　术前下肢全长　　图 12-12 术后下肢全长

第七节 关节融合术

关节融合是用手术的方法使有严重病变的关节（如关节破坏、不稳、疼痛、畸形等）永久骨性融合于功能位。其目的是消除疼痛、稳定关节，或促使关节病变稳定和痊愈，使整个肢体恢复一定的功能，以满足患者日常生活和工作的需要。但融合后关节的活动将完全消失，这会给患者的生活带来一定的困难。因此，患者多不愿接受这一手术。尤其是人工关节置换术的兴起和广泛应用，关节融合术（arthrodesis）的应用范围日渐缩小。人工关节置换虽然有保持关节较好活动功能的优点，但日后的磨损、松动、断裂等并发症的发生，至今仍是棘手且难以解决的严重问题。相比之下，关节融合术有无痛、稳定和耐久的极大优点，对年轻患者、体力劳动者仍不失为一种较好的治疗方法。因此，是否施行关节融合术，应根据病情需要、患者工种、关节部位、患者年龄及其要求做全面分析，权衡利弊后再抉择。

膝关节融合术的方法很多，但一般是切除病变关节的关节囊和关节组成骨的软骨面，使粗糙的骨面对应并紧密接触，辅以松质骨填充残留腔隙，结合外固定或内固定，造成关节骨性愈合以达到固定的目的。

膝骨关节炎融合术适应证：膝骨关节炎患者，关节严重破坏、失稳、畸形、功能障碍或顽固性疼痛；影响日常生活与工作，经非手术治疗无效，又不适宜施行其他成形手术治疗者，或施行其他关节成形手术、人工关节置换术失败者。

第十三章 膝关节手术并发症预防 及术后康复锻炼

第一节 关节镜清理术常见并发症预防及术后康复锻炼

一、常见并发症

（一）关节内积液积血

关节内积液积血多发生于凝血机制异常、外侧支持带松解术、大面积滑膜切除术、半月板切除术后等。据研究，关节内积液积血占全部并发症的60.1%，是最常见的关节镜清理术并发症。关节镜术后的积液，无论浆液性或血性，在关节未制动情况下，随着关节的持续活动，有扩张关节囊的趋势；少量的或没有引起明显不适的浆液性积液可采用促淋巴回流、弹力包扎、服用非甾体抗炎药非手术治疗；如果积液在术后数小时即出现且引起关节明显肿胀感，可行经皮穿刺抽吸；若积液持续不退，可在采用经皮穿刺抽吸后，关节内注入皮质类固醇（严格无菌操作，防止关节感染）。如果患者主诉关节剧烈疼痛且肿胀明显，经皮穿刺抽吸仍不能解除症状，可考虑采用关节镜下再次行关节灌冲洗。而对于已有长达数月的慢性关节肿胀，往往是关节广泛退行性变的表现，不是关节镜术后并发症。关节内积液积血在抽吸后，往往需关节制动一段时间，应注意及时行功能锻炼，防止关节粘连的出现。

（二）感染

膝关节镜术后发生感染，处理起来非常棘手，但需与关节滑膜激惹征相鉴别膝关节功能；另1例关节感染控制后，发生关节。关节感染多发生在术后1～5天，白细胞多大于25 000，C反应蛋白（CRP）和红细胞沉降率（ESR）异常升高，有明显的全身和局部不适；而关节滑膜激惹征的临床症状多在术后几小时即出现，体温正常，白细胞多小于25 000，CRP、ESR轻度升高或正常。金黄色葡萄球菌是膝关节镜术后发生感染最常见的致病菌，占50%。现针对膝关节感染，主张在积极加强全身抗感染药物应用的同时，对关节内受累组织进行关节镜下清理，关节冲洗引流。本研究中采用标准前内外侧入路结合后侧跨后纵隔入路进行全关节腔室的滑膜和病变组织清理，可以将膝关节后室靠近后纵隔部位，后内侧室和后外侧室顶部、半月板体部和后角交界部等常规关节镜检查操作的盲区病变组织清理干净。半月板下方，特别是外侧半月板下方，是容易遗漏的部位，需仔细清理。半月板上、下滑膜彻底清理后有可能影响半月板与周围关节囊的连接，必要时需行半月板原位缝合。感染关节滑膜组织的清理顺序宜先清理膝关节前室，接着清理膝关节后室，最后清理髌上囊。因为髌上囊滑膜切除后，在股骨和膝关节前侧将造成大量灌洗液充盈，会影响膝关节的屈曲及后室的清理。一旦关节感染症状得到控制，应尽早行关节康复锻炼，避免关节粘连的发生。

（三）关节弹响

关节内遗留弹响感多是由关节内胫股或髌股关节面不平和关节内有残留半月板或软骨碎片所引起，前者位置感多固定，而后者弹响位置感常随碎片的游走而变化。对于关节面不平引起的弹响、无明显关节疼痛和积液的游走性弹响，可采用关节内注入透明质酸钠非手术治疗。若弹响伴有关节疼痛、积液或绞索，则需考虑再行关节镜清理术。为彻底清除关节内游离碎片，需完全检查膝关节各腔室，尤其是后内、后外侧室。针对关节内游离碎片，除常规前内外侧髌旁入路外，加用跨后纵隔入路进行检查，能清晰显露全部膝关节腔室，仔细清理所有残余碎片及不稳定的关节软骨区后，活动关节以发现不稳定的软骨片，然后对各腔室进行冲洗，效果满意。

（四）术后疼痛

切口区域疼痛可由局部神经损伤或组织粘连所致。神经损伤较多发生于隐神经的髌下支，行前内侧入路切口时容易损伤；由于隐神经髌下支多与静脉伴行，故行皮肤切口时在关节镜光源辅助下避开静脉阴影就可以减少该神经损伤的概率。也可参考解剖标志来确定避免损伤隐神经髌下支的范围：在髌骨中部水平距离髌骨内侧缘不超过 30 mm，在髌骨下极水平距离髌骨内侧缘不超过 10 mm。

（五）术后血栓

下肢深静脉血栓一直被认为是膝关节镜术后较为罕见的并发症。在临床上，下肢深静脉血栓常常难以被诊断，并且有发展成肺动脉栓塞的风险。血栓形成后综合征是下肢深静脉血栓发生后的常见后遗症，静脉瓣膜受到损害，并最终导致下肢功能不全。膝关节镜术后形成 DVT 的直接影响因素有很多，如术中止血带的使用、术后的卧床以及患肢的制动、术中器械对邻近血管的损伤等。

二、术后康复锻炼

术后用软枕抬高患肢约 20 cm，保持膝关节接近伸直位。伤口处用冰袋冷敷以减少出血肿胀和疼痛。

术后第 1 天指导患者开始患肢肌肉收缩活动训练，行缓慢全范围屈伸踝关节：5 min/ 组，3～4 组 /d；股四头肌等长收缩：用力伸膝，但不产生伸膝动作，大腿肌肉绷紧保持 5 秒，放松 2 秒为 1 次，50 次 / 组，3～5 组 /d；绳肌等长练习：患腿下垫枕头，足跟用力下压保持 5 秒，放松 2 秒为 1 组，300 组 /d。训练量以不引起疼痛和劳累为度。

术后第 2 天，逐渐加大肌肉训练的强度及次数，开始进行直腿抬高训练：患者仰卧位、膝关节伸直，抬高下肢至足跟离床 15 cm 处，保持 5～10 秒后放下，30 次 / 组、3 组 /d。直腿抬高不仅能够促进相关肌群肌力的恢复，早期还有助于患肢静脉回流，是锻炼肌力的主要方法。患肢膝关节活动度练习：患者坐位，患膝下放一圆筒，然后勾脚将膝伸直，保持 10 秒放下，放松 5 秒，反复进行，5～10 min/ 组，3 组 /d。

术后第 3 天，在原有锻炼的基础上，开始屈膝功能锻炼，行膝关节连续被动活动练习，范围从 30° 开始，1 h/ 次，2 次 /d。根据患者对疼痛的耐受程度，逐日增加 5°～10°，达 100°～110° 为止，60 min/ 次，2 次 /d。

术后第 4 天至 1 周，进行抗阻内收与外展的等长肌力训练，在疼痛允许的情况下可以进行负重活动和膝关节的伸屈活动，但是切忌忍痛强行伸屈膝关节，以免加重滑膜充血水肿。根据病情及耐受情况撑双拐部分或完全负重，可借助助行器进行步态练习，训练患者的平衡能力。

术后 1 周，开始靠墙静蹲练习：后背靠墙，双足分开与肩同宽慢慢下蹲，至屈膝 45°～60°，使胫骨与地面垂直，以免在手术部位上产生过大的压力，然后再返回站位，2 min/ 次、间隔 5 秒，5～10 次 / 组，2～3 组 /d；立位勾腿练习：抗阻屈曲膝关节到无痛的最大角度保持 10～15 秒，每组 30 次 / 组，4 组 /d。

患者出院后继续康复锻炼，针对不同时期、不同患者制订合理的康复锻炼计划，使患者出院后能主动按要求进行康复锻炼。

出院后指导患者进一步加强关节活动度及肌肉练习，以提高关节控制能力及关节的稳定性。最终使膝关节功能适应性恢复，保持运动能力及水平。①强化肌力练习，继续做好股四头肌、腘绳肌及直腿抬高训练，2 次 /d、30 min/ 次；加强膝关节屈伸活动的主动或抗阻力训练，逐步进行患侧单腿 45° 位半蹲练习，5 min/ 次，4 次 /d；同时进行本体感觉训练，骑固定自行车，每次 30 分钟，2 次 /d。②主动屈伸膝关节至全范围与健侧相同，如上下楼梯，骑自行车，开始慢跑或游泳，进行跪坐、蹬踏练习。进一步加强患肢负重训练，逐渐增加负重力量，直至可以完全负重站立行走，全面恢复日常生活各项活动。但要避免剧烈的体育活动，达到完全康复需 4～6 个月的时间。

注意事项：进行锻炼时应循序渐进，运动强度由小到大，时间由短到长，动作组合由简到繁，由易到难。以主动锻炼为主，被动为辅，二者相结合。锻炼时必须有家属陪护，以保证患者的安全。经常询问患者的感觉，并根据患者的反应调整训练强度。进行锻炼时应持之以恒。运动疗法特别是主动运动具有良好的积累效应及远期作用，时间越久，效果越好，因此要坚持长期锻炼。

第二节　膝关节周围截骨术常见并发症预防及术后康复锻炼

一、常见并发症

（一）神经血管并发症

由于腓骨近端截骨术或胫骨高位截骨术常进行腓骨截骨或胫腓关节分离，腓总神经损伤时有发生。腓总神经损伤，不论是感觉支、运动支或两者，是术后最常报道的神经血管并发症，发生率 0 ～ 20%。腓总神经贴近腓骨头颈是一个原因，还有一些其他解剖和手术因素。导致此并发症的两个直接因素：是腓骨截骨较高时腓骨截骨或显露过程中直接损伤神经，二是由于止血不彻底和引流不充分导致的间室压力过高。还有两个相关因素：止血带的使用使得神经敏感，以及畸形矫正过程中的神经牵拉。腓骨截骨的位置与导致腓神经麻痹有显著的因果关系。最常见的是长伸肌受累引起的。解剖研究显示一些分支靠近这块肌肉和腓骨膜，腓总神经的运动支出现在腓骨头远端 70 ～ 150 mm 的位置。若想避免损伤发生，要么分离上胫腓关节，要么在腓骨中部和远端 1/3 之间截断腓骨以避免损伤腓总神经，或保持 EHL 主体的完整性。胫前动脉的伤害更常见，可能与这个血管起源较高相关，造成动脉直接与胫骨后方的皮质相连，而且由于截骨中尖橇插入造成损伤。腘动脉和神经被腘肌腱和胫后肌保护，因此，必须在骨膜下胫骨皮质后方置入尖橇。在后方放置好尖橇为腘动脉和神经增添了一层屏障。另外，股骨远端内侧闭合楔型截骨，截骨线常常位于内收肌管的下方，如果刀口往上延伸，有损伤股动脉血管的危险。术中应注意血管与截骨线的位置关系，避免血管损伤。

（二）筋膜室综合征

筋膜室综合征是进行胫骨高位截骨时需要始终警惕和关注的一个并发症，虽然它并不是常见并发症。截骨术后间室内压增加，导致可能出现前间室筋膜室综合征。需要特别注意液体外露导致筋膜室综合征的可能性。如果使用了止血带，需要放气，然后在关闭切口前彻底止血，并放置引流以降低间室压力。

（三）继发骨折

截骨部位术中发生骨折常发生于胫骨高位截骨患者。截骨的目的是制造一个可控的骨折，既可以达到矫正畸形的目的，又有利于骨折的稳定和愈合。截骨时在距离截骨对侧皮质 5～10 mm 处停止截骨，在对侧保留合页。保留内侧皮质的合页既能提供稳定性，又能使胫骨骨块获得最大的接触面积。在截骨矫正关闭合页时会出现两种情况：合页处出现弹性形变，或合页处出现骨折。骨折既可以向对侧皮质延续，也可能进入关节区域成为这个手术的并发症。这是不希望出现的情况，它可能导致截骨近端的不稳定，从而影响总的角度矫正，可以引起畸形愈合或不愈合。降低这个并发症需要保留 5～10 mm 的骨性合页，慢慢关闭合页以使骨放松应力。截骨线的顶端距对侧皮质 10 mm 距平台 20 mm 时，通过克氏针钻孔来降低合页部位的应力，可以明显减少皮质骨折的发生。这是需要矫正角度大时降低骨折发生率的方法。一旦发现了骨折，首先根据影像学情况判断截骨是否能够保持稳定，或需要增加固定以获得稳定。同时需要保证正确的力线。如果截骨获得固定后骨折对位良好、稳定，则标准的内固定就足够了。在矫正到要求的力线时，如果外侧皮质发生移位或张开，则需要先行临时固定，再继续调整力线。

（四）感染

膝关节周围截骨的感染发生率为 0.8%～10.4%。大部分是浅表的伤口感染，通过口服抗生素可以成功控制。深部的感染更困难，可能需要冲洗、清创并静脉使用抗生素。具体可以参照内植物感染的诊断及处理相应的原则。

（五）截骨延期愈合和不愈合

保障愈合的手术技术要点包括：避免内侧壁的骨折，保留骨膜的合页，截骨位于干骺端，截骨端的加压，保障截骨面的良好对合，避免锯片的热损伤，使用坚强的内固定等。需要考虑的预防截骨不愈合的因素包括一般状况，例如吸烟、周围血管疾病、营养状态，严格地服从术后康复流程，以及合发并症，例如糖尿病等，同样对选择合适的患者很重要。然而，截骨术后不愈合始终存在，治疗通常包括使用自体骨的植骨、使用更坚强的固定装置进行翻修，例如锁定钢板或加压型外固定；同样可以考虑使用辅助用品例如骨形态蛋白和电刺激。治疗主要是非手术治疗，包括推迟负重时间、下肢石膏固定和使用骨刺激仪以促进愈合。

（六）矫正不足和畸形复发

胫骨高位截骨的结果强烈依赖矫正的程度。矫正不足，导致临床效果差，内翻复发；矫正过度，则导致外侧过度负荷，加重外侧间室的关节炎。术中的矫正不足或固定失败，导致内翻复发，继而导致关节炎的进展和加重，导致手术的失败。虽然有多种传统截骨技术，但没有某项技术可以可靠地判断术中的矫正程度。大部分的矫正基于术前计划数据和术中忠于术前设计计划的手术操作以获得需要矫正的程度，因此，准确和一丝不苟的术前计划很重要。

（七）血栓性疾病

术中截骨、植骨、锁定钢板固定对术侧肢体造成较大伤害，可能直接导致相关静脉的损伤，如胫后静脉。手术创伤导致剧烈的肢体甚至全身炎症反应，强烈的炎症反应可能导致机体的高凝状态，最终导致血栓的形成。止血带的使用对血栓性疾病的发生没有明显影响。胫骨高位截骨术后抗凝的使用尚缺乏规范，基于深静脉血栓较高的发生率，需要制订一个类似膝关节置换术后抗凝的抗凝标准。

（八）胫骨平台后倾变化

截骨术后胫骨平台后倾的变化日益受到重视，研究发现术后胫骨后倾会降低。胫骨平台后倾的降低会影响到膝关节的稳定性，导致膝关节过伸，后交叉韧带负荷增加。后倾减少可能源自去除胫骨后方骨块比较困难，以及对后方结构的担心，因此后方去除的骨质少于前方。后倾的变化可以通过术中对手术细节的关注得到解决。

（九）转换成全膝关节置换

胫骨高位截骨术后转换成全膝关节置换的结果仍存在明显的差异。与初次全膝关节置换术相比，胫骨高位截骨术后改行全膝关节置换术手术难度更高，需要考虑多个因素，包括胫骨高位截骨术后髌骨位置、伤口愈合的问题、胫骨近端解剖畸形、残留的内固定等。任何一个或多个问题都会使全膝关节置换术技术更困难，影响长期的结果。闭合楔形胫骨高位截骨术后髌骨低位的出现是髌韧带瘢痕和继发的挛缩引起的，而不是去除骨质后骨结构重排的结果。胫骨高位截骨术后髌骨低位的问题，增加了后续全膝置换的难度，包括髌骨翻转和显露，需要增加外侧松解，同时也增加了髌韧带撕脱的风险。胫骨近端的瘢痕也增加了显露的难度。髌骨低位改变了胫骨高位截骨术后膝关节和关节置换后膝关节的髌股关节生物力学，可能影响临床结果。截骨术后会出现胫骨近端的解剖畸形，这通常导致胫骨后倾减小，外侧骨质减少。这些畸形在进行全膝关节置换时必须考虑到。普通的假体通常够用，但是偶尔面对骨量不足时，需要使用翻修假体，特别是需要延长杆。大角度的胫骨近端矫正会导致延长杆撞击胫骨外侧皮质，或需要使用改良的或带偏距的延长杆。伤口问题也需要考虑，特别需要关注瘢痕处出现皮肤坏死或既往伤口和全膝关节置换术切口之间皮桥出现坏死。同时需要考虑是否需要取出手术时使用的内固定，是否需要一期进行全膝关节置换术或需要分期。

二、术后康复锻炼

注意事项：屈伸膝练习每次 15 分钟，上午、下午各一次，避免多次练习；练习后务必冰敷 30 分钟，以免患膝肿胀。训练中出现疼痛为正常现象，若训练结束后 30 分钟疼痛缓解，则不会造成损伤。如关节红、肿、热、痛持续严重，屈曲角度长时间（＞2 周）无进展，及时复查。因手术情况各不相同，康复计划仅作为方向和方法性指导，最终意见以手术医师为准。

（一）早期（0～6 周）

1.手术后当天：麻醉消失后立即进行以下练习以预防下肢血栓等术后并发症，促进康复。

（1）踝泵练习（重要！）：踝关节缓慢、有力、全范围的屈伸活动，每日 500 次以上。此练习贯穿康复始终。

（2）股四头肌收缩：大腿前侧肌肉用力收缩、放松，每日 500 次以上。此练习贯穿康复始终。

2.手术后 1 天至 4 周

（1）在上述练习的基础上，在膝关节支具保护下，增加直抬腿练习。膝关节伸直抬离床面 15°，每天 30 次，每次持续到力竭。此练习贯穿康复始终。

（2）屈膝练习：约 2 天拔除引流管后，在疼痛耐受范围内进行膝关节缓慢反复屈伸练习，术后 1 周、2 周、3 周、4 周、6 周被动屈膝角度分别达到 60°、70°、80°、90°、120°。每次 15 分钟，上午、下午各一次。练习后冰敷 30 分钟。屈伸膝过程中脚后跟始终不要抬离床面。

（3）推髌骨练习：约 2 天拔除引流管后，左右上下活动髌骨，每次 5 分钟，上午、下午各一次。

（4）前 4 周佩戴膝关节支具不负重行走。

（二）中期（4～12 周）

（1）继续练习以上内容。

（2）4 周后，可以主动屈膝；8 周屈膝角度完全恢复正常。

（3）6 周后视胫骨截骨处愈合情况（拍膝关节 X 线片），患肢可部分负重，过渡 2 周逐步扔拐，正常行走。如果股四头肌肌肉力量恢复良好可以去除支具（合并软骨损伤、半月板切除或缝合的患者的负重行走酌情延后）。

（4）8 周后，单腿站立练习：健侧足部抬起不着地，依靠患肢站立。可以每次 20 秒，5 次 / 组，每次之间休息 20 秒，4 组 /d；根据自身状况逐渐增加每次时间。

（5）术后 10～12 周，借助平衡球等器具在陪护的保护下进行本体感觉练习以恢复本来的协调运动能力。

（三）活动恢复期（12 周后）

（1）如能耐受慢走，而且没有疼痛和肿胀，即可在耐受范围内逐步快走。

（2）慢跑宜在术后 6 个月复查后再决定是否开始。

（3）完全康复后尽量减少上下楼、爬山、蹲起、蹲便或者长期跪地等动作（重要！）。

注：屈膝的方法有 90° 内仰卧屈腿，90°～105° 坐位垂腿，100° 以上仰卧垂腿，120° 以上可坐位抱腿。

第三节　单髁置换术常见并发症预防及术后康复锻炼

一、常见并发症

（一）垫片脱位

垫片脱位是单髁膝关节置换术（UKA）最常见的早期并发症，也是导致翻修的主要原因之一，特别是活动平台。垫片脱位常见诱因为外伤，也有部分由于过度屈曲及其他不当的锻炼或活动方式导致，其主要原因包括屈伸间隙不平衡、术中韧带松解过度、垫片与假体或骨水泥发生撞击、内侧副韧带损伤继发的内侧间室不稳定、假体的松动等。除此之外，脱位与衬垫设计也有关系，非解剖型衬垫在膝关节屈曲时可发生旋转，因此相比解剖型脱位率高。预防及处理措施：术中可应用"S"拉钩充分避免膝关节内侧副韧带（MCL）损伤，放置假体时充分清理骨水泥及增生骨赘以及选择合适的衬垫，以获得良好的屈伸间隙，可有效降低假体脱位发生率。术后根据并发症发生的原因进行针对性治疗，如果因 MCL 损伤导致内侧间室不稳定则应该行手术治疗修复或重建 MCL。如果是由骨水泥或骨赘撞击引起的，可用关节镜对撞击点进行清理。如果症状相对较轻且假体无松动，可以单纯更换垫片。若症状较重或更换垫片后再次脱位则应尽早行全膝关节置换（TKA）翻修术。

（二）假体松动

早期导致假体松动的相关因素包括年龄较小、超重、垫片偏厚、内翻畸形和胫骨后倾较大等。假体松动的原因主要包括术中截骨不够精确，股骨髁假体位置不良甚至外翻，假体与骨面之间没有紧密贴合，软骨处理不彻底，骨水泥固定不牢固等。此外，衬垫磨损产生的微小的聚乙烯颗粒，可引起骨溶解进而导致假体松动。据报道，股骨假体部分更容易出现松动。早期大多 UKA 股骨假体采用单柱固定，容易出现应力集中，这也许是其易出现假体松动的原因，目前临床上多采用股骨双柱假体，可降低此类并发症的发生。预防及处理措施：为预防股骨假体松动，安装假体时可常规对股骨钻多个小孔，增加骨水泥与骨质之间的接触面积，以便形成强大的微观绞索，从而达到牢靠的固定效果，但其长期效果尚需评估。固定平台 UKA 的垫片匹配度低使其承受的接触应力较大，更易发生胫骨假体松动或下沉。一旦发生假体松动或下沉，可单纯更换股骨侧或胫骨侧假体，但是临床上更倾向于选择 TKA 进行翻修，对于存在骨缺损可以用自体骨移植修复。

（三）垫片磨损

聚乙烯垫片磨损与垫片所使用的材料和术后机械轴密切相关。磨损常发生于术后 6～10 年，发生率占所有并发症的 3.3%～3.7%，多发生于固定平台假体。预防及处理措施：为了防止垫片的磨损或破坏，应使用足够厚度的高质量聚乙烯垫片，同时注意避免造成术后过度的内翻。活动平台或固定平台单纯垫片磨损时，可通过更换垫片处理，但大多数情况下常改为 TKA。

（四）假体周围骨折

UKA 术后的假体周围骨折相对少见，假体周围骨折的发生率仅为 0.4%。与 TKA 后的骨折不同，大多发生在胫骨髁周围。这可归因于胫骨近端承载的压力和负荷增加，即单位面积的压力增加。此外，胫骨假体型号偏小、矢状面截骨时倾斜角度过大损伤后方骨皮质等都可能引起假体周围骨折。预防及处理措施：UKA 术后的胫骨髁骨折如果假体未出现松动，可以按照创伤进行处理，若骨折移位不明显，可制动给予保守治疗；若骨折伴有明显平移或畸形，可行切开复位内固定术。如果存在骨折严重移位、骨折不愈合或假体松动，需要转为 TKA。

（五）对侧间室关节炎进展

对侧间室退行性关节炎进展是 UKA 失败的主要原因之一。但这种并发症可能与生活方式、对疼痛的敏感性、膝关节内翻和随访时间密切相关。手术时过度校正机械轴也可能导致外侧室的退行性改变。有研究表明，如果校正过度超过 5°，对侧正常间室负荷会相应增加 50%～100%，其失败率是其他病例的 6 倍。聚乙烯衬垫磨损产生的大量微型颗粒刺激了膝关节周围滑膜的增生，从而损坏了外侧间室关节软骨。对侧间室关节炎的进展早期通过 X 线显示外侧关节间隙狭窄和骨赘形成，最终导致疼痛、软骨下硬化和关节间隙丧失。预防及处理措施：术前根据患者下肢全长片计算出术中需要纠正的力线角度，术中做到精准截骨，避免纠正过度。术后患者减少重体力劳动，也能有效减缓关节炎的进展。对于 UKA 术后出现对侧间室关节炎的患者，行 TKA 翻修术是有效的治疗手段。

（六）MCL 损伤

MCL 是膝关节最重要的结构，它决定了 UKA 术后屈伸间隙，并显著影响膝关节和假体的稳定性。预防及处理措施：外科医师应在手术过程中尽可能注意保护 MCL，并确保骨与假体边缘平整，不会磨损到 MCL，以防止 MCL 的慢性损伤。根据损伤的程度，早期修复、加强韧带重建或转化为 TKA 可视为一种治疗选择。胫骨假体的边缘悬空或过厚的聚乙烯垫片导致慢性 MCL 损伤，由于这些病例大多合并垫片脱位，因此进行了 TKA。

（七）术后感染

与 TKA 相比，UKA 术后感染的风险明显较低，因为它采用一个相对较小的切口，最小的关节暴露和骨切除术，对邻近软组织造成的损害较少。UKA 术后感染对膝关节置换患者无疑是灾难性的，对患者来说不仅花费增加，也要做好长期治疗的准备。但是随着医疗技术及无菌观念的不断提升，UKA 术后感染率不断下降。UKA 术后感染主要由患者自身原因及医疗人员的操作不当导致。患者自身原因主要包括自身抵抗力低下、糖尿病、身体其他部位存在感染等。术中无菌操作不严格、冲洗截骨碎屑不彻底、术后引流不畅等都可能引起感染。预防及处理措施：完善患者术前相关实验室检查，尤其是感染指标的控制，对预防术后感染非常重要。术中严格无菌操作，如果手术时间过长，术中可考虑追加抗生素，术后合理应用广谱抗生素，按时换药，保持切口清洁干燥等都可以有效预防 UKA 术后感染。术后引流管的存在也是引起感染的一个重要因素，因此术后在引流量较少的情况下尽早拔除引流管，也能减少感染发生的可能。针对早期或急性期感染，可给予关节镜进行冲洗，并配合应用敏感抗生素。如果急性感染不能控制或形成慢性感染，则应取出假体，尽早进行翻修手术。

（八）不明原因疼痛

此并发症约占据所有 UKA 术后并发症的 14%，是一个难以解决的并发症。在针对 UKA 翻修病例的研究中发现，术后疼痛大多与假体安放位置不佳、软组织处理不当等有关，然而仍有一部分病例无法找到疼痛的原因。不明原因的疼痛在 UKA 术后的发生率是 TKA 的 2.56 倍，有报道称不明原因的疼痛可能是由于胫骨近端应变和术前软骨下骨髓水肿、弹响综合征造成的，但仍需进一步研究证明。除此之外，有学者认为内侧间室的骨质硬化也可能导致术后的疼痛。预防及处理措施：针对术后膝关节周围疼痛，如果能明确其病因，则应给予对因治疗，也可行关节镜进行探查处理相关问题，如果不能解决问题则需翻修。针对原因难以确定的疼痛则优先采取保守治疗，给予口服镇痛类药物、物理治疗等进行对症治疗。如若长期保守治疗无法缓解疼痛或患者不能耐受长期口服药物，则应根据患者情况及早进行 TKA 翻修术，以便从根本上解决问题。

（九）关节强直

在 UKA 后强直发生率低于 TKA 后，因为微创切口使瘢痕形成减少，对伸膝装置和髌上囊造成较小的损害。术后疼痛导致关节屈伸锻炼延迟是其原因之一，预防及处理措施：术后在镇痛模式下，早期进行膝关节屈伸锻炼。一旦强直，可考虑麻醉状态下手法松解，如松解不满意则需要在关节镜下清理关节内纤维组织和瘢痕组织。

二、术后康复锻炼

运动疗法包括：①肌力训练。术后第 1 天开始进行直腿抬高训练，训练股四头肌肌力，记录股四头肌肌力达到 3 级的时间，以患肢可自主抬离床面为准。②踝关节背伸训练。术后嘱患者自主行踝关节背伸活动，以预防下肢并发症的发生。③膝关节伸直训练。术后膝关节伸直滞缺患者给予患膝压沙袋或跟腱垫高以使膝关节悬空的方法行伸直训练。④关节活动度训练。术后第 1 天开始，患者自行屈曲膝关节，以利用小腿自重逐步增加膝关节屈曲活动度或者患者坐床边，患膝自然屈曲，利用健侧下肢给患肢加压的方式增加膝关节屈曲活动。⑤部分负重和行走训练。术后股四头肌肌力达 3 级以上即可下地，在助行器帮助下部分负重和行走，助行器一般建议使用 6 周。

第四节　人工全膝关节置换术常见并发症预防及术后康复锻炼

一、常见并发症

（一）感染

感染是所有外科手术的并发症之一。但是，人工全膝关节置换（TKA）术后感染是最严重的并发症之一。若感染处理不当，可能会对患者造成毁灭性打击。引起感染的原因有：患者体内的感染性病灶；术中因手术操作不当，或手术室细菌污染；患者体质因素（糖尿病、高血压、肿瘤、关节内注射类固醇类消炎药史等）；手术时间长短及是否双膝置换、术中剥离程度等。关于术后感染的治疗，需要根据患者的身体状况、感染的分期、有无窦道形成、假体及内固定物的影响综合选择不同的手术方式。目前常用的手术方式包括关节镜清理加置管冲洗引流术；切开清创灌洗引流术；清创加假体一期置换术 / 二期置换术甚至关节融合术，截肢术等。采用计算机辅助设计及三维打印技术制作出个性化的抗生素骨水泥间隔器治疗人工 TKA 术后感染，能提高关节活动度，限制瘢痕形成，避免软组织挛缩，提高了间隔期患者的生活质量，也有利于二期翻修。

（二）术后血栓

下肢深静脉血栓（deep vein thrombosis，DVT）形成是人工 TKA 后常见的并发症，其形成是血液在深静脉内不正常地凝结，属静脉回流障碍性疾病，可继发远期下肢深静脉功能不全和致命性肺栓塞、脑栓塞，是一种严重的围手术期并发症。下肢深静脉血栓的发生的原因包括：①血液高凝状态；②血管内膜损伤；③血流淤滞等。目前，临床对 DVT 预防和治疗主要采用中医药应用和早期护理干预。主要包括：基础教育，物理预防通过穿弹力袜、气压治疗、踝泵训练等促进血液回流，口服利伐沙班或阿司匹林或波立维或注射低分子肝素等其他措施，可以有效预防下肢深静脉血栓的形成。一般人工膝关节置换术后需要常规预防下肢深静脉血栓形成，如果伤口无明显渗血，无出血禁忌，临床常用低分子肝素皮下注射，出院后需要口服利伐沙班等预防血栓药物。术后预防血栓的时间根据术后康复时间而定，一般需要35天左右。

（三）腓总神经损伤

腓总神经麻痹在 TKA 术后罕见，主要发生在严重外翻膝术后，是严重的并发症之一，发病率为 0.3%～4.0%。研究认为，造成麻痹的原因包括：①膝关节外翻屈曲畸形；②伤口血肿压迫；③硬膜外神经阻滞麻醉；④止血带使用时间过长及术后加压包扎过紧；⑤手术操作不当引起的直接损伤；⑥后期假体松动或聚乙烯垫的磨损及移位压迫腓总神经；⑦周围神经病变病史，脊髓病史，椎板切除手术史。因此，手术医师应了解腓总神经麻痹的具体原因，熟悉局部解剖结构层次与毗邻是防止腓总神经麻痹的基本要求，同时应掌握在关节畸形、不同程度屈曲畸形时，包括腓总神经在内的局部解剖结构的相应变化；手术过程中谨慎规范操作，可以有效预防损伤的发生。

（四）术后疼痛

慢性疼痛是 TKA 后常见并发症，是导致患者降低手术满意度的重要原因。其原因包括：①关节外因素。髋关节病变导致的膝关节牵涉痛，腰椎病变神经源性疼痛，其他关节外因素（神经瘤及血管疾病、股四头肌肌腱炎、髌韧带肌腱炎、胫骨髌骨疲劳骨折、假体周围骨折、异位骨化等）。②关节内因素。感染膝关节粘连、僵硬，复发性膝关节内积血；髌骨软骨溶解，金属过敏、膝关节不稳，假体安放位置不良及假体失败，伸膝装置问题，软组织因素。③患者自身特性（年龄、性别、心理）。目前，对于慢性疼痛的预防与治疗，主要是通过术前术后镇痛药物应用、中医药应用、物理疗法等方式，并取得满意效果。例如应用"鸡尾酒"式镇痛混合剂（吗啡＋罗哌卡因＋复方倍他米松注射液＋肾上腺素＋生理盐水稀释）有效缓解全膝置换术后早期疼痛；应用中医药镇痛方案（中药内服＋推拿＋电针）可以减少运动状态疼痛，改善术后早期关节活动度，促进膝关节功能康复。

（五）假体周围骨折

TKA 后周围骨折可以包括股骨、胫骨和髌骨，最常见的是股骨髁上骨折。假体周围骨折大多与骨质丢失和假体松动造成膝关节不稳有关，摔伤也是引起骨折的一个重要原因。假体周围骨折的治疗目标是在患者无痛的情况下恢复膝关节的稳定性，恢复膝关节原本的力线结构和活动范围（>90°），改善骨质丢失要比关节置换翻修术更重要。对于假体周围骨折的治疗，一般可采用保守治疗（牵引、石膏或支具固定）、手术治疗。以股骨髁上骨折为例，保守治疗主要针对骨折无移位、骨量较好以及不能耐受手术的患者，手术治疗现阶段多采用切开复位内固定的方法，可选择髁钢板、逆行交锁髓内钉、锁定钢板及翻修手术等内固定器械。因此，在处理此类并发症时，要认真分析骨折的具体情况，秉承治疗原则及目的，合理选用治疗方法，就能够有效解决甚至避免此类并发症的发生。

（六）关节僵硬

关节僵硬是 TKA 后发生率相对较低的并发症之一，其主要表现为日常生活中膝关节活动功能受限，尤其表现在上下楼梯、坐下及起立困难。实现人工 TKA 后的最大屈曲度与患者术前膝关节活动度、手术技术、特殊的假体设计，以及患者术后积极的锻炼等因素有重要关系。术前屈曲活动越好，术后越容易丢失屈曲度；反而术前屈曲度较差的患者，术后能增加屈曲度。采用髌外侧小切口辅助麻醉下手法松解治疗初次 TKA 后早期发生膝关节僵硬，能显著改善膝关节功能。也可根据引起僵硬的原因分别采用麻醉下手法松解、关节镜下松解、切开松解和关节翻修等方法处理，都可以达到相对满意的效果。

二、术后康复锻炼

（一）术后第 1 天

关节镜手术拔除引流管后，可以在支具保护下下床推拐行走，膝关节可进行部分负重锻炼。膝关节周围截骨术患者根据手术方式不同选择踝泵练习、股四头肌等张收缩锻炼。TKA 患者以卧床休息为主，使用下肢体位软枕将下肢垫高，以促进下肢血液回流，减轻患肢肿胀程度。被动练习：指导家属对患肢做由足至大腿的肌肉按摩，稍用力，促进血液循环，预防血液淤滞，每 2 小时左右按摩 15 分钟。主动练习：指导患者做趾屈背伸运动，慢慢将足尖向上勾起，然后向远伸，使脚面绷直，每隔 1 小时做 5～10 次，每个动作持续

5秒，通过练习可以使患肢的僵硬、麻木感减轻，皮肤颜色、温度、末梢血运逐渐恢复正常。

（二）术后第 2 天

在原来的基础上增加踝泵训练和抗阻训练，转动踝关节，由患者家属被动屈伸踝关节，一手握住小腿下 1/3 处，另一手抓住患者足跟，稍用力使踝关节被动伸屈运动、内外旋转，每天 3～4 次，每次 10 分钟。患肢小腿肌群力量增加，踝关节活动自如，增加患者活动的主动性。

（三）术后第 3 天

一般术后第 3 天引流管拔出后行膝关节训练，健膝屈曲，患肢充分伸直做向下压床的动作，必要时可在患者膝关节上放置重 1kg 的米袋，每 2 小时练习 1 组，每组 30 次，每次持续 10～15 秒。通过练习，患肢肿胀基本消除，患肢股四头肌、腓肠肌等能够协调用力并做出协调的肌肉收缩舒张运动。

（四）术后第 4 天

患者疼痛评分在 0～3 分，饮食正常，体力较前有了很大的提高，患肢肿胀程度为 0～1 度，本阶段可继续前三天的练习，加强膝关节主动屈伸功能，加大活动幅度，同时逐渐过渡到完全主动练习。主动练习：抱膝关节上 1/3 处，呈屈膝状态，在最大屈曲位保持 5～10 秒，然后伸直膝关节，每 2 小时 7～14 下；侧身，患肢在上做无重力屈伸膝关节练习，每隔 2 小时 5～10 次。坐床沿，在健侧足与小腿帮助下做患膝屈伸练习，每 24 小时 2 次，每次 30 分钟。

（五）术后第 5 天

在床边坐起，双小腿自然下垂，两小腿交替放于足踝上做下压的动作及足勾于患侧足跟部，协助患侧小腿做上举动作，每 24 小时做 2 次，每次 30 分钟，以增加全范围关节活动，几种练习应交替进行，训练过程中应遵循骨科功能锻炼的基本原则，因患肢下垂造成的小腿及足面肿胀应向患者及其家属做好耐心细致的解释工作，避免患者在锻炼过程中产生抵触情绪，并告诉患者及其家属以上情况会随着功能锻炼的进行而逐渐消失。通过训练可争取膝关节被动状态下完全伸直并能屈曲达 90°，基本适应坐凳和站立状态。

（六）术后第 6～14 天

前一阶段如无严重肿胀及疼痛不适，患者可耐受，可增加以下练习。卧床直腿抬高练习：抬30°即可，患者平卧位，深呼吸数次，膝关节及足背伸直，坚持5～10秒，每天3组，每组30次。缓慢扶栏杆下床练习：缓慢蹲下后坚持5～10秒，再站立，每天3～4组，每组20～30次，逐渐增加下蹲程度，练习过程中宜严密观察患者的精神状态及有无直立性低血压的表现。渐进式膝踝屈伸练习，抬起足跟，直到足尖着地，放回直到足跟着地，每天3～4组，每组20～30次。循序渐进地交替训练，将两只脚轮流拉向臀部方向，要让整个足掌在地面上滑动。将患肢向前伸，勾起足尖，让腿完全伸直，拉回腿，足掌完全贴在地面上。在康复师的指导下使用助行器练习，避免患者因使用不当对助行器产生依赖，每天练习4次，每次20分钟。

（七）术后第15～28天

主动屈膝30°至完全伸直练习。站立位屈膝练习：踝部增加重物，开始时0.5kg至2.5kg，每天3组，每组连续30～50次。观察患者的反应及对训练的接受耐受程度。根据患者的情况，20天后无辅助用具下逐渐完全负重行走，每天3～4次，每次30分钟。弓步练习，两腿前后分开，以自己最适合练习的距离为宜，两脚交替，脚掌不离地，后腿保持伸直状态，每天3组，每组30次。被动练习：全身肌肉按摩放松练习，持续5～10分钟。患者俯卧位，由家人扶助小腿屈膝练习，尽量屈膝，持续加压，每天3组，每组30次。可使主动、被动屈膝达到或超过110°，能主动有力地屈伸膝关节，可自行穿鞋袜，完全自主负重行走。

（八）术后第30～60天

在康复师的指导下行器械练习，水中缓慢行走，跑步机上行走练习，负重伸膝练习。无辅助平路行走，每天3～4次，每次30分钟，伸直压膝练习，下蹲位起立，每天3组，由少到多，逐渐加至每组30次。上下楼梯与平地行走紧密配合，每天3次，每次15分钟。

第十四章 膝骨关节炎中药治疗

近年来，中医学者在整理古代文献，继承前人经验的基础上，开始对膝骨关节炎的证候分类进行深入探讨和研究，但因对病因病机的认识不一致，个人经验的偏执，或分型论治，或分期论治，或辨病专方主治，抑或主方随证加减论治，治疗原则及方法上仍未得到统一。

第一节 分期治疗

不少学者认为膝骨关节炎在发展过程中，以肝肾亏虚为本，外邪瘀血所犯为标，虚实夹杂。病变初期，风寒湿阻，气滞血瘀，实多虚少；病变中期，肝肾不足，气滞血瘀，邪盛正虚；病变后期，肝肾亏虚，以虚为主。

（一）病变初期

风寒湿阻，气滞血瘀。病变部位疼痛剧烈，痛有定处，遇风寒湿邪疼痛加重、得温则减。或有外伤史。舌淡苔白腻，脉沉迟。

治法：祛风散寒、行气活血、佐以补肾祛湿。

方药：三痹汤（《妇人良方》）和活血止痛汤（《伤科大成》）加减。

当归 12g，赤芍、白芍各 10g，川芎 10g，独活 10g，秦艽 12g，防风 9g，茯苓 12g，杜仲 12g，续断 12g，桃仁 10g，红花 9g。关节积液明显者可加黄柏 6g，泽泻 6g，滑石 6g，木通 6g。

（二）病变中期

肝肾不足，气滞血瘀。疼痛缓慢，缠绵不绝，痛有定处，活动受限。腰膝酸软，肢体渐痿，舌淡，脉细弦。

治法：补益肝肾，活血化瘀。

方药：复元活血汤（《医学发明》）合四物汤（《和剂局方》）加减。

当归12g，赤芍、白芍各12g，川芎6g，熟地黄15g，柴胡12g，瓜蒌10g，穿山甲10g，桃仁10g，红花6g，狗脊15g，桑寄生15g。

（三）病变后期

肝肾亏损，隐隐作痛或久治不愈。喜按喜揉，遇劳则甚，畏寒肢冷，面色㿠白、舌淡苔润，脉沉弱，或心烦失眠。五心烦热，舌红少苔，脉弦细数。

治法：肾阴虚者，滋阴补肾；肾阳虚者，温补肾阳；佐以补益气血。

方药：肾阴虚者，六味地黄汤（《小儿药证直诀》）加减。

熟地黄15g，山药12g，山萸肉15g，泽泻12g，茯苓12g，牡丹皮12g。肾阳虚者，先用金匮肾气丸（《金匮要略》）加减。上方加肉桂3g，制附片10g。疼痛者可加秦艽10g，羌活、独活各10g，乳香9g，没药9g；气血两虚明显者加用十全大补丸。

第二节　分型治疗

由于骨性关节炎起因、发病不同，故病理机制也有所不同。如病由风寒湿邪闭阻经络关节或跌仆外伤，病情发展与上述三期较为符合，可参考辨证。而先有"痿"证表现，或先天畸形者不必参照上述分期辨证。需具体情况具体分析，才符合中医学"整体观念"和"辨证论治"原则。

分型多种多样，但不外乎风寒湿热、气血、虚实。我们还是根据膝骨关节炎的病因病机进行辨证分型。

一、风寒湿痹

1.行痹

症状：肢体关节酸痛，游走不定，关节屈伸不利，或见恶风发热，舌苔薄白，脉证浮候。

症候分析：关节疼痛，屈伸不利为风寒混痹的共同症状，系由留滞经络、阻痹气血所引起。行痹以风邪偏盛，风性善行而数变，故膝关节游走疼痛，时而走窜上肢，时而流注下肢为其特征。外邪束表，多恶表发热。脉浮为邪气外侵之象。

治法：祛风通络，散寒除湿。

方药：防风汤加减。方中以防风、麻黄祛风散寒；当归、秦艽、肉桂、葛相活血通络，解肌止痛，并有治风先治血、血行风自灭之意；茯苓健脾渗湿，姜、枣、甘草和中调营。

若酸痛以肩肘等上肢关节为主者，可选加羌活、白芷、威灵仙、姜黄、川芎祛风通络止痛。酸痛以膝、踝等下肢关节为主者，选加独活、牛膝、防己通经活络，祛湿止痛。酸痛以腰背关节为主者，多与肾气不足有关，酌加杜仲、桑寄生、淫羊藿、巴戟天、续断等温补肾气。若见关节肿大，苔薄黄，邪有化热之象者，宜寒热并用，投桂枝芍药汤加减。

防风汤（《宣明论方》）：防风、当归、赤茯苓、杏仁、黄芩、秦艽、葛根、麻黄、肉桂、生姜、甘草、大枣。

桂枝芍药知母汤（《金匮要略》）：桂枝、芍药、炙甘草、麻黄、白术、知母、防风、炮附子、生姜。

2.痛痹

症状：肢体关节疼痛较剧，痛有定处，得热痛减，遇寒痛增，关节不可屈伸，局部皮色不红，触之不热，苔薄白，脉弦紧。

证候分析：风寒湿邪阻滞经络而以寒邪偏感，寒为阴邪，其性凝滞，痛有定处，疼痛较剧。得热则气血较为流畅，故其痛减，遇寒则血容易凝滞，故痛更剧。寒属阴邪，故局部不红、触之不热。苔薄白亦属寒象，脉弦紧为痛、寒之征。

治法：温经散寒，祛风除湿。

方药：乌头汤（《金匮要略》）加减。方中以乌头、麻黄温经散寒，除湿止痛；芍药、甘草缓急止痛；黄芪益气固表，并能利血通痹。本证也可以采用乌附麻辛桂姜汤（《成都中医学院戴云波方》）加减。方用制川乌、附子、干姜温经散寒止痛；麻黄、细辛、桂枝散寒疏风除湿，甘草、蜂蜜调和诸药。随症加减，如行痹。

3.着痹

症状：肢体关节重着，酸痛，或有肿胀，痛有定处，手足沉重，活动不便，肌肤麻木不仁，苔白腻，脉濡缓。

证候分析：感受风寒湿邪而以湿邪偏盛，因湿性重浊黏滞，故见痛有定处、麻木重着、肿胀等症。湿留注于肌肉，阻滞关节，故手足沉重，活动不便。苔白腻，脉濡缓为湿邪偏盛之象。

治法：除湿通络，祛风散寒。

方药：薏苡仁汤（《类证治裁》）加减，方中用薏苡仁、苍术健脾渗湿；羌活、独活、防风祛风胜湿；川乌、麻黄、桂枝温经散寒除湿；当归、川芎养血活血；生姜、甘草健脾和中。关节肿胀者，可加木通、姜黄利水通络。肌肤不仁者加海桐皮、透骨草祛风通络。

对于风寒湿偏盛不明显者，可用蠲痹汤（《医学心悟》）作为风寒湿痹的基础方进行治疗。方中以羌活、独活、海风藤、秦艽、桂枝祛风、除湿、散寒；当归、川芎、乳香、木香、桑枝、甘草活血通络止痛。风胜者加防风、白芷；寒胜者加附子、川乌、细辛；湿胜者加防己、草薢、薏苡仁。根据偏盛情况随症加减。

二、风湿热痹

症状：关节疼痛，局部灼热红肿，得冷稍舒，痛不可触，可病及一个或多个关节，多兼有发热、恶风、口渴、烦闷不安等全身症状，苔黄燥，脉滑数。

证候分析：邪热壅于经络、关节，气血淤滞不通，以致局部红肿灼热，关节疼痛不能屈伸。热盛伤津，故致发热、恶风、口渴、烦闷不安等。苔黄燥、脉滑数均为热盛之象。风湿热痹即一般通称的热痹。与风寒湿痹相比较，热痹的发病较急，全身症状明显，且邪气极易内舍，以致病情多变。热痹可化火伤津，症见关节红肿，疼痛剧烈，入夜尤甚，壮热烦渴，舌红少津，脉弦数。

治法：清热通络，祛风除湿。

方药：白虎桂枝汤（《金匮要略》）加味。方中以白虎汤（知母、石膏、甘草、粳米）清热除烦，养胃生津，桂枝疏风通络。可加银花藤、连翘、黄柏解毒，海桐皮、姜黄、威灵仙、防己、桑枝活血通络，祛风除湿。皮肤有热者，酌加牡丹皮、生地黄、地肤子、赤芍等凉血散风。

三、气血亏虚

症状：关节隐隐作痛，肿胀积液，腰膝酸软，活动不利，动作牵强；伴有神疲乏力，少气懒言，自汗；头晕、耳鸣、目眩、失眠多梦；动则诸症加剧；面白无华或萎黄，唇色白，爪甲苍白，舌质淡红，苔薄白，脉细弱无力。妇女可见经血量少色淡，经期延后或闭经。

证候分析：气血不足，骨节筋脉失濡养，故关节疼痛隐隐；病久局部气血运动不畅，积液成痰，或湿邪停滞，聚而成痰，故见关节肿胀积液。人体脏腑组织功能活动的强弱与气血的盛衰有密切关系，气血盛则功能旺盛，气血衰则功能活动减退。所以神疲乏力，少气懒言；卫外不固，故自汗出；血虚脑髓失养，晴目失滋，神明不安，故头晕、耳鸣、目眩、失眠多梦；面色㿠白无华或萎黄、唇白、爪甲苍白、舌淡苔薄、脉细、弱无力均为气血不足之象，营血衰少，血海满溢不足，或不能如期满溢，则故经行量少色淡，或经期延后，甚至闭经。

治法：补气养血，祛风止痛。

方药：八珍汤（《正体类要》）加减。方用党参、白术、茯苓、炙甘草补脾益气，当归、白芍、熟地黄补血养心，加川芎入血分而理气，则当归、熟地黄补而不滞；加姜、枣助党参、白术入气调和脾胃。全剂配合，共收气血双补之功效。酸痛以下肢关节为主者，选加独活、牛膝、防己通经活络，祛风除湿。

四、脾肾阳虚

症状：肢体关节疼痛，呈针刺刀割样疼痛，肿胀积液，屈伸不利，遇寒痛增，得热稍减；伴形寒肢冷，神疲懒动，面色㿠白，腰膝酸软，或伴有下腹冷痛，五更泻；舌淡胖、苔白滑，沉细缓。

证候分析：脾肾阳虚，不能祛寒散瘀，寒瘀凝滞，气血不通，故膝关节疼痛如针刺、刀割样；阳不化水，聚而成痰，故见关节肿胀积液，屈伸不利；天气变化加重，遇寒加重、得热痛减，为阳虚应有之象。阳气虚衰，不能温煦四肢，则面色㿠白、形寒肢冷、腰膝冷痛；阴寒内盛，气机凝滞，故下腹亦能出现冷痛；脾阳不足，不能运化水谷，故见下利。舌淡胖、苔白滑，脉沉细均为阳虚阴盛的表现。

治法：温经壮阳，通络散寒祛风。

方药：金匮肾气丸（《金匮要略》干地黄、山药、山茱萸、泽泻、茯苓、牡丹皮、桂枝、附子）合乌头汤（《金匮要略》川乌、麻黄、芍药、黄芪、甘草）加减。方用干地黄滋补肾阴，山茱萸、山药滋补肝脾，辅助滋补肾中之阴；以少量桂枝、附子，阴中求阳，更用泽泻、茯苓、牡丹皮利水渗湿，清泻肝火，补中有泻，补而不腻。川乌、麻黄、桂枝温经散寒除湿而止痹痛。

五、肝肾阴虚、筋骨失养

症状：关节隐隐作痛，腰膝酸软，活动不利，动作牵强；伴有头晕、耳鸣、目眩、身疲乏力，咽干口燥，胁痛，五心烦热，颧红盗汗，男子遗精、女子经少；舌质红，少苔，脉细弦、或数、或沉细无力。

证候分析：肝肾阴虚，阴血不足以濡养骨骼筋肉，故隐隐作痛；腰为肾之府，阴虚阳气亦虚，温煦濡养的功能均为之停滞，故见身疲乏力、腰膝酸软，活动不利，动作牵强；水不涵木，肝阳上亢，则头晕目眩、耳鸣、咽干口燥，肝阴不足，肝脉失养，致胁部隐痛或胀痛；阴虚生内热，热蒸于里，故五心烦热；火炎于上，则两颧潮红；内迫营阴，使夜间盗汗；扰动精室，故多见梦遗；冲任空虚，而经量减少。舌红少苔，脉细数，为阴虚有热之象。

治法：滋补肝肾，舒筋止痛。

方药：左归丸（《景岳全书》大怀熟地黄、山药、枸杞子、山茱萸、川牛膝、菟丝子、鹿角胶、龟胶）加减。上肢痛者加桑枝，下肢痛者加木瓜、威灵仙，寒重者加附子、五加皮。

六、跌仆损伤、瘀血留滞、瘀痰凝结

症状：外伤后，疼痛固定不移，痛如锥刺，局部压痛明显，按之加重，

转身困难，关节活动不利，关节变形，酸痛隐隐，活动受限，兼神情倦怠、面色晦暗，肿胀积液，日久可见肌肉消瘦、关节变形、疼痛剧烈，或见夜间疼痛。有时可见口苦、胁胀或痛。舌红或暗，有时有瘀斑，苔白，脉涩。

脊柱或四肢关节损伤后，气滞血瘀，则可见疼痛如针刺、刀割样；若筋络松弛，不能约束骨骼关节，则有行走不稳感，疼痛隐隐，行走加重；气血不行，津液积聚，则可见肿胀积液；日久筋肉失濡养，则见消瘦，约束关节之功能更加减弱，可见关节变形、疼痛剧烈；瘀血凝滞则可见夜间疼痛；肝主疏泄，条达气机，气血瘀阻反碍气机条达，故有时可见胁胀或痛、口苦。舌红或暗、有瘀斑，脉涩为血瘀之象。然舌脉之象又与一身气血有关，不独现气滞血瘀之象，不可拘泥。

治法：补肾壮筋，活血化瘀，通络止痛。

方药：身痛逐瘀汤（《医林改错》秦艽、川芎、桃仁、红花、甘草、羌活、没药、当归、五灵脂、香附、牛膝、地龙）合补肾壮筋汤（《伤科补要》熟地黄、当归、牛膝、山萸肉、茯苓、续断、杜仲、白芍、青皮、五加皮）加减。方中以熟地黄、当归、牛膝、山萸肉补益肝肾，川芎、当归、桃仁、红花、五灵脂、没药活血化瘀、通络止痛，续断、杜仲、五加皮、怀牛膝、秦艽、地龙祛风湿、强筋骨而止痹痛。腰背痛者，重用杜仲、五加皮；下肢痛者合用木瓜、威灵仙。

七、肢体关节骨骼先天畸形或发育不良

症状：自幼发病，膝关节肿大畸形，屈伸不利，下肢肌肉萎缩，舌红少苔，脉象细弱。先天畸形、发育不良或神经肌肉疾病者，或有先天禀赋不足，或有后天肝脾肾失养，同时肢体关节形态异于正常，气血循行路线亦异于正常，不能适应正常的生理活动，筋肉不能约束骨骼关节，日久亦可发生气血功能失调，局部骨骼筋肉失濡养，而发生疼痛变形，功能障碍，病有传变，故日久则相邻关节亦出现变形疼痛。

治法：补肝肾强筋骨，加强功能锻炼

方药：左归丸（《景岳全书》合补肾壮筋汤《伤科补要》加减。左归丸以熟地黄、山药、枸杞子、山茱萸、川牛膝、菟丝子、鹿角胶、龟板）滋补肾阴；

补肾壮骨汤中增用当归、续断、杜仲、白芍、青皮、五加皮补肝肾，养血行血，强筋壮骨。

中医古籍对先天性畸形的病因病机和治法记载较少，主要参考现代医学治疗，根据患者本身的体质，酌情辨证。

以上辨证分型仅仅是膝骨关节炎的基本辨证分型，临床必有二型合一，三型合一，或者多型并存的，并有轻重缓急之不同，素体偏盛之差异，辨证需要统揽全局，抓住主要矛盾。

第三节　专病专方

一、白芍木瓜汤

组成：白芍 30g，木瓜 12g，鸡血藤 15g，威灵仙 15g，甘草 12g。水煎服，每日 1 剂。颈椎增生者加葛根 12g；胸椎增生者加狗脊 12g；腰椎增生及腰下部位骨质增生者加杜仲 12g，怀牛膝 12g，白芍可重用至 60g；腹泻者加炒白术 15g，茯苓 12g。

适应证：肝肾亏虚、筋脉拘急的骨质增生症（《千家妙方》下册，王之术方）。

二、加减乌桂四物汤

组成：当归 15g，川芎 9g，赤芍 12g，熟地黄 12g，桂枝 9g，乌蛇 9g，乳香 6g，没药 9g，丹参 15g，甘草 6g，苏木 6g。水煎服，每日 1 剂。

适应证：风寒湿邪，深入筋骨的下肢骨质增生（《千家妙方》下册，汤辅康方）。

三、壮骨关节丸

组成：由狗脊、淫羊藿、独活、骨碎补、木香、鸡血解、续断、熟地组成。

功能：补益肝肾、养血活血、祛风通络。

用法：饭后口服，每日 2 次，每次 6g，1 个月为 1 个疗程。

四、筋骨痛消丸

组成：由丹参、香附、桂枝、白芍、川牛膝等组成。

功能：活血行气、温经通络、消肿止痛。

用法：口服，每日 2 次，每次 6g。筋骨痛消丸是专门治疗膝骨性关节炎的中成药，现代研究证实，可以抑制滑膜炎症，对软骨降解起延缓作用。

五、骨质增生丸

组成：由熟地黄、肉苁蓉、鹿衔草、骨碎补、淫羊藿、鸡血藤、莱菔子组成。

功能：补骨生髓、活血止痛。

用法：口服，每日 2～3 次，每次 2 丸。

六、骨刺消痛液

组成：由川乌、木瓜、灵仙、乌梅、牛膝、桂枝等组成。

功能：祛风通络、活血止痛。

用法：加水稀释后口服，每日 2 次，一次 10～15ml。1 个月为 1 个疗程。

尚有苍膝通痹胶囊、骨刺片、伸筋丹、蠲痹丸、木瓜丸等，均为膝骨关节炎的有效中成药。

第四节　山东中医药大学治疗膝骨关节炎的经验

骨性关节炎作为中老年常见的关节退行性病变，其主要特征为软骨破坏、软骨下骨基质变性、骨质增生等，患者多见进行性关节疼痛、关节畸形、活动受限，极大地降低了患者的生活质量。膝骨关节炎是其中最常见的类型，约有 80% 的患者表现有膝关节症状。

目前针对 OA 的临床用药以尼美舒利、塞来昔布等 NSAID 类药物为主，对能耐受手术的重度患者则多采取关节置换术治疗。NSAID 类药物治疗虽能起到镇痛及抗炎效果，但易产生消化系统不良反应及肝损害，手术治疗则因为其创伤大、费用高昂造成患者接受度较低。中药具有非创伤、费用低、毒性小等优势，受到越来越多患者和医师的认可。

骨性关节炎在中医学体系中属于"痹证""痿证"等范畴，多发于老年人。因老年人年老体虚，肾精不足，无以充养骨骼，"肾不生则髓不能满"，骨骼失养则筋骨痿软，不荣则痛。《证治准绳·杂病》云："肾阳衰弱，寒湿入骨"，肾阳不足，邪气郁于内，引起局部气血经络不通，血脉痹阻，不通则痛。山东中医药大学附属医院（以下简称我院）在"筋骨并治""补益肝肾""活血通络"等理念指导下，运用针灸推拿、中药汤剂口服、中药外敷熏洗等方式治疗膝骨关节炎，并取得显著疗效，现将相关经验总结如下。

一、治疗方法

（一）针灸推拿

《景岳全书》曰："盖痹者闭也，以气血为邪所闭，不得通行而病也。"气血在骨关节炎发病及治疗中具有重要作用。我院针灸科在以"动"为主的理念指导下，基于膝关节解剖结构，在扬刺法的基础上，采取多穴位针刺，将旋髌屈膝推拿与围刺法结合，刺犊鼻、阳陵泉、膝阳关等穴以减轻组织张力，改善气血循环，使得患处筋顺骨平，减轻膝关节炎症，起疏通经络、行气活血之效，临床有效率达95.74%，临床治愈率达48.94%，证实其对膝骨关节炎的治疗取得了显著效果。

中医学认为，肾主骨、肝主筋，中老年人肝肾亏虚，筋骨失以濡养，再加外感风寒湿邪气或跌仆损伤，"不荣则痛"与"不通则痛"并见，肝肾不足为本病发病之基础，风寒湿邪及跌仆损伤为外在诱因，故治疗此病宜标本兼治。《灵枢·经脉第十》云："胃足阳明之脉……下膝膑中……""脾足太阴之脉……上膝骨内前廉……"。高树中教授认为：治疗膝骨关节炎应切循其下胃经和脾经，针刺内膝眼、外膝眼、血海、阴陵泉、阳陵泉、足三里、三阴交、公孙、阿是等穴，审其虚实，于关节周围刺络放血，疏通经络，达到"急则治其标"之效，以解"不通则痛"。对于疼痛明显或痛处局限者，高树中教授采取关节对应取穴和取穴骨会之法，针刺"膝膑""膝灵""大杼"等穴，合并中药内用外敷，用川乌、草乌、细辛、伸筋草、花椒、独活、红花等祛风除湿、散寒止痛、活血化瘀之药，粉碎后用醋或酒调外敷，待疼痛缓解后再施以调补肝肾、活血化瘀、散寒止痛之药内服以去其本。

《张氏医通》云："膝为筋之府"，认为骨性关节炎的根本原因是经筋挛缩不伸，骨骼受到牵拉受损，当治以舒筋缓急止痛。附属医院外治中心以"脊柱 – 髋 – 膝"共轭理论为指导，针刺大杼、环跳、膝周各腧穴，治脊、针髋、疗膝并举。大杼为骨会。《素问·骨空论》云："膝痛不可屈伸，治其背内，大杼穴在其背内"，大杼不仅能稳定脊柱平衡，还能通过协调脊、髋、膝之强弱以维持共轭结构稳定。《素问·骨空论》曰："坐而膝痛者治其机"，《类经》曰："侠臀两旁骨缝之动处曰机，即足少阳之环跳穴也"，从髋关节入手治疗膝骨关节炎，刺刺环跳穴，以达舒筋通络、缓急止痛之功效，能够快速缓解急性膝骨关节炎疼痛症状。

《杂病源流犀烛·筋骨皮肉毛发病源流》曰："筋也者，所以束节络骨，绊肉绷皮，为一身之关纽，利全体之运动者也。"韩清民等认为膝关节退变以及由此引起的骨赘与膝关节周围宗筋功能失代偿有关。我院运用推拿手法配合中药熏洗，通过拿揉股四头肌、拿揉髌骨，起到活血化瘀、疏通经络的作用。弹拨阳陵泉、绝骨穴以通调诸筋、舒缓肌肉；按揉肾俞穴以温肾壮阳；按揉太冲穴以疏肝行气、活血化瘀；按揉太溪、涌泉以补肾养髓、培元固本。配合中药熏洗以助活血化瘀、通经活络，共奏补肾壮骨、活血祛瘀、疏通经络之效。

《黄帝内经》曰："病在骨，骨重不可举，骨髓酸痛，名曰骨痹。"董建文教授认为"膝为筋之府""骨痛为症，病在经筋"，先有筋痹后有骨痹，十二经筋中有六条于膝关节附近循行，膝骨关节炎发病进程遵循"皮 - 筋 - 骨"原则，可分为"筋痹、骨痹、髓痹"三期，早期膝骨关节炎实为筋痹，先有筋瘀，再有骨痹，在膝痹病的治疗中应遵循"筋骨失衡，以筋为先"的理念，以经筋痹相关理论为指导，根据不同分期采取不同的治疗方案，筋痹从肝论治，骨痹从肾论治。董教授善用浮针疗法，分为"寻找患肌、局部扫散、肌肉再灌注治疗"等步骤，并用加味阳和汤内服以去其内因。

（二）中药口服

《黄帝内经》中记载："风寒湿三气杂至，合而为痹也。"痹症的发生是由风寒湿三邪合而为病，肝、脾、肾亏虚多为 KOA 发病及发展过程的内因和首要因素。KOA 的中医证候以寒凝、痰湿、肝肾的亏虚和气滞为主，我院骨科应用自制剂苍膝通痹胶囊（独活、威灵仙、苍术、萆薢、鸡血藤、桑寄生、川牛膝、骨碎补、川续断）补肝肾、调气血、祛风寒、除痰湿。其组方使用体现了急则治其标的原则，用药以祛邪为主，兼顾扶正机体正气，用于寒湿痹阻和痰湿阻络型效果较为明显。其中独活针对胶原诱导性 OA 的炎症反应具有调节作用，可通过调控血管内皮生长因子（VEGF）等表达来实现其对 KOA 的治疗作用。通过对关节炎模型大鼠的观察发现桑寄生对关节肿胀等临床症状具有改善能力，并且可以对 KOA 患者血清中联系相对密切的炎症因子 IL-1β、TNF-α 等含量进行调节，有效地降低了炎性表达；牛膝有助于基质中葡糖氨基葡聚糖的降解，同时还可促进软骨细胞的生成和生长；动物实验结果发现该药物可以通过降低 KOA 模型中血清和关节液中 IL-1、TNF-α、mmP-1 水平，起到减缓软骨细胞凋亡、促进软骨细胞生成和生长的作用。

阳和汤出自《外科证治全生集》，由熟地黄、鹿角胶、麻黄、肉桂、白芥子、姜炭及甘草 7 味药组成，主治阳气不足、寒滞痰凝之阴疽。董建文教授基于中老年患者肝肾不足、风寒湿邪杂至的发病特点，对该方进行加减，拟加味阳和汤以温阳补血、化痰通络。Sox9 能够调节软骨的分化和成熟，Sox9 高表达有利于维持软骨表型，促进 BMSCs 分化成软骨细胞。研究证实加味阳和汤能够通过内质网应激信号通路上调 Sox9 在软骨中的表达量，促进 II 型胶原的表达，减缓软骨细胞凋亡。方中熟地黄能够抑制软骨细胞凋亡，促进软骨修复；鹿角胶抗炎作用显著；鸡血藤扩张血管、抗血小板聚集；白芥子、麻黄、川牛膝等药起到消炎镇痛作用。各药合用可改善膝关节周围血液循环，消炎镇痛，针对 KOA 的病因，虚、寒、瘀、滞并治，取得良好疗效。

《素问·气穴论》曰"积寒留会，荣卫不居，卷肉缩筋，肋肘不得伸，内为骨痹。"《素问·长刺节论》载有"病在骨，骨重不可举，骨髓酸痛，寒气至，名曰骨痹。"膝骨关节炎的病因在于气血，气血不足、不荣则痛，气血瘀滞、不通则痛。当治以益气养血，通经活络，缓急止痛。我院宋绍亮教授结合膝骨关节炎的发病特点，在急性期采用骨疣汤通经活络、缓急止痛。方中黄芪、当归益气养血，气血流利，通则不痛，共为君药；白芍配甘草以缓急止痛；川芎配独活以舒筋活络、祛风除湿、宣痹止痛，四药共用为臣药；豨莶草、海桐皮、全蝎三药合用祛风除湿、通经活络，共为佐药；甘草和中益气、调和诸药、缓急止痛。实验证实骨疣汤具有调节血流动力学、消炎镇痛、调节免疫功能、调控细胞凋亡等功能。

OA 患者多为中老年人，天癸枯竭，脏腑气血亏虚，其病多局部为实、整体为虚。张鸣鹤教授善从"炎"论治，认为 OA 的疼痛并不是由"骨刺"产生的，而是由于关节受累出现了炎症，影响了包括骨、软骨、滑膜等在内的整个关节。本病的病机关键在于湿热瘀毒，痹阻经络，基本病理特点是骨节腐蚀、筋腱挛缩，清热解毒法是治疗一切炎症反应的基础。张老拟益肾消痹方以益肾解毒、活血化瘀、利湿通络。方中用金银花、黄柏为君药，发挥清热解毒燥湿的功效；骨碎补、杜仲为臣药以补肝肾、强筋骨；独活、川牛膝利湿通络、引药下行；桃仁、红花活血祛瘀；甘草调和诸药，诸药合用，攻补兼施，寓补于通，温凉并用。现代药理学认为该方能够调节软骨细胞凋亡及改善骨内微循环，从而发挥消炎镇痛作用，减缓膝骨关节炎的进程。

膝骨关节炎在急性发病时往往出现膝关节剧烈疼痛、肿胀、活动受限等症状，同时伴有大便干结、口苦咽干等湿热证表现，这体现湿热瘀毒在膝骨关节炎发病中的重要作用。孙素平教授和周海蓉教授根据经验拟定健骨方，方中重用骨碎补、川牛膝为君以补益肝肾、活血通络；土茯苓、独活、虎杖共为臣药，补肾祛风活血，助君药强骨止痛；土元、王不留行籽功善活血化瘀，使方补而不滞。诸药合用攻补兼施、动静结合、苦寒而不伤阴。实验证实健骨方能够抑制 mmP-1、mmP-3、白介素等炎症因子分泌，升高 TIMP-1 表达量，促进软骨细胞增殖，减少细胞凋亡，进而对软骨细胞起到保护作用。

膝骨关节证属本虚标实，本虚指患者年老、肝肾亏虚，其中又包含年老体虚、肝肾亏虚，劳逸失度及经孕胎产三个方面；标实指"淤血""痰浊"等阻滞筋脉。孙素平教授认为本病患者年高，无论哪种证型，都应以滋补肝肾为基础；该病痛处固定，应用活血化瘀之药，达到祛瘀止痛之效，故在治疗

"肝肾亏虚"的基础上，针对标实之证活血化瘀、舒筋通络，自拟骨痹宁方。骨痹宁方由骨碎补、白芍、虎杖、枸杞子、土茯苓、王不留行、血竭、川芎、独活、川牛膝、木瓜组成。在补肝肾、强筋骨的同时配伍祛风除湿、舒筋活络之药，使得肝肾足，筋脉通，痹痛止，阴阳调和而疾病愈。

《张氏医通》曰："膝者，筋之府，膝痛无有不因肝肾虚者，虚则风寒湿气袭之。"《素问·痹论篇》云："骨痹者，肝肾亏虚，化生不足，因虚邪之风，寒湿邪至，两虚相得，乃客其形。"针对膝骨关节炎发病机制，李念虎教授重视 OA"本虚标实，本痿标痹"的特点，自拟补肾活血方，由熟地黄、附子、丹参、巴戟天、仙茅等中药组成。方中熟地黄滋阴补血、滋补肝肾，附子散寒止痛，共为君药；丹参活血祛瘀用为臣药；仙茅、巴戟天温肾壮阳除湿，全方补肾兼以强筋，活血而不破血。实验证实补肾活血方能够降低关节液中 IL-1β 的含量并抑制 mmP-9mRNA 表达，减缓软骨基质降解速度，减轻炎症反应，达到治疗膝骨关节炎的目的。

《素问·脉要精微论》曰："骨者，髓之府，不能久立，行则振掉，骨将惫矣"，骨可内藏骨髓，与肾气相通，肾藏精，精生髓、髓充于骨。王卫国教授自拟健骨灵方，方中用补骨脂、淫羊藿、骨碎补、蛇床子、阿胶、枸杞子、白术、生山药，气血虚者加黄、党参、当归；恶寒怕冷者加附子、细辛、干姜；肿胀疼痛严重者加茯苓、泽泻、延胡索；红肿疼痛者加生石膏、连翘、知母、黄柏；以传统膏方制法熬制成膏。补骨脂、淫羊藿、骨碎补、蛇床子四药共为君药，以温肾壮阳，强筋健骨。加黄芪、白术等，以兼顾人体先、后天之本，多方调理、全面改善、扩大疗效，而其中以补肾健骨为主，减缓骨关节的退行性改变。治疗 1 个周期后，经过两年的随访发现，患者疼痛不适症状明显减轻，生活质量明显提高，行走、爬楼梯等基本生活行为已不受影响，关节活动度已无明显受限，膝关节功能评分：优良率为 82.5%，优者 40 人，良者 26 人；HSS 评分由（55±4.5）分升至（81±6.4）分，关节活动度由平均 60° 提高至平均 90°，治疗前后比较 P 均 <0.05；X 线复查示，服药治疗后，患者骨质疏松情况改善，骨密度增加，关节间隙未见明显变化。

膝关节退行性骨性关节炎在临床上以疼痛、晨僵、活动受限甚至关节畸形为主要症状，主要为关节软骨病变，由于机械外伤或炎症等因素刺激造成软骨损伤，引起自身免疫反应，造成继发性损伤。中医学认为其发生机制是风寒湿邪侵入，客邪阻滞，经络闭阻不通日久则伤经络之经筋、皮部，造成气机不畅、筋肉拘挛，加上"气伤痛，形伤肿"，造成关节肿胀不适，功能障碍，长久则累及骨骼，产生严重功能障碍。我院自治清痹片由白花蛇舌草、青风藤、乳香、没药、黄芪、生地黄、甘草等组成，其中白花蛇舌草清热解毒，利湿消肿；青风藤、防风祛风胜湿，止痛；乳香、没药活血止痛，消肿，宗"治风先治血，血行风自灭"之法而用之；黄芪、生地黄益气扶正，养阴生津；甘草调和诸药。全方共奏清热解毒、祛风胜湿、活血化瘀、益气养阴之功效，可使血流通利，关节舒展。同时方中青风藤主要有效成分为青藤碱，可通过抑制 NF-κB 活性而降低滑膜细胞内 TNF-α mRNA 及 IL-1β mRNA 的表达，可能是清痹片治疗 OA 的作用机制之一。

《证治准绳·杂病》云："肾阳衰弱，寒湿入骨"，肾阳不足复感风、寒、湿之邪，邪气郁于内，引起局部气血经络不通，血脉痹阻，不通则痛。《金匮要略》："血痹阴阳俱微，寸口关上微，尺中小紧，外证身体不仁，如风痹状，黄芪桂枝五物汤主之"，故治以黄芪桂枝五物汤益气温经，和血通痹。黄芪桂枝五物汤中黄芪具有益气通阳之效，用为君药；芍药与桂枝合用以益气温经通阳，共为臣药；生姜辛温，助桂枝温经通阳之力；大枣养血益气、调和诸药，与生姜共为佐使。动物实验结果表明，对大鼠使用黄芪桂枝五物汤干预后，精神状态明显好转，活动度增加，且血清、软骨、滑膜处 VEGF 表达均有下降，与之相关炎症因子 PGE2 和 TGF-β1，抑制关节处血管过度增生现象，减轻关节局部滑膜炎及血管、滑膜增生对软骨的损伤，从而有效减轻骨关节炎的病理进程。

（三）中药外洗

与口服中药相比，中药外洗具有用药方便、患者配合度高、针对性强、局部用药浓度高等优势。治疗膝骨关节炎，一般活血药虽能起到治疗效果，但难以拔除沉混之邪，易留邪于血络。邱红明教授善于运用活血止痛散外洗治疗骨关节炎，该方从羌活胜湿汤化裁而来，以羌活、独活为君，祛风胜湿止痛，通利一身上下之关节；臣以威灵仙、白芷，助君药祛湿并疏通经络，使湿气沿经络而散；木香、透骨草舒筋活络、祛湿透邪；当归、川芎、片姜黄、苏木、艾叶温中散寒、活血化瘀，与木香、透骨草共为佐药；葛根、牛膝、川芎三药上下相合，直达病所；方中冰片能够通窍散火、消肿止痛，《本草衍义》云冰片"独行则势弱，佐使则有功"，冰片与诸药合用，促使风寒湿之邪透皮外出。

膝骨关节炎病位在膝之筋骨，与肝、肾二脏关系密切，肝肾亏虚，筋骨不健，腠理空虚使得外邪入里，气血瘀阻。中药外洗通过水蒸气使药物弥散进入局部毛细血管，我院李刚教授应用海桐皮汤外洗治疗膝骨关节炎。海桐皮汤出自《医宗金鉴卷八十八》由海桐皮、铁线透骨草、乳香、没药、当归、花椒、川芎、红花、威灵仙、白芷、甘草、防风组成，方用海桐皮、透骨草为君，舒筋活络，通痹止痛；乳香、没药、当归、红花活血化瘀，消肿止痛；桂枝、花椒温经通络，祛寒通痹；威灵仙祛风湿，通经络；甘草调和诸药，共奏祛寒散滞、舒筋通络、调和气血之功。

二、典型病例分析

患者女，67 岁。主诉：右膝关节疼痛 1 周，加重 2 天。患者十余年前有右膝关节外伤史，后右膝部间断疼痛不适，登山及上下楼加重，自行口服非甾体类药物等治疗，效果可。1 周前外出旅游后右膝疼痛不能缓解来院就诊。查体示：右膝未见明显畸形，右膝外上方较对侧饱满，挺髌试验（＋）、压髌试验（＋）、推髌试验外上象限及外下象限疼痛点（＋），拍摄 X 线片示关节对位对线可，髁间棘变尖，内外侧间隙不对称，内侧间隙稍变窄，视觉模拟评分法评分 5 分，骨关节炎指数评分 65 分。诊断：膝痹病（筋痹期）。董建文教授按寻筋治骨原则，采用浮针疗法，联合加味阳和汤 3 剂，水煎服日 1 剂。患者隔日二诊，患膝疼痛较初诊缓解明显，采用浮针疗法进一步处理大腿外侧肌群，汤药去麻黄，加当归 15g，6 剂继服。6 日后复诊视觉模拟评分法评分 0 分，骨关节炎指数评分 0 分。随访 3 个月，未复发。

山东中医药大学附属医院基于中医学理论，综合运用针灸推拿、中药口服、中药外洗等方式，在治疗老年人肝肾亏虚之本的同时，兼祛风寒湿之邪，使患者肝肾得补、筋骨通利，促使无菌性炎症的消散与吸收，使肿胀消退，取得了良好疗效。

第十五章　膝骨关节炎中医药特色疗法

第一节　外治法

外治法是指对膝骨性关节炎局部进行治疗的方法，在骨关节炎的治疗方法中占有重要地位。清·吴师机说："外治之理，即内治之理；外治之药，即内治之药，所异者法耳。"临床上，外用药物大致分为敷贴药、搽擦药、熏洗湿敷药、热熨药。

骨性关节炎的外治药物与内治药物相似，多选用具有祛风除湿散寒、活血通络止痛等功效的中药组方。下面是常用的方药。

一、熏洗方

1. 桃红四物汤加伸筋草、透骨草煎汤用毛巾热敷，或熏洗局部。

2. 羌活 15g，当归 20g，五加皮 20g，川椒 10g，艾叶 30g，红花 10g，水煎后趁热熏洗患处，并轻揉按摩，每日 1～2 次。

二、外敷药

外敷药治疗本病也十分有效，现今多制成成药，应用方便，可随症选用，如奇正消痛贴、天和骨通膏、通络祛痛膏、狗皮膏等，既可消肿化瘀、又可通络止痛。

（一）宿伤骨

施维智经验方。组方：生川乌 114g，生草乌 114g，甘松 75g，制乳香 114g，制没药 114g，散红花 88g，白芍 114g，当归 75g，樟脑粉 38g，血竭

214g，香附 38g，母丁香 38g，木香 188g，肉桂 117g，牙皂 38g，细 75g，赤芍 38g，石菖蒲 38g，朱砂 300g，檀香 150g，公丁香 150g，雄黄 150g，冰片 60g，麝香 30g。制成膏药，外敷膝关节。如果疼痛范围广，可以在经络循行部位的重要穴位上分别外敷，达到消肿止痛、通络祛瘀的效果。

（二）骨刺 1 号方

威灵仙 60g，五灵脂 30g，伸筋草、透骨草、生乳没、皂角刺、乌蛇、淫羊藿、杜仲各 20g，白芥子 15g，细辛 12g，生川乌、生草乌各 10g，研细末过 60 目筛，用陈醋白酒调成糊状，摊在棉垫上，敷于患部，每日一换，常用于膝骨关节炎。

第二节　针灸治疗

一、主穴内膝眼（透向外上膝眼）、外膝眼（透向内上膝眼）。

1. 医生手指消毒，穴位严格消毒后，选用 2 寸 30 号毫针，内膝眼→外上膝眼、外膝眼→内上膝眼，要求进入关节腔内，刺入 1～1.5 寸，进针以得气为度，用平补平泻法。

2. 温针灸：针后，选取内膝眼、外膝眼，在针柄上插上 2cm 的药用艾段艾灸。时间 20 分钟左右，以皮肤潮红为宜，患者忍受范围之内。

二、配穴

1. 风寒湿阻型　风池，足三里（温针灸），三阴交，阿是穴。选用 1.5 寸 30 号毫针刺入 0.8～1.2 寸，进针以得气为度，用补法。

2. 瘀血阻络型　配阳陵泉（温针灸），血海（温针灸），膈俞，梁丘（温针，阿是穴。选用 1.5 寸 30 号毫针刺入 0.8～1.2 寸，进针以得气为度，用泻法后，予放血疗法，取委中穴，严格消毒，用三棱针点刺放血 2～4ml，可加拔罐，或在踝关节附近寻找浮络放血 1～3ml。

3. 湿热下注型　丰隆、阴陵泉，委中，三阴交，曲池，阿是穴。选用 1.5 寸 30 号毫针刺入 0.8～1.2 寸，进针以得气为度，用泻法。针后，予放血疗法，取委中穴，严格消毒，用三棱针点制放血，可加拔罐；或在踝关节附件寻找浮络放血 1～3 ml。

4.气虚血瘀型　足三里（温针灸），血海，气海（温针灸），阿是穴。选用 1.5 寸 30 号毫针刺入 0.8～1.2 寸，进针以得气为度，用平补平泻法。

5.阳虚寒凝型　配阳陵泉，大椎（温针灸），肾俞（温针灸），命门（温针灸），悬钟，阿是穴。选用 1.5 寸 30 号毫针刺入 0.8～1.2 寸，进针以得气为度，用平补平泻法。

6.肝肾阴虚型　太溪，照海，肾俞，三阴交，太冲，阿是穴。选用 1.5 寸 30 号毫针刺入 0.8～1.2 寸，进针以得气为度，用补法。

三、疗程

每天 1 次，每次约 30 分钟，15 天为 1 个疗程。

第三节　推拿手法治疗

推拿手法可使僵硬或萎缩的关节和肌肉得以缓解，可达到通利关节松解粘连、增进功能的治疗目的。根据病情，可选用点穴拨筋法、捏揉推髌法、摇旋利节法等。一般以局部治疗为主，配合点穴治疗，针对患者的病情、年龄、体质和医生的经验，灵活运用补泻手法、纠偏补虚。

通常可先仰卧，放松股四头肌及点、揉、弹、拨膝关节周围各肌肉起止点，然后点按双膝眼及髌骨缘关节间隙并伸屈膝关节，改善伸屈功能，然后再变为俯卧，点揉委中、承山、殷门、昆仑等穴。

第四节　耳穴压豆治疗

耳穴是分布于耳郭上的腧穴，是脏腑经络病理变化在体表的反应点。耳穴与五脏六腑和四肢百骸密切相关。《阴阳十一脉灸经》中即载有与上肢、眼、颊、咽喉相联系的"耳脉"。《灵枢·口问》载有："耳者，宗脉之所聚也"。耳穴压豆，即通过刺激耳部穴位预防或治疗疾病，具有操作简单、效果明显及费用低廉等优点，临床应用范围较为广泛。

耳穴压豆：耳郭消毒使用棉棒按压定穴，取患膝同侧膝穴、皮质下、神门、交感、脾、胃等耳穴，挟持王不留行籽采用一压一放式按压，每穴位由轻到重按压 20 下，每下 5 秒加强刺激，按压强度为使耳郭发红、发热或酸麻胀但可忍受，两耳交替按压，每穴 30 分钟，每日 3 次，每 3 天更换 1 次，治疗 4周。目前单纯使用耳穴压豆治疗膝骨关节炎有限，常常联合其他中医中药综合治疗。

第五节　太极拳治疗

打太极拳可健脾，促进脾胃运化功能，使气血化生充足。气为血之帅，血为气之母，气血充盛，则达到了强身健体之功效。脾主肌肉，脾胃强盛，肌肉就会丰满，直接起强身保健的功效。打太极拳对改善膝骨关节炎患者的疼痛症状和功能受限，并不是短时间内就能迅速起效，需要经过长期坚持。研究表明，一般在锻炼后的 4～5 周后逐渐起效。

一、太极拳锻炼干预 KOA 的临床疗效

（一）太极拳锻炼与 KOA 患者心理行为的关系

KOA 是一种慢性疾病，患者因长期遭受疼痛、行动能力下降及社会交往受限的困扰，易出现焦虑、抑郁等情绪，从而导致其生活质量下降。因此对KOA 患者进行心理障碍的干预也是不容忽视的一部分。GEY 等研究发现 8 周的太极拳锻炼既能缓解抑郁、焦虑等情绪，又能调节自我控制行为，并能改善睡眠质量。此外，太极拳锻炼可直接或间接干预与 KOA 相关的自主神经区域。施振文等发现太极拳锻炼能够降低自主神经紧张性、提高神经行为功能，同时长期锻炼可以减少自由基对机体的损害，改善细胞代谢功能，在一定程度上延缓衰老进程，提高心理健康水平。因此，KOA 患者在进行药物治疗的同时，也需适时进行太极拳锻炼来放松心情，缓解心理症状。

（二）太极拳锻炼改善患者的功能障碍和生存质量

KOA 患者常伴有膝关节疼痛、僵硬等症状，从而影响其功能状况和生存

质量。WANG C C 等把 204 例有症状的 KOA 患者分成太极拳锻炼组和物理治疗对照组，采用 WOMAC 量表分疼痛、僵硬、关节功能三类进行评分，发现在 12 周时两组患者 WOMAC 评分均下降且结果差异不大，证明太极拳锻炼能显著改善 KOA 患者的功能障碍。LEEHJ 等研究显示 8 周的太极拳锻炼可有效改善 KOA 患者生存质量和 6m 步行距离。由此可知，合理的太极拳锻炼不仅能减轻疼痛、改善关节僵硬，还能增强膝部稳定性及提高行走能力，而且可从多个方面改善 KOA 患者的功能障碍和生存质量。因此，临床医师应充分意识到太极拳锻炼改善 KOA 患者临床症状的优势，进而加大对 KOA 患者太极拳运动处方的推广应用。

二、太极拳锻炼干预 KOA 的作用机制研究

（一）太极拳锻炼对 KOA 的抗炎镇痛机制

膝关节内炎症增多是造成患者疼痛的主要病理机制，而太极拳锻炼可以降低炎症反应，发挥良好的镇痛作用。一方面，太极拳锻炼可通过降低核转录因子 - κB（nuclear factor kap-pa B，NF-κB）的活性来抑制交感神经活动，继而使巨噬细胞减少释放促炎因子（如 TNF-α）来减轻炎症反应；另一方面，太极拳锻炼可使具有强大抗炎作用的内源性糖皮质激素（endogenous glu-cocorticoid，EGC）释放增多，在抑制促炎症细胞因子的同时，还可通过增加抗炎细胞因子（如 IL-10）的合成来促进炎症消退，共同缓解患者疼痛。此外，太极拳锻炼还能通过激活副交感神经使血液回流到四肢，使应激激素恢复到正常水平，提高患者痛阈，减轻疼痛。因此，太极拳锻炼既可通过减少促炎因子的释放，增加抗炎因子的合成，又可通过激活副交感神经传导和抑制交感神经活动等多方面来缓解疼痛。

（二）太极拳锻炼促进血液循环

膝关节周围血流不畅也是引起患处疼痛、僵硬的重要因素。太极拳锻炼可以加快血流速度，改善血液循环，促进 KOA 的恢复。一方面，太极拳锻炼时副交感兴奋性增强使微血管前括约肌充分舒张，血流速度加快，红细胞发生叠连和聚集减少，进而促进膝关节周围血液循环，改善 KOA 患者关节僵硬状态；另一方面，太极拳锻炼既可降低交感缩血管神经的紧张度，使其末梢

释放去甲肾上腺素减少，促进心肌分泌心钠素增多，又可使血管内皮细胞释放内源性气态血管舒张因子（如一氧化氮、一氧化碳等），使外周阻力降低，血管舒张。同时太极拳锻炼能使肌肉交感舒血管神经兴奋性提高，局部代谢产物（如乳酸、二氧化碳、腺苷、腺苷酸等）舒血管物质增多，肌肉血管舒张，改善局部血液循环。此外，太极拳锻炼也能提高细胞从低氧血症和血浆中利用氧的能力，增加线粒体的数量和体积，从而提高三磷酸腺苷（adenosine-triphosphate，ATP）供能，使血管和淋巴管扩张，加快局部血液循环。因此，太极拳锻炼不仅能通过疏通闭塞的微细血管，促进血管舒张因子的生成，还能通过提高 ATP 供能，使血管和淋巴管扩张，从而改善局部血液循环，加快 KOA 的恢复。

（三）太极拳锻炼对关节软骨的保护

软骨退变是膝关节损伤的关键。当关节软骨出现退变时，不同的信号通路通过接收关节内的炎性刺激及应激，导致软骨细胞凋亡，破坏关节软骨，而太极拳锻炼具有减缓炎症反应及改善应激状态的作用，继而保护关节软骨。太极拳锻炼可阻止由炎症因子所介导的关节软骨退化，有效减缓 KOA 患者膝关节软骨表面原纤维形成。TNF-α 和 IL-6 是病理条件下降低骨密度的重要因子，而太极拳锻炼对其有明显的抑制作用，可以减少骨量的流失。除了减少相关炎症因子表达抑制骨吸收外，太极拳锻炼还能提高机体抗氧自由基（reactive oxygen species，ROS）的能力，从而促进软骨细胞增殖。JINC 等研究发现，长期低强度有氧锻炼可以增加细胞适应性应答，减缓 ROS 造成的细胞损伤，抑制细胞凋亡，增加软骨细胞含量，促进软骨损伤修复。此外，太极拳锻炼还可通过刺激产生的 IL-10 对 Janus 激酶（Janus kinase，JAK）/信号转导子和转录活化子（signal transducer and activator of transcription，STAT）信号通路的调控来抑制一氧化氮合酶（inducible nitric oxide synthase，i-NOS）和基质金属蛋白酶（matrix metalloproteinase，mmPs）等软骨降解酶的表达，从而减少骨质破坏，保护关节软骨。因此当软骨受损时，可以采用中、低强度的太极拳锻炼以消除过多的炎症因子和 ROS，从抑制骨吸收、促进骨形成方面来保护关节软骨。

第六节 八段锦治疗

八段锦是一种中国古代传统功法，能调身形、调呼吸，鼓舞人体正气，调和气血，畅通经络，调节腿部经筋，从而减轻疼痛，改善膝关节僵硬、屈伸活动不利等症状，简单易学，广大患者接受度较高。

八段锦作为防治膝骨关节炎的绿色有效方法，已被广泛应用和探讨，因其运动量适度，尤其适合中老年人，是中老年人养生保健、延年益寿的一种有效手段和方法。八段锦具有柔和缓慢、连贯圆活、松紧结合、动作相兼、神与形和、气寓其中的特点。八段锦通过调整形体动作、导引人体之气、意识活动，锻炼和调控人体形气神，可以减轻膝骨关节炎的疼痛，增强下肢肌肉力量，并能有效防止肌肉萎缩，加强膝关节稳定性；可以促进血液循环，改善软骨的营养状态，促进修复损伤；对中老年人的前庭功能、本体感觉和神经肌肉控制能力都有明显改善作用。

八段锦练习可以通过增强下肢肌群的肌肉力量和耐力，起到防治膝骨关节炎的作用。八段锦通过拔骨伸筋练习及下肢力量的训练，使得下肢伸屈肌群的耐力和肌肉力量得到增强，肌肉的伸展性和韧性得到提高，同时患者的关节活动度以及腿部肌肉萎缩和肌张力过高的症状也得到明显改善。八段锦锻炼对膝骨关节炎的疼痛、僵硬，膝关节周围肌肉力量和身体功能等相关指标具有积极作用。八段锦锻炼还能减缓骨关节炎病症的发病趋势，八段锦锻炼结合药物治疗老年类风湿关节炎，也能减缓骨关节炎病症的发病趋势。

八段锦锻炼能明显改善关节处的血液循环，舒张局部紧张痉挛的肌肉、血管和神经等，进而改善软骨、韧带的营养状态，促进损伤的修复。八段锦练习，对改善人体血液流变学指标非常有效，能够增强机体的血液供应能力，提高血液循环的速度，对老年人的微循环指标呈现规律性的改善趋势。

八段锦能改善中老年人运动控制能力，对中老年人姿势的稳定性、运动的协调性及任务执行能力均有促进作用。长期进行八段锦训练能提高前庭器官、视觉器官、大脑平衡调节、小脑共济失调和关节的柔韧性，可以提高中老年人神经肌肉控制能力及平衡能力，对下肢平衡能力和运动能力的改善非常显著。

第十六章　膝骨关节炎的科研思路

在骨性关节炎（OA）研究中，动物模型的应用非常广泛，使用频率很高。但是，人类骨性关节炎是一种慢性骨关节疾病，以关节软骨的进行性退变、破坏为主要病理学特征，并伴有软骨下骨硬化、囊性变、骨赘形成等。人类 OA 这种复杂的病理生理改变通常需要十几年甚者几十年的发展。其发生发展除受年龄影响外，还受到诸多因素的影响，如遗传因素、体内激素水平、从事的职业、体重指数等。因此，人类 OA 的发生是多种因素共同作用的结果，是任何一种动物模型都难以完美地复制出来的。然而，我们又需要阐明 OA 的发病机制，OA 起病时和病程进展过程中关节内组织的分子活动情况，这就要求我们使用动物模型。虽然这些动物并不完美，但是却能展示出人类 OA 疾病的许多病理特征。通过这些模型也已经验明了关节软骨基质成分分解代谢的途径和滑膜、关节软骨以及骨内细胞的生物合成活动受抑制的途径。许多新的 OA 防治措施，如新的药物和治疗方法等，也需要首先在这些动物模型上进行疗效评估。这些都促使了 OA 动物模型的建立和应用。总之，OA 动物模型是研究 OA 的发病机制、病理变化、防治措施和药物筛选的必要手段。

一系列的实验技术也已被应用在许多动物身上，使它们的关节发生 OA 改变。在这些动物模型中，OA 损害的进展速率各不相同，变化很大，主要受到动物种类、年龄、性别、体重和术后处理措施等的影响。目前还没有一致认同的标准化动物模型可以被用来鉴定抗 OA 药物和防治措施的研究。大动物作为 OA 模型比啮齿类动物具有明显优势，但是经济和其他方面的问题又限制了其应用。

第一节 膝骨关节炎科研模型实验动物选择

一些实验动物在自然条件下或由于基因突变的异常表现可自发产生膝骨关节炎（KOA）。研究发现，小鼠、豚鼠、黑鼠、栗鼠、猕猴等均可自发出现KOA。研究发现，其共同的病理特征是：其病变早期的滑膜炎和关节囊纤维化较人类的为重。现将对小鼠、豚鼠、黑鼠、栗鼠、猕猴和猪的部分研究结果列举如下。

一、小鼠

许多品系的小鼠被用于 KOA 的实验研究。Livne E 等发现 3～18 月龄的 CW-1 小鼠的关节软骨标记指标随年龄的增长而下降；在体外用甲状腺激素或地塞米松治疗后，原组织恢复了 DNA 合成。Lapvetelainen T 等发现 18 月龄的 C57BL 小鼠每天跑步 1km，结果发生了 KOA。有研究报道已经对 C57BL 小鼠的这种特征进行了动态病理组织学研究，发现该小鼠 3 月龄时关节软骨基质中糖胺聚糖染色性降低；6 月龄时 60% 的小鼠关节软骨可出现 I 度骨性关节炎改变，主要表现为半月板游离缘附近的关节软骨表面不平整，排列在最表层的扁平软骨细胞脱落、消失，软骨下骨小梁密度改变；18 月龄时所有小鼠均可出现 I 度以上骨性关节炎改变，其中 18% 的小鼠出现 II 度骨性关节炎改变，9% 出现 III 度骨性关节炎改变。该自发性模型与人类骨性关节炎的差异主要表现在：其几乎没有关节软骨的微纤维化，关节软骨剥离脱落呈腐蚀状，软骨细胞几乎无集簇及骨刺形成，滑膜炎症不明显；骨关节炎进程中不伴有糖胺聚糖和 DNA 合成增加。此外，研究证实，给 C57BL 喂养高脂饲料，可加速其关节的退行性病变。

二、豚鼠

近些年来已被广泛应用于 KOA 模型的建立。Bendele 等对 Hartley 豚鼠进行研究，发现 2 月龄的 Hartley 豚鼠其双膝的 OA 发病率很高，3 月龄可看到关节软骨 OA 损害，到 1 岁所有动物的双侧胫骨内侧关节软骨损害 >50%，并伴有软骨下骨硬化；Bendele 和 Hulman 研究发现经饮食控制在 9 个月时，OA 损害的严重程度下降了 40%，体重下降 28%，18 月龄时 OA 损害下降 56%，体重下降 29%。Greenwald 研究也发现经多西环素治疗的豚鼠的 KOA 发生率和严重程度都较低，3B3 表位被抑制。可见通过饮食控制其体重和多西环素治疗可以延缓其疾病的进展。此外，以往研究报道也证实，12 月龄后的豚鼠在股骨内侧髁中央可出现与人类骨性关节炎相似的病理变化，且病理变化随年龄增长而逐渐加重；而外侧髁则无明显变化，其病程发展过程缓慢，与临床上人类骨性关节炎极为相似，且其软骨基质病变程度与负荷呈正相关。但因复制此模型成本高、难度大且只适合于研究某一遗传倾向，故临床应用不是很广泛。

三、C57 黑鼠

C57 黑鼠因其特殊的遗传学特征，故具有自发 KOA 的特性，Yamamoto K 等将不同月龄的 C57 黑鼠进行研究，发现 KOA 的发生率及严重程度与月龄呈正相关。2 月龄的黑鼠发生率是 20%，而 16 月龄的发生率是 80%，随月龄的增长退变呈不规则进展，与人类 OA 进展相似，电镜下观察表现为高尔基体发育不良，细胞内微纤丝增多，蛋白糖颗粒减少，胶原网破坏，故认为这些因素能导致软骨的退变，而基质结构和功能尚好是由于硫酸盐没有丢失。

四、猕猴

恒河猴和食蟹猴两者都存在较高的自发性骨性关节炎的发病率。Chateauvert JM 等研究发现恒河猴的 KOA 发生率随年龄增长和雌性动物经产状况而增加；其流行病学和组织学变化与人类 KOA 很相似。Carlson CS 等对食蟹猴进行研究发现其 KOA 损害发生率高，软骨下骨改变较常见和严重，出现在关节软骨变化之前。睾酮治疗使体重和体重指数增加，但对 KOA 的严重度无影响；胫骨内侧关节软骨的密度与 KOA 损害的严重程度和增加的负重相关联，OA 损害的发生率和严重性随年龄增长而增加。它们的 KOA 改变有别于由衰老引起的 OA 变化。其关节的大小足够做放射学、组织学和生物化学研究，并且可以获得年龄匹配的非 KOA 对照动物，但是由于这些动物的寿命较长，所以需要多年的时间才能完成研究，而且研究还会受到不可控因素（如环境因素、道德和经济方面）的影响，故而临床上较少应用。

五、猪

猪的自发性膝骨性关节炎研究限于最常用的 Hartley 或 DunkinHartley 品系，这两个品系作为骨性关节炎模型近年来已被广泛使用。Bedele AM 等研究发现，受试动物 3 个月时出现肉眼可见的软骨损害，12 个月时双侧膝关节有高比率的骨性关节炎发生，同时伴有软骨下骨硬化。MRI 技术也已成功用于猪的实验研究，另外，Huebner JL 研究证实此动物有足够的关节组织用于 mRNA 表达的研究。

第二节　膝骨关节炎动物实验模型的构建

一、机械制动法

关节的运动除了可以促进滑液内软骨细胞所需的营养物质向关节软内的扩散外，还可以刺激软骨细胞的新陈代谢。Maroudas A 等研究表明关节软骨周期性的负重可以通过刺激软骨细胞的合成作用起到对软骨外基质的保护作用。因此，关节软骨需要关节的活动和负重以维持其正常的组织结构和功能。大量研究表明，将实验动物肢体固定后，可导致其关节软骨发生萎缩性改变，包括软骨变薄，水化作用增加，蛋白多糖含量减少和结构改变，蛋白多糖合成减少，胶原含量和合成增加等。由制动造成的动物关节软骨的这些改变，很多变化与人类 OA 的变化很相似，所以关节制动的方法已被广泛应用于制作 OA 模型，特别是在研究关节软骨的退变过程中。但是，人类 OA 和动物关节制动模型在关节软骨的基本形态学变化上又存在一些不同点，这些不同点又限制了此类模型在某些方面的应用。Troyer H 研究发现，在人类 OA 关节软骨中，软骨细胞表现为肥大，新陈代谢更加活跃，细胞器更丰富，软骨细胞增生形成克隆或细胞巢，并常保持活性直到 OA 晚期。相对比，在动物关节制动模型的关节软骨中，软骨细胞并不增生形成克隆，而是发生坏死，特别是在关节固定牢靠没有活动余地时。其软骨的这种反应很可能是由于关节制动后缺乏活动和负重，使软骨细胞缺乏营养所致。有研究表明，如果允许制动的关节进行有限的活动，那么软骨退变的程度会明显减慢。

在制动模型的制作中，兔是常用的动物，也有用犬和大鼠等动物的。关节制动的体位有用伸直位的，也有用屈曲位的，多采用持续固定的方式。不论采用哪种制动体位和方式，动物的关节被机械制动一段时间后，其关节软骨均可出现与临床 OA 相似的退行性改变。Jiang HP 等采用左后肢膝关节伸直位石膏管型固定方法成功制作了骨性关节炎。张洪等应用相同方法也诱导出 KOA 模型，进一步证实了其可行性与可靠性。实验过程中大体标本见早期关节软骨失去光泽，变软呈灰黄色，在关节承重部位出现不规则压迹，可见麻点样小窝或线形裂隙，后出现糜烂与溃疡；后期软骨变薄、碎裂，暴露出软骨下骨质。滑膜充血水肿；HE 染色示局灶性软骨基质黏液变性、软细胞数目减少；软骨基质异染性减弱，软骨表面裂隙周围见软骨细胞增生；软骨陷窝内软骨细胞减少；软骨基质沿其胶原纤维的走向撕裂及"纤维化"；细脑核聚缩、浓染、变形、碎裂，且容易脱落，呈空泡状。可见，制动 6 周后，无论从大体还是镜下观察，兔左后肢膝关节均呈典型的 OA 特征。结论：膝关节伸直位制动 5～6 周是一个制作 OA 动物模型的较为理想的方法。

研究发现，用管型石膏于屈曲 90° 位制动家兔右膝关节也可制造出 OA 模型。光镜下可见软骨坏死，关节面边缘大量软骨细胞增生，基质纤维化，但负重区基质异染阴性。扫描电镜下软骨表面溃破，胶原纤维排列紊乱，基质脱颗粒，细胞与陷窝间隙增大，细胞皱缩，细胞膜破裂。观察表明，伸直位较屈曲位制动病损出现早且重，屈曲位动物中无一例出现关节软骨全层破坏，亦无软骨骨赘形成。尚平等采用过屈位和过伸位制动的方法复制 OA 模型，他们还从大体解剖学观察、软骨组织病理学评分、软骨细胞凋亡指数等指标的变化等角度，比较两者的差异，结果发现在相同的制动时间里，过屈位和过伸位均能成功复制出 OA 动物模型，且过屈位具有简便、固定牢靠、耗材少、家兔适用性好、成功率高等优点。

观察还发现，兔的膝关节制动后，3 天内可出现中性粒细胞快速游走入滑液，滑膜内有炎性巨噬细胞；制动 1 周时，关节软骨表面即有改变；制动 5～6

周时可出现中等或严重 OA 改变，可见关节软骨量减少，关节间隙狭窄，软骨表层细胞密度增加，细胞变小，深层细胞体积增大，蛋白多糖聚合体和蛋白多糖含量下降，氨基葡聚糖丢失。关节软骨的降解和关节挛缩随时间延长而加重。另外，研究发现若制动不超过 30 天，电镜下其表面的圆形突起未完全破坏，切线层纤维束未暴露，则病变在解除制动后可由透明软骨修复；若制动超过 30 天，则导致进行性 OA 的发生，切线层一旦被完全破坏，则只能由纤维软骨修复。若以屈曲位制动，则因减少了横跨膝关节的肌肉的收缩，可导致关节骨的萎缩性变化；若以伸直位制动，则限制了关节的运动、肌肉、关节囊收缩，对关节面产生了过度压力，可导致 OA 的发生。此外，研究表明，当固定一侧膝关节时，会导致另一侧未制动的膝关节负重增加，进而使其关节软骨发生轻微改变，如软骨内透明质酸和富含硫酸角质素的蛋白多糖增加等，为此，在研究中选用未制动的一侧膝关节做对照时，应考虑此因素可能造成的影响。亦有人将大鼠膝关节制动结合双侧卵巢切除造模，观察关节软骨退变情况，结果发现与单纯制动相比所导致的关节软骨退变更为严重。

二、手术方法制作骨性关节炎模型

膝骨关节炎的发生发展机制复杂，一般认为是由多因素综合所致。关节应力的改变及关节局部血供的异常是重要原因。因此，运用使关节失稳或改变应力或减少关节血供造成静脉回流不畅，均可造成与临床相似的 OA 模型。但不同种动物及不同方法造成的 OA 模型其病理表现不尽一致。如鼠的关节几何形状与人类并不完全相同，如研究骨性关节炎的病理进程、组织病理特征或软骨生化代谢等的变化，通常情况下可选用兔或犬作为模型动物。今将常用的骨性关节炎动物模型手术方法分列如下，以供参考之用。

（一）破坏关节的稳定性

破坏关节稳定性是目前国内外常采用的一种 OA 造模方法。关节稳定性是保持关节正常结构和功能的一个重要因素。若关节不稳，必使关节各结构的动态平衡失调，从而使关节发生退行性改变。常用造成关节不稳的手术方法主要包括切断内侧半月板，切断前、后交叉韧带，切断内侧副韧带及切除髌骨等。

（二）半月板切除造 KOA 模型

内侧和外侧半月板是位于股骨髁和胫骨平台之间的两个半月形纤维软骨板。内、外侧半月板具有非常重要的力学功能。它们可以分散关节负重约50%，并使两个关节面更加符合，增加关节的稳定性，而且通过移动关节面上的滑液能加强关节软骨的润滑作用和营养。因此，半月板损伤或切除后会使关节各结构的动态平衡失调，导致异常的高应力集中在关节软骨上，从而使关节发生退行性改变；引起膝关节载荷传导紊乱，使胫股关节、髌股关节正常负荷发生变化，而出现某些部位的超负载现象，这种超负载必然通过关节软骨而传递，破坏软骨基质的拱形纤维结构和薄壳结构，进一步破坏软骨基质胶原和软骨细胞，引起关节软骨的退行性变和发生 OA。对半月板切除患者的长期随访研究和对施行半月板切除实验动物的研究已经证实了这一点。

Moskowiz 和他的同事在兔的膝关节上施行了内侧半月板部分切除术，导致该关节发生了退行性改变。兔半月板切除术后很快（2～3周）就出现了关节软骨内蛋白多糖的丢失，原纤维形成和糜烂及胫骨内侧骨赘形成。研究报道，将鼠或兔内侧半月板切除 30%～50%，同时，让其自由活动，能成功复制 OA 模型，且认为这种造模方法对研究 OA 关节软骨细胞凋亡是一种很好的动物模型。

随后，这种被用于研究在 OA 进展过程中关节软骨的代谢和组成的变化，并成为分析激素和抗关节炎药物对这些改变的作用效果的一种工具。Hulth 和他的同事在切除兔内侧半月板的同时，进一步切断了其内侧副韧带和前、后交叉韧带，使该关节更加不稳定。该手术导致的关节病变以广泛的骨赘形成和全层关节软骨损害为特点。胡阿威等学者在制造 Hulth 法模型的基础上，于术后 7 天每日驱赶动物 2 次，共 30 分钟，4 周后可提前出现典型的 OA 改变。肉眼观察见患侧关节软骨表面呈淡黄色，不光滑，色泽暗，软骨不透明，表明粗糙，可见明显缺损的新生骨（骨赘），部分软骨下骨质外露。光镜观察见软骨变薄，4 层结构破坏严重，软骨细胞出现多个裂隙，部分软骨面糜烂、剥脱，形成缺损区，表面出现多个空隙窝，窝内软骨细胞消失，部分软骨细胞因固缩偏于一侧，并出现簇集现象，潮标线多不完整或可见双重潮线。因此，通过 Hulth 法，辅以每日强迫驱赶动物活动可建立较理想的兔 OA 模型。

Colombo 及其合作者施行了兔外侧半月板部分切除术，同时切除籽骨和切断腓侧副韧带。据研究者报道，此手术方法使兔膝关节产生了更一致的 OA 改变，并用这种模型评估了许多抗关节炎药物对关节软骨损害的作用效果。有报道称，与半月板全部切除模型相比，这种模型的关节软骨损害的进展较慢。

研究发现对犬等大型动物，施行半月板切除术同样可以获得 OA 模型。早在 1936 年，King 就证明了切除犬的内侧半月板会导致其关节软骨早期发生退行性改变，并且退变程度与切除的半月板的量成正比。Cox 及其合作者证实了 King 的结果，同时还比较了单侧半月板全部切除和部分切除的效果，动物在术后 3～10 个月处死，结果表明，包括滑液量增加、滑膜炎和软骨灶性损害在内的关节损伤程度与切除的半月板的量成正比。Ghosh 和其同事对 greyhound（一种猎犬）施行了单侧内侧半月板切除术后发现，术后关节制动可以减轻关节软骨退变和半月板增生程度。随后应用内侧半月板切除的小猎犬 OA 模型研究证实了硫酸氨基葡聚糖对关节软骨具有保护作用。

（三）前交叉韧带切除造 KOA 模型

膝关节的韧带，在周围有内、外侧副韧带，在关节内有前、后交叉韧带。这些韧带相互协同、相互制约，一旦某一韧带遭受损伤，必将引起失衡，致使膝关节不稳定。前交叉韧带的主要功能是：防止胫骨在股骨上向前移位，或股骨向后移位，同时防止膝关节过伸，限制内、外旋转和内、外翻活动。前交叉韧带损伤是人膝 OA 的常见原因之一。

早在 1973 年 Pond MJ 和 Nuki G 就报道，他们采用手术的方法切断犬膝关节的前交叉韧带，观察到手术关节发生了 OA 样改变。手术方法是在犬的膝关节囊处切开 2 mm 长的切口，非直视下切断前交叉韧带而不损伤关节周围的韧带和肌腱。此后，这种闭合式切断前交叉韧带 OA 模型的制作方法被许多学者采用，并观察了其关节软骨发生的组织学和生物化学改变。研究发现，前交叉韧带切断后 2 周时即有胶原纤维破坏，胶原酶活性增高。3 周内关节软骨含水量增加，蛋白多糖更容易提取出来。对提取出来的蛋白多糖分析后发现，由于前交叉韧带切断后关节不稳定而使软骨细胞合成了更多富含硫酸软骨素的不成熟的蛋白多糖。同时进行的组织学研究表明，软骨损害随时间延长而加重，表现为蛋白多糖染色减少、软骨细胞克隆形成和软骨表面原纤维形成增多，关节周围出现骨赘等。

随后的很多研究都采用这种犬前交叉韧带切断模型，对关节软骨的新陈代谢、组成和结构变化、滑膜产生的细胞因子和炎症介质以及软骨下的结构变化进行了研究报道。此模型也被用于评估非甾体抗炎药、皮质类固醇药物和在 OA 的软骨及滑膜组织代谢方面有潜在缓和 OA 疾病作用的药物。这些研究同时也明确了这种手术方法导致的 OA 的进展率有影响的重要因素，其中尤其重要的是动物的体重、年龄、术后锻炼方式、锻炼强度。因为前交叉韧带切断后致使关节不稳定，并使关节软骨承受的剪应力增大，所以可以预测体重较大品种的犬比体重轻的犬严重。此外，生物力学研究表明，前交叉韧带切断后该关节的负重减轻了，而对侧后肢和前肢的负重较术前增加了。手术关节的负重减轻延缓了其关节软骨和骨损害的进展。不过，有研究发现，切除支配患肢的后根神经节可以消除这种对受累关节的生理性保护作用。

在 Pond MJ 和 Nuki C 等描述的最初的手术方法中，前交叉韧带是通过 2 mm 切口在非直视被切断的。后来的研究发现，此种操作常常引起滑膜炎的发生。Myre DR 和他的同事研究证实关节内出血，特别是前交叉韧带出血是促使滑膜炎发生的因素。他们采用开放式手术切断前交叉韧带，术中未使用止血措施组的滑膜炎发生率是 69%，而使用电凝止血和冲洗组的滑膜炎发生率下降了 45%。且在术后 10 周时，电镜见电凝组的软骨细胞肥大、软骨细胞克隆形成和原纤维形成不如无止血组明显。可见，减少关节内出血和炎症的开放式前交叉韧带切断术可以形成 OA 模型，但其发展速度缓慢。有研究表明 4～5 年后受累关节一样会形成包括全层软骨受侵蚀的典型 OA 模型。

针对其发展缓慢的不足，研究者开始寻求造模时间周期较短的动物，其中兔和犬的膝关节前交叉韧带切断术已是一种得到广泛认可和采用的标准术式，Hayami 等也将其应用于大鼠 OA 的建立，获得满意效果。结果表明切断大鼠、豚鼠和兔的前交叉韧带同样可以制作 OA 模型。如 McDevitt CA 等通过切除兔的前交叉或前后交叉韧带造成关节失稳，成功复制出 OA 模型。其手术后短时间内即见关节滑膜增厚，软骨表面糜烂，细胞成簇排列，骨赘形成，关节软骨中黏蛋白减少，酸性磷酸酶增加，蛋白、糖胺聚糖合成率增加，胶原纤维无变化，软骨细胞合成的黏蛋白中含有更多的硫酸软骨素。研究资料表明，家兔行单纯前十字交叉韧带切断术，术后第4周出现了关节积液及滑膜增生，软骨改变以糜烂、粗糙为主，部位集中于股骨内髁内侧，外髁关节面光滑如常；第8周时，软骨改变仍集中在股骨内髁关节面，以溃疡形成为主。Papaioannou N等研究认为，单纯前十字交叉韧带切断术可在8周前迅速导致OA样退行性改变，8周后由于机体内的修复机制退化速度减慢，强调此模型在时间上有退化阶段和修复增生阶段之分。总之，这些小动物的关节软骨侵蚀和滑膜炎表现比狗发展得快。这使得它们在被应用于对抗关节炎制剂的实验评估时比犬占有一定的优势，但其也存在不足之处，即病变的较快进行性改变与人类OA相比存有一定的差异。

（四）复合手术法构建KOA模型

复合手术法构建KOA模型，简而言之是同时采用两种或两种以上的造模方法，以期复制出尽可能接近人类疾病，最好能设计出与人类疾病相同的动物模型。此类复制OA模型的方法在临床研究中应用很多，而且有进一步扩大的趋势。今列举部分方法如下，供研究者参考。

1. 切断内侧副韧带及膝前内侧筋膜　切断小鼠双后肢内侧副韧带及膝前内侧筋膜扩张部，并在断端处修剪去除约2 mm，造成双后肢外翻畸形。术后2天放于托箱内，每天赶其行走30 m。2周后光镜下可见软骨厚度变薄伴裂纹深入移行区及放射区上部，有细胞簇出现，细胞数量减少，基质中蛋白多糖染色不均匀，滑膜厚度及炎症细胞数量明显增加，而软骨下骨小梁密度变化不明显；电镜下见软骨细胞有明显的外形改变，表明软骨细胞处失代偿期。4周后，光镜见软骨厚度显著变薄，软骨破坏严重，裂隙可深达钙化区，部分区域可见软骨下骨板暴露，滑膜厚度进一步增加，炎症细胞浸润程度减轻，软骨下骨小梁密度增加；电镜可见软骨细胞变形严重呈不规则状，胞质内充满脂滴、糖原颗粒及微丝，细胞器外形模糊，细胞核深度凹陷变形，细胞旁出现嗜锇性脂肪碎屑、基质内胶原纤维显露明显且较正常为粗，结构松散紊乱。术后8周，病变与4周相似，但程度加重。

2. 切除韧带与半月板结合　路氏等将切除韧带与半月板结合，成功地诱发膝骨性关节炎，并认为该模型制作期限合理，病灶典型。该模型种，术后3周就出现了骨性关节炎的早期表现，包括软骨细胞排列紊乱，轻度糜烂，可见散在的软骨细胞簇及局部溃疡。术后 6 周出现了明显的骨性关节炎改变，6 周 X 线显示了关节间隙异常及胫骨上端变形。从而表明关节的不稳定是造成关节软骨破坏、形成骨性关节炎的原因。王贤波等对 SD 大鼠行前交叉韧带切断加内侧 1/3 半月板切除术，结果：大体观察见实验组 12 只关节腔内滑膜均增生明显，关节液明显增多，其中 3 只呈明显的血性，实验组关节面均略显粗糙，尤其是股骨内髁，外髁关节面亦可见明显糜烂。软骨退变主要在股骨内髁内侧，有 1 只出现软骨剥脱，该膝关节股骨外髁关节面亦可见明显糜烂。大部分尚处于早期轻度骨性关节炎的改变。病理切片及甲苯胺蓝染色示，关节软骨的表面变粗糙，软骨表面有明显的糜烂，关节软骨表面层蛋白多糖着色变淡，滑膜可见明显的增生，炎症细胞浸润。以上均为 OA 早期的改变。

3.改良 Hulth 法　Hulth 手术方法：即切断内侧副韧带、切除内侧半月板、切断前后交叉韧带，造成关节应力改变所致的动物模型，但膝关节极不稳定。刘氏等采用改良 Hulth 法造模，即只切断前交叉韧带，而非将前后交叉韧带均切断。结果，CR 片示：模型组内侧间隙明显变窄，关节面粗糙变形，关节边缘有明显骨赘，软骨下骨骨密度明显增高；大体观察见关节软骨呈淡黄色；关节表面粗糙糜烂，溃疡形成，失去光泽，软骨缺损深浅不一，以致软骨剥脱，软骨下骨质暴露；关节边缘不规则，有明显骨赘形成。滑膜外观明显的增生、肥厚、粘连；关节液量明显增多、浑浊。光镜观察见关节软骨层变薄、粗糙，4 层结构不易分辨，部分区域软骨细胞核固缩、坏死，偏于一侧，钙化层软骨细胞呈簇状，软骨细胞排列紊乱，潮线多不完整或完全消失，甚至软骨下骨质外露、软骨下骨囊变的形成；电镜示：软骨细胞明显固缩且外形不规则，细胞周晕消失，核膜不明显，表面微绒毛突起减少，胞浆内细胞器凝成高电子密度的片状物不易分辨，微丝消失，细胞核形状不规则，染色质浓聚，散裂于核中。软骨细胞随胞质的萎缩而萎缩，表面突起增多增大，周围出现空隙，胞核固缩，胞质内有大量脂滴及空泡出现，胞膜破损，甚至见软骨细胞裂解成碎屑。研究者称本法较 Hulth 法操作简单、创伤小，可保持一定的膝关节稳定性，模型复制易于成功，并与临床实际更相符。且因本法是关节内手术，术中出血、术后炎症易影响膝 OA 早期软骨、滑膜的生化代谢，故要严格把握术中无菌、微创操作和术后抗炎处理，本实验结果显示术后 16

周后即可获得典型的膝 OA 模型。

4.切除双侧卵巢去势结合单侧膝前后交叉韧带、内侧副韧带切断法　韩清民等采取切除大鼠双侧卵巢去势结合单侧膝前后交叉韧带、内侧副韧带切断的方法，以期建立肾虚证与 OA 结合的动物模型。大体观察见模型组术后 2周，右膝关节软骨表面呈淡黄色，光泽密度减低；术后 4 周，右膝关节表面不规则，关节囊、滑膜均有不同程度增厚；术后 6 周，右膝关节软骨周缘出现纤维性粘连。病理学观察示：模型组术后 2 周，右膝关节软骨表面尚平整，表层软骨细胞萎缩，局部缺失，各层软骨细胞排列尚可，移行层有软骨细胞簇形成；SAF 染色显示：基质表面区域完整，中层软骨细胞增殖、肥大；出现 OA 病理表现的软骨面积占切片的 10%～25%。术后 4 周，模型组右膝关节软骨表面不平整，有血管翳生成，表层软骨细胞消失，软骨细胞核萎缩，移行层有大量软骨细胞簇出现；SAF 染色显示：基质浅层连续性中断，上 1/3 软骨基质染色减少，柱状硫酸软骨素排列稍紊乱；出现 OA 病理表现的软骨面积占切片的 10%～25%。术后 6 周，右膝关节软骨表面局部可见溃疡样龛缺，局部全层软骨缺如，表层软骨细胞消失，见有裂隙从软骨表层延伸向下，软骨细胞核萎缩，可见大量软骨细胞簇。SAF 染色显示：基质浅层连续性完全中断，柱状硫酸软骨素排列紊乱，移行层可见大量肥大、簇聚的软骨细胞，单纯龟裂达及软骨中部；出现 OA 病理表现的软骨面积占切片的 10%～25%。统计分析结果示，模型组软骨组织病理学评分显著高于对照组（$P<0.05$）。

研究者认为该造模方法有以下优点：①短期内可获得满意的 OA 模型；②采用传统的关节内手术方法，保留 OA 不利因素间恶性循环的特点，使模型更接近临床实际情况，有助于对 OA 的研究；③诱导周期短，成功率高，关节软骨退变呈进行性加重；④手术操作简单。

研究表明，采取双侧卵巢切除去势结合单侧膝前后交叉韧带、内侧副韧带切断的方法，建立动物模型能有效反映肾虚型骨性关节炎的退变情况，适合作为肾虚型骨性关节炎的动物模型推广运用。

（五）药物注射诱发骨性关节炎模型

1.木瓜蛋白酶（Papain）　木瓜蛋白酶是一种蛋白水解酶，可分解软骨基质中蛋白多糖，并能去除软骨细胞膜上有丝分裂抑制因子。研究报道，在

Papain 诱发的兔 KOA 模型中，给予高分子量透明质酸能阻止硫酸化氨基葡聚糖从关节软骨中丢失。由 Papain 复制的这类模型与人类 OA 病理变化极为相似，且具有易于复制、OA 发生时间短、重复性好等优点。

2. 胶原酶（Collagenase） 胶原酶是一种金属蛋白酶，能够分解基质胶原蛋白。Kikuchi 等利用胶原酶注入兔膝关节腔内，6 周后发现骨的边缘比中间更为严重，软骨的退变程度随时间的推移逐渐加重，且与胶原酶剂量呈正相关，这种关节软骨的退变与人类 OA 的病理相类似，并认为在短时间内这种造模方法比 Papain 更易诱发 OA。

在大鼠和兔等的关节内注射木瓜蛋白酶、胶原酶等蛋白水解酶，可以建立使软骨外基质的降解的 OA 动物模型。但是，由于这些酶激发的急性炎症反应也促使了关节软骨的破坏，所以这些模型，特别是关节内注射胰蛋白酶的模型的关节软骨退变机制明显偏离了正常人类 OA 发生的机制，临床上应用此类模型时应予以考虑。

3. 雌二醇（Estradiol） 绝经后妇女接受雌激素替代治疗可以减少 OA 的发病率和阻止 OA 的 X 线进展，但是每天 0.3 mg/kg 雌激素在小鼠和兔膝关节腔内注射后，可以诱发出与人膝 OA 相似的关节软骨的退行性病变。Tsai 等研究发现，在雌二醇诱发的兔膝 OA 中，股骨端软骨内的雌激素受体水平上调了，而胫骨端关节软骨内的雌激素受体水平没有上调。研究还发现，在家兔和犬的关节软骨细胞内存在 17-β 雌二醇受体，表明雌激素与 OA 发生有密切关系。Tsai 等将雌二醇按 0.3 mg/（kg·d）的剂量注入兔膝关节腔内，9 周后发现兔股骨髁表面关节软骨变薄，软骨面龟裂、纤维化；12 周后关节软骨侵蚀破坏扩展到钙化层，软骨下骨外露，电镜扫描进一步提示，软骨细胞变性严重呈不规则状，细胞核深度凹陷窝出现及囊泡形成。

4. 金黄色葡萄球菌疫苗（Staphylococcusaureus） 将金黄色葡萄球菌疫苗悬液 0.5 ml 注入新西兰大白兔左后肢关节腔内，注射后关节周长明显增加（>1cm 以上）者，经病理检查证实也能成功复制出 OA 实验动物模型。武兆忠等学者应用此法也成功地复制出 OA 模型。

5. 聚乙烯亚胺（Polyethyleneimine） KOA 早期，蛋白多糖在关节软骨新陈代谢过程中退变和变异对 OA 的发生起关键作用。因此，Sakano 等学者将阳离子聚乙烯亚胺注射到鼠膝关节腔内，用以阻挡膝关节软骨阴离子区域，2、4、6个月后观察发现，膝关节明显变形，蛋白多糖退变和功能减退，且逐渐加重，晚期发展成为典型的OA模型。这种OA模型的诱导与聚乙烯亚胺分子量呈正相关。

6.碘醋酸钠（Monosodium iodoacetate） 碘醋酸钠是一种细胞糖酵解抑制剂。研究发现将其注射到母鸡、小鼠、豚鼠、大鼠、兔和马的关节内，可以诱发其发生OA样关节软骨改变，主要表现为以番红O染色缺失（表明蛋白多糖丢失）为特征的软骨损伤。这种模型已被用来证明，用扫描声学显微镜和超声波检查可以发现大鼠关节的软骨损伤，而且这种损伤可用某些抗风湿药物改善，豚鼠软骨的损伤可通过锻炼来改善。

7.尿激型纤溶酶原激活物（Urokinse-lype plas minogn activator，UPA） UPA主要作用于生理病理条件下的细胞迁移和组织修复，介导细胞周围基质蛋白的降解，它不仅可以激活其他蛋白酶（如纤溶酶原和基质金蛋白酶），而且其自身也能直接降解细胞外基质基底膜。目前的研究表明，UPA介导的细胞外基质蛋白裂解作用与炎症关节疾病中关节软骨和骨的破坏密切相关。在OA中软骨及滑膜中的纤溶酶原/纤溶酶原激活物活性明显升高，而且滑膜中的浓度是软骨的60倍，肌内注射纤溶酶原激活物抑制剂后关节软骨退变明显减缓，说明滑膜中纤溶酶原/纤溶酶原激活物对软骨降解的重要作用。在关节发生炎症的情况下，滑膜或软骨等细胞分泌过多的UPA，致使UPA系统失调，加重关节局部软骨和骨破坏。这为选择UPA建立OA模型提供了理论依据。

石辉等在兔膝关节腔注射尿激酶型纤溶酶原激活物，对照组注射等容量的生理盐水，注射完成后在4周、8周、12周分批取兔滑膜进行组学观察、取软骨行组织学观察及电镜检查。结果显示：实验组兔膝关节滑膜均存在不同程度的增生、肥厚、水肿，光镜及电镜下见实验组关节软骨呈明退行性变。Mankin评分实验组得分显著高于对照组（$P<0.05$）。研究表明兔膝关节注射UPA可使滑膜发生炎症、关节软骨发生退变，而且随着时间退变的程度逐渐加重，这一模型可为研究膝关节OA的病因、发病机制及治疗方法提供实验工具。

此外，研究还发现将同种异体关节软骨微颗粒、白介素-1、转化生长因子－β、维生素 A、菲律宾素、肾上腺皮质激素等注入家兔膝关节腔内可导致关节软骨退变，均可诱发 OA 模型。王双义等将肉毒杆菌毒素 A 注射到动物股四头肌内，造成关节周围肌张力下降，也成功诱导出 KOA 模型。

四、膝关节炎动物模型研究展望

骨性关节炎的发病是多因素综合所致的，故用于研究 OA 发病机制、治疗及预防的动物模型的建立也有多种，目前国内外较常用的是利用造成关节不稳，改变关节应力，改变关节局部血液循环及药物诱导等来造模，能较大程度地接近临床实际，并能较快地复制模型。但因目前各种 OA 动物模型只是针对其中的某一致病因素而复制出来的，并没有考虑综合因素的作用，故很多模型都有其不足之处，如应用切除前交叉韧带和（或）半月板等手术方法复制的 OA 模型就忽略了手术本身所造成的创伤性滑膜炎及关节积血等可能对研究 OA 的病理进程、组织病理特征或软骨生化代谢的变化造成的影响。因而，为了推动实验医学的进步，以期有效解决 OA 的所有诊治问题，此项研究还有很大的发展空间，我们要走的路也很漫长。根据现状及骨性关节炎的发病特点，对于今后 OA 动物模型的研究工作进展，我们提出以下几点期望。

1.加大对于自发性 OA 模型研究工作的力度。目前，诱发性模型的数量远较自发性模型的数量为多。两者在应用上各有长处和短处，但不应偏废一方。

2.动物模型中所谓的"动物"不仅是指实验动物，更不仅是指实验室中区区几种哺乳动物，虽然它们（特别是小鼠、大鼠及兔）在研究与应用 OA 模型的工作中，已经给人们提供了大量文献。我们也应扩大视野，关注其他动物的自发性 OA 模型，或能有新的发现，提供新知与新的 OA 疾病诊治途径的可能。

3.复制 OA 动物模型时在条件允许的情况下，应尽量考虑选用与人相似、进化程度高的动物做模型。

4.人类 OA 发病机制是一个非常复杂的过程，是众多因素相互作用的结果。故在复制 OA 模型时，应考虑综合因素的作用，包括动物的种属（包括其生活习惯、关节结构、组织学及病理学特征）、年龄、性别、体重及诱导出关节病后给予的饲养条件（包括给予的营养物质、饲养环境）、照看条件等因素，以便复制出更加接近人类 OA 的模型。

随着对骨性关节炎发病机制研究的深入，现有动物模型被采用的机会将不断增加，新的模型也将不断涌现。但愿有一天，人们能够复制出与人类 OA 一致的 OA 动物模型。

第三节　膝骨关节炎的生物化学及分子生物学指标

一、关节软骨的生物化学

关节软骨由群居在组织内的软骨细胞生物合成的细胞外基质组成。与其他组织比较，基质与细胞容积比率较高，是一种多水分的组织，水分占总湿重的 60%～80%。其余 20%～40% 的组织湿重主要含有两种大分子物质：Ⅱ型胶原占干重组成的 60%，剩余物的大部分由大蛋白聚糖占有。胶原网为组织提供强度、蛋白聚糖使软骨抗压。小量的其他种类胶原，即蛋白聚糖、糖蛋白以及其他结构分子与酶分子的一小部分，在组织结构和功能方面可能也起着决定性作用。

（一）蛋白聚糖

蛋白聚糖是一个复杂的大分子，由核心蛋白共价结合多糖链（糖胺聚糖）组成。

蛋白多糖应被称作蛋白核心多糖或黏多糖，后者仍被用来描述遗传性疾病。糖胺聚糖具有 220～250 kDa 多区域核心被硫酸软骨素和硫酸角质素链替代的核心蛋白，除 N- 连接寡糖及 O- 连接寡糖之外，可聚蛋白多糖是连接蛋白与透明质酸结合在一起的复合物。可聚蛋白多糖的核心蛋白有两个球状的区域靠近 N 终点，称为 G1 和 G2，被球内区域分开，第三个球形区域 G3 在核心蛋白的 C- 终点端。

可聚蛋白多糖的球形区域 G1 由三部分组成，称作 A、B、B′，G2 区域又被分为类似于 G1 一样的 B 和 B′。A 区域被称为"Ig 折叠"，由于其顺序和免疫球蛋白样蛋白具有同源性，它可以通过可聚蛋白多糖中的连接蛋白来调节可聚蛋白多糖内部的相互作用，连接蛋白的 B 和 B′区域和可聚蛋白多糖 G1 区域与透明质酸来调节相互作用，C2 区域的 B 和 B′区域显然不与透明质酸相互作用，它们的功能尚不清楚。连接蛋白与可聚蛋白多糖 C1 区域又有同源性顺序和相似的区域结构。

在分子的 G2 和 G3 区域发现有硫酸角质素和酸软骨素的附着区域，分子的大部分完全被硫酸角质素和硫胺软骨素链替代，约半数硫酸角质素链被集中在 N– 端位置的大范围内，硫酸角质素区域主要含有六肽重复系列，其数量在不同的人种之间各不相同。硫酸软骨素附着区域被分为 CS–1、CS–2、CS–3 子区域，每一个子区域的重复序列不同、每一个子区域因人而异。

（二）小分子蛋白多糖

富含亮氨酸的小分子蛋白多糖（SLRPs）在结缔组织（包括骨和软骨）中大量存在，其特点为中心部位存在富亮氨酸重复序列，该序列与 IxLxLxNxSxL 一致，位于 N– 端 Cx2–3CxCx6–9C 的半胱氨酸簇和蛋白核性的 C– 端（Cx32C）之间。这些小分子蛋白多被少量的硫酸皮肤素 / 硫酸软骨素或硫酸角质素糖氨聚糖链代替，糖氨聚糖替代与 SLRP 核心蛋白其他类型的糖基化一样，在不同组织之间是不同的。

SLRP 基因家族成员和纤维胶原相互作用。在体外，核心蛋白多糖、纤维调节素和 Lumidan 能够影响胶原纤维的形成率。核心蛋白多糖在胶原纤维的形成中发挥作用，核心蛋白多糖缺乏的动物皮肤显示脆性，这与皮肤张力减弱和皮肤中异常胶原纤维形成有关。核心蛋白多糖对转化生长因子 TGF–β 有很高的亲和力，TGF–β 可以使核心蛋白多糖将细胞外基质中的一些生长因子分离，而不依赖于核心蛋白多糖和 TGF–β 的相互作用，核心蛋白多糖可以直接通过信号转化途径阻止细胞扩增。这个信号转导途径可以导致细胞周期蛋白依赖性激酶抑制剂的激活。SLRPs 的其他功能正逐渐被揭示，包括核心蛋白多糖诱导胶原酶的能力，血细胞生成调控中二聚糖的作用和在角膜移植的维持中核心蛋白多糖的作用。

（三）软骨特异性胶原

1. Ⅱ型胶原　在成熟关节软骨中，软骨的主要胶原是Ⅱ型胶原纤维，Ⅱ

型胶原是由完全相同的三股 α 链组成的螺旋，α 链是由 COL2A1 基因表达的，Ⅱ型前胶原以两种拼接方式合成。在 N- 端前肽Ⅱ型 A 胶原包含一个额外的半胱氨酸富集的外显子，Ⅱ型 A 胶原在前期软骨细胞和胚胎组织中被发现。Ⅱ型 β 胶原在 N- 前肽中缺乏这种半胱氨酸富集区，在所有软组织中链彼此蜿蜒缠绕形成了特征性的胶原三维螺旋结构。胶原分子折叠排列形成了胶原原纤维，这些原纤维甚至在软骨中也不是胶原必需的唯一类型，在原纤维和它的周围常常有其他类型的胶原，这些类型的胶原含量很少，但有重要的功能。主要的胶原即Ⅱ型胶原的突变可以削弱软骨基质，并使组织易感骨关节炎。

Ⅱ型胶原被生物合成一个含有 N 末端和 C 末端前肽的前胶原分子。在软骨中，去除前肽后形成成熟的胶原。C 末端的肽已经从软骨中分离并一度被认为是独立的分子软骨促成素，虽然在软骨中合成，但和正发生矿化的细胞外基质相联系。在软骨发生组织中，包含有半胱氨酸富集区 N 前肽的Ⅱ型 A 前胶原分泌到细胞外基质并与骨的形态发生蛋白相连。

2. Ⅸ型胶原　在未成熟动物中，Ⅸ型胶原占关节软骨的 10%，在成熟动物中占 1%～5%。Ⅸ型胶原被归类于原胶原相关性胶原（具有间断性三股螺旋）和Ⅱ型、Ⅺ型胶原形成异形原纤维。X 型胶原是一种异质三联体由 [α₁；（Ⅸ）α₂（Ⅸ）；α₃（Ⅸ）] 三股链组成，它们是不同基因的产物，Ⅱ型胶原和Ⅸ型胶原不同，因为它有三个三股螺旋形成的成胶的结构域和四个成胶结构域。非成胶区域比成胶结构更易受到蛋白水解。总体上，Ⅸ型胶原比原纤维胶原短并通过二硫键使结构更加稳固，Ⅸ型胶原是以长链还是以短链存在，主要依靠 α₁ 链 N- 端的球状结构域的存在或缺乏。对于胶原分子，最不寻常的是它有一个硫酸软骨素链，这使它被分类为蛋白多糖。

虽然Ⅸ型胶原的确切功能还未知，但大多数人认为它的功能是限制原纤维半径并且通过羟基赖氨酸吡啉啶和赖氨酸吡啉啶相交联的共价链与Ⅱ型胶原相连。一个 N 端大的球形结构区域和一个硫酸软骨素是它的特征，这意味着它是可以和其他基质成分相互作用的动能。CO19A1 基因缺陷的转基因鼠已经诞生，它表达了断裂的 α₁（Ⅸ）链。这些动物的膝关节的关节软骨发生的病理改变与骨性关节炎相似；此外，基因突变的纯合子鼠也已经产生。令人吃惊的是即使是基因突变的纯合子鼠在产生时是正常的，但是后来发展成了与骨性关节炎的严重关节退行性疾病。这些发现提示，Ⅸ型胶原链的改变或缺乏不能直接影响软骨的肉眼所见或者它的总体发展。然而它可以从分子水平影响软骨成分的构成，导致软骨发生异常或骨性关节炎样的情况。可能是软骨完整性受损，所以在人类只有出生后软骨承受负荷时才出现改变，随着时间的推移，Ⅸ型胶原小的缺陷就能导致早期骨性关节炎的数量变化。

3. Ⅺ型胶原　型胶原在未成熟软骨中含量更丰富，它最初就是从未成熟软骨中分离得到的。它由三个完全不同的 [α₁（Ⅺ）α₂（Ⅺ）；α₃（Ⅺ）] 多链组成形成了异三聚体。α_1（Ⅺ），α_2（Ⅺ）链分别是 COL11A1 和 COL11A2 基因的产物；原 a_3（Ⅺ）链是 COL2A1 基因的产物，它编码 α_1（Ⅱ）链、α_3（Ⅺ）和 α_1 Ⅱ型胶原相互联系，同其他的原纤维胶原一样，Ⅺ型胶原的 α 链均为原股原前体链合成的，它组成了 1 000 多个氨基酸的三维螺旋结构域。在 N–、C– 端有球形扩展区，Ⅺ型胶原有三个主要的结构域 –NC1、COL2 和 NC3 原。

在胚胎的鸡胸骨中进行的Ⅺ型胶原的合成过程实验，发现此过程要比Ⅰ、Ⅱ型胶原合成过程慢且复杂，Ⅺ型胶原最初都是在 C– 端结构域开始合成，C– 端结构域是通过半胱氨酸相连的。α_3（Ⅺ）N– 端结构域通过进一步合成形成了这个链的基质形式，其他两个链通过二步合成；合成了细胞外基质部分。Ⅺ型胶原的基质形式约为 315 nm，COL1 三维螺旋结合域有一连接位点，可以和细胞外基质成分相互作用。α_1（Ⅺ）和 α_2（Ⅺ）链都有肝素结合位点，并且通过这些位点与主要软骨蛋白多糖相连。在软骨表面Ⅺ型胶原的硫酸类肝素交互作用是重要的。

Ⅺ型胶原的非软骨球形结构域 NC3 在长度和结构上与Ⅰ型胶原和Ⅱ型胶原不同，前 a_1（Ⅹ）和前 a_2（Ⅺ）的 NC3 结构域可能被分为三个亚结构域。N– 端是一个富含酸性残基的模块，最初是从软骨中被称为脯氨酸 / 精氨酸富集蛋白（PARP）的含有二硫键的分子中分离得到的。PARP 的羧基末端是一个多变区，这个区域的变化是因为交替性外显子的表达，这赋予了蛋白结构域酸性或碱性特性。不同结构域的功能现在还未知。

XI型胶原的功能认为主要是与II型胶原形成原纤维中所起的作用，还有与软骨蛋白多糖和软骨细胞中成分的相互作用。引起特有的软骨发育异常的基因突变鉴定为XI型胶原在软骨和骨骼形态发生中起的生物学作用提供了进一步的证据。常染色体隐性遗传的软骨发育异常的 COL11A1 基因突变的纯合子小鼠中软骨和大分子胶原纤维异常，并且丧失了和蛋白多糖的黏合。COL11A1 基因和 COL11A2 基因和 Stickler 综合征相关

（四）软骨非特异性胶原

1. III型和V型胶原　在软骨仅见到小量的III型胶原，主要与II型胶原相关。在细胞培养中，人关节软骨细胞合成III型胶原。软骨内III型胶原的功能尚不明确。在软骨中已发现有V型胶原，尤其在陈旧的组织，在XI型中它替代 a_1（XI）胶原链。

2. VI型胶原　VI型胶原不是软骨的特征性标志，只是出现在关节软骨中，大部分围绕着软骨细胞，在细胞的囊腔里。在细胞黏着方面可能起作用。细胞外VI型胶原在将软骨细胞局限于胞周基质中发挥重要作用。VI型胶原不是原纤维胶原，但却包括一个短的三股螺旋结构域和 N−、C− 末端球形结构域并被非胶原结构域覆盖。这些结构域大而且质量占整个分子的 2/3 以上，它有三个 α 链（ $α_1$、$α_2$、$α_3$：），三个链都有多结构域结构，它们的球形结构域含有与威勒布因子 A 的同源分子。VI型分子以反平行方式聚合成二聚体，二聚体再横向聚合形成含有二硫键的四聚体。VI型胶原能够很容易地用嗜软骨剂和还原剂从软骨中提取出来。这种非共价键的联合形成了微纤维网络，VI型微纤维呈串珠状，在大多数结缔组织（包括关节软骨）中被发现。在关节软骨中，$α_1$（XI）链的球形结构域和透明质酸相互作用，使其得以稳固。此外，VI型胶原与包括软骨细胞在内的许多细胞表面相连。在胎儿软骨中，广泛分布于细胞基质中；但是在生长期间，却被限制在细胞周围区域。在人类骨性关节炎软骨和犬的因外科手术导致的骨性关节炎软骨中富有VI型胶原。VI型胶原在正常组织和骨关节炎组织中所起的作用尚不清楚。

3. X型胶原　在生长板中X型胶原是肥大软骨细胞的特性，认为它首先在软骨组织中表达，并且其中一些保留在钙化的关节软骨中。X型胶原是由

三个完全相同的 α_1（XI）链组成的同源三聚体。X 型胶原有一个 59 kDa 三股螺旋的胶原结构域，两侧有两个非胶原域。三股螺旋有 8 个含氨酸 –X–Y 三联体结构的薄弱区，这种结构容易被基质金属蛋白酶在两个位点剪切。在增生的软骨中常常发现 X 型胶原，mRNA 的蓄积和蛋白沉积先于血管的侵入和基质的钙化。一般认为 X 型胶原是肥大的软骨细胞的产物，因此，X 型胶原的表达常常作为软骨细胞肥大的标准。

X 型胶原主要作为一种结构成分或独立存在或（和）基质的其他成分结合，因为肥大细胞体积的增大和 II 型胶原纤维数量的减少有关，生长板中的肥大区带在结构上是最薄弱的区域；从而认为在软骨内软化期间，X 型胶原为软骨肥大、矿化和血管侵入提供了必要的基本条件。实验表明，X 型胶原有钙结合特性，并且和碱性磷酸酶、基质中小囊泡相联系，一些人认为基质中的小囊泡是软骨中矿物质常常沉淀的起始点。但 X 型胶原的确切作用还不清楚。

肥大细胞对 X 型胶原的合成显示一定存在着一个独特的分化程序，它仅仅在软骨发育的后期阶段表达。因为这个基因的限制性表达，所以它的调控很有意义。Dourado 已经证明这个基因确实被一个强启动子驱动，也被多数抑制性调控原体调控。这些抑制性调控原体有助于抑制基因在非软骨细胞和其他细胞的表达。

4. XII 和 XIV 型胶原　XII 和 XIV 型胶原不但和 IX 型胶原有相同特性，而且也有一个大的非胶原 N– 端结构域，这些胶原和 I 型胶原有很密切的联系。据推测它们以一种方式锁定在 I 型胶原的表面。这种方式与 IX 型胶原和 II 型胶原联系的方式相似。XII 和 XIV 型胶原纤维之间的直接作用方式，目前还未见有报道。

（五）软骨的其他分子

1. 纤维结合素　纤维结合素是关节软骨的成分之一，它在 OA 和软骨细胞培养中表达率增高。纤维结合素是一个含有二硫链的二聚体，分子量约 550 000。在不同部位和疾病状态下，因为 mRNA 的交替性剪接，亚基可能稍有变化。纤维结合素含有几个结构域，这些结构域代表三类具有不同特性的重复模序，这些结构域被称为纤维结合素 1 型、2 型、3 型重复区。纤维结合素和大量其他基质成分相互作用。纤维结合素在关节软骨培养中诱导软骨细胞产生酶，这些酶能降解蛋白多糖并释放其碎片。

2.软骨糖蛋白39　A蛋白显示出仅在所分离的滑膜细胞和浅层的软骨细胞中合成。软骨糖蛋白的克隆和测序表明它属于壳质酶蛋白家族的成员，但缺乏壳质酶的活性。在RA中这种软骨糖蛋白39增加，但功能尚不清楚。

3.血小板反应蛋白和软骨寡聚蛋白（COMP）　血小板反应蛋白家族包含5个成员，TSP-1～TSP-5。血小板反应蛋白由三个相同的链组成。在软骨中存在一些TSP-1，但TSP-4的量更具有重要价值。也就是通常所说的COMP。COMP尤其在关节软骨的浅层特别突出，与血小板反应蛋白不一样，它是由五种完全相同的亚单位组成的一个五聚体，每一个分子量约82 700。在细胞吸附试验中COMP能与软骨细胞结合，COMP的变异能引起多发的骨发育不良和假软骨形成。

4.层粘连蛋白（LN）　层粘连蛋白是由Ruper Timpl等于20世纪70年代末从小鼠的EHS肉瘤中分离出来的非胶原性糖蛋白，为细胞外基质的主要成分之一。层粘连蛋白主要存在于基底膜基质中，广泛参与上皮类细胞的黏附、增殖和分化，并影响胚胎的发育和胚胎团块的形成。研究表明，细胞也有层粘连蛋白的表达。它也是软骨基质的构成成分之一，并参与软骨基质的合成和降解。关节软骨的破坏可能引起滑液层粘连蛋白水平升高。

OA患者并发关节腔积液时滑液中LN的水平升高，而血清中未见升高，并且膝关节X线Ⅱ期的滑液LN水平明显高于Ⅰ期者。这些均提示OA主要是关节局部的病变，且LN水平与关节破坏程度有一定关系，在临床上，对OA患者开展LN检测，可作为判断病情轻重一项的指标。

OA滑液IN增加可能来自软骨基质的降解，也可能是在软骨的破坏修复过程中LN合成增加所致。OA不是单纯的退变性病变，IL-1和TNF-2在滑液中的含量也有一定程度的上升，这些炎症细胞因子引起胰蛋白酶的释放，使软骨基质降解，也可以引起OA滑液中LN的升高。正常滑液LN水平大于正常血清量，提示软骨基质的LN和滑液中的IN可能处于一个动态的代谢平衡中，这种平衡使得LN保持一定的水平。

二、关节软骨中的降解酶

（一）基质金属蛋白酶

聚集蛋白聚糖核蛋白区域的 G1 和 G2 区间怀疑被许多不同类型的蛋白酶裂解，大量证据表明 OA 中基质金属蛋白酶在软骨基质降解方面起着非常重要的作用。大量不同的金属蛋白酶如 mmPs-1（间质胶原酶）、mmPs-2（72-kDa 明胶酶）、mmPs-3（基质细胞溶解酶）、mmPs-7（PUMP）mmPs-8（中性胶原酶）、mmPs-9（95-kDa 明胶酶）及 mmP-13（胶原酶 3），已显示在 ASN341-Phe342 位点具有裂解的能力。

金属蛋白酶包括 mmP-1（成纤维细胞胶原酶）、mmPs-8、mmPs-13，它们可以降解胶原。在兔关节软骨内注射胶原酶能诱导 OA 样的改变，动物膝关节实验性诱导 OA 还有更多的例子。在 OA 软骨中软骨细胞能降解Ⅱ型胶原，通过利用一种位点酶技术，发现这种降解活性显示出异常的亮度和分布，多在深层的软骨，损伤后露出裂隙。这种酶的行为像一种金属蛋白酶，并表现出与 mmP-13mRNA 表达呈共同分布。

金属蛋白酶的组织抑制剂（TIMPs）可特异性抑制基质金属蛋白酶的活性。对于软骨中细胞外基质更新的精细调节依赖于 mmP 和 TIMP 活性的平衡。平衡的破坏将伴有连接组织的沉积如纤维变性疾病，或伴有基质破坏如 OA 或 RA。目前，四种人的 TIMPs 已经确定，TIMPs 蛋白通过结合到 mmP 或 mmP 前体的活性位点而发挥调节 mmP 活性的功能。对于 TIMP 基因的调节是多样的，TIMP-2 和 TIMP-3 基因启动子的结构已确定具有典型的管理基因的特性：缺乏典型的 TATA 盒、大量的胞嘧啶和瓜氨酸、存在多个 Sp1 位点。一方面 TIMP-1 前体具有某些诱导前体的特征，如 c-fos、c-jun 佛波醇酯 - 反应成分、酯结合位点，包括 IL-1 和 TNF- 的分解代谢细胞因子促进 mmP 合成及基质的分解，但通过软骨细胞抑制 TTMP 的表达。另一方面，IL-6 不诱导 mmPs 的合成，但它可以通过人工培养为关节软骨细胞和成纤维细胞诱导 TIMP 的合成。由于 IL-6 的合成继发于 IL-1 或 TNF-α 的激活，所以 IL-1 导致的 TIMP-1 上调可能是一种抑制过量基质破坏的保护性机制。

Sandy 等研究表明软骨移植中聚集蛋白聚糖的分解代谢，累及内球状区一个保守区域蛋白水解的裂解作用，导致从蛋白聚糖的剩余部位将 G1 区分离的结果。从小牛关节软骨移植培养的释放聚集蛋白聚糖显示出一种主要的和一种次要的 N-末端两种片段，主要片段代表在内球状区（ARGXVILXAKPDF）一个位点，次要片段代表完整的核蛋白 N-末端。

研究发现，采集自近期关节损伤或早晚期 OA 患者的关节滑液标本中含有两种主要的可聚蛋白多糖核心蛋白群体，其分子量分别为 90 kDa 和 150 kDa，N-末端分析表明都具有 ARGSV 序列；这一序列来自 GF，人类可聚蛋白多糖核心蛋白 Glu373 到 Ala374 之间的裂解。

研究还发现可聚蛋白多糖核心蛋白的异质性，该异质性主要由于在体蛋白水解的位点不同。其位点位于可聚蛋白多糖的球间区域或是分子的硫酸软骨素附着区，可聚蛋白多糖的断裂发生于 C-末端，因为仅有 30%～50% 含有 G1～G2 硫酸软骨素的可聚蛋白多糖分子携带有 G3 区。硫酸软骨素附着区含有"缝隙"或"节"区，在这里没有丝氨酸-甘氨酸序列。缝隙区的序列在不同种属间是高度保守的，并且含有与球间区谷 Aa373 丙氨酸 374 位点非常相似的区域。

差别糖基化是调节可聚蛋白多糖更新的一种可能机制。对不同物种间可聚蛋白多糖断裂位点分析表明，在不同物种间可能有一种调节可聚蛋白多糖更新的机制，可聚蛋白多糖 B 和 B′ 功能域 G1 区中透明质酸结合区的氨基酸序列高度保守的球形功能域的序列在不同物种间是不很保守的。这些保守的糖基化位点位于易于断裂的区域，提示软骨细胞可能通过一种与此相关的机制调节代谢，而这种调节对于发育、成熟、生长、修复可能是至关重要的。

聚集蛋白聚糖的糖基化作用与年龄相关的差异已被论证，年龄与转向调节比率有关。将小牛的软骨分离并进行研究，作为移植物或单细胞层差异与成熟程度有关。在单细胞层培养中，新合成的小牛软骨高弹性密度片段蛋白多糖大，并且其硫酸软骨素链要长。硫酸软骨素与硫酸角质素的比例要低，这些成熟相关性的改变也存在于细胞外基质的蛋白多糖。研究认为，关节软骨细胞本身固有一个程序来决定不同年龄中蛋白多糖产生的质量。糖基化的这种年龄相关性差异可能潜在地影响可聚蛋白多糖的更新速率。

牛可聚蛋白多糖中 G1 区及球间功能域中的各个位点替换为 N 连接的低

聚糖或 N 连接的角质素随年龄会发生变化。现在这一变化模式已经确定，另外，在成熟区中 A 功能域中的 Thr61 被 O- 连接的硫酸角质素替换但在不成熟的透明质酸结合区却无变化。

（二）丝氨酸蛋白酶

丝氨酸蛋白酶在结构上与胰蛋白酶相近，在中性 pH 范围内具有活性，并在酶的催化部位包含一个必需的丝氨酸残基。丝氨酸蛋白酶血浆酶经隐藏的前酶原能裂解前肽激活基质金属蛋白酶。虽然血浆酶对抗间质胶原无活性，但血浆酶能快速降解重建的基质纤维蛋白的成分或纤维连接蛋白。血浆酶原激活剂包括组织型和尿激酶型。具有胰蛋白酶样特异性的丝氨酸蛋白酶，涉及由前炎症细胞因子刺激引起的、软骨细胞参与的蛋白聚糖破坏。一种选择性丝氨酸蛋白酶非激动剂能强烈抑制白介素 –1 和肿瘤坏死因子刺激蛋白聚糖从鼻和关节软骨中释放，并指出丝氨酸蛋白酶在进展性 OA 发展过程中是一种病理作用，但这种特殊的靶丝氨酸酶尚未被识别。

丝氨酸蛋白酶为前 mmP 重要的激活剂。人尿胰蛋白酶抑制剂为丝氨酸蛋白酶多点强力抑制剂，研究发现当把它加入培养的兔关节软骨细胞与 IL-1α 和血浆纤溶酶原共同作用时可抑制由 IL-1α 和血浆纤溶酶原诱导的兔关节软骨移植物中蛋白多糖的释放。

丝氨酸蛋白酶多形核（PMN）弹性蛋白酶和组织蛋白酶 G 被怀疑在关节软骨降解中发挥作用，这些化合物对这些潜在的抑制作用已进行研究，发现 PMN 弹性蛋白酶可引起高度交联的弹力蛋白降解，也引起其他包括纤维粘连蛋白、层粘连蛋白、蛋白多糖Ⅳ型胶原在内的细胞外基质成分降解。研究还发现从 OA 软骨及患 RA 的滑膜液中提取的弹性纤维蛋白具有活性，但研究者认为它更像由最初的金属蛋白酶所致，而不是多形核弹性蛋白酶。组织蛋白酶 G 是由 PMN 细胞产生的一种丝氨酸蛋白酶，它可能在细胞外基质降解中发挥直接作用，促进椎间盘退化。

（三）天冬氨酸蛋白酶

组织蛋白酶 D 和 E 是天冬氨酸蛋白酶，也就是在催化模序中有一个必需的天冬氨酸残基。组织蛋白酶 D 和组织蛋白 E 在酸性环境中起作用。在连接组织中组织蛋白酶 D 是由溶酶体介导蛋白降解正常功能的一种核内体和溶酶体蛋白酶。尤其在吞噬细胞（如巨噬细胞）中，它们由大多数细胞（也包括成纤维细胞）所产生。RA 和 OA 滑膜组织中类似的表达组织蛋白酶 D 和组织蛋白酶 E 以及胶原 mRNA，但组织蛋白酶的表达在 RA 滑膜组织比 OA 标本要高。因此，这些酶导致单核细胞侵入到滑膜组织。然而，实验显示经过维 A 酸刺激后的软骨组织培养系统中，组织蛋白酶 D 的抑制性抗体和带有抑肽素的化学阻断剂都不能明显降低蛋白多糖的降解率。组织蛋白酶 E 在骨组织基质的细胞外降解的功能已经在破骨细胞的细胞空泡中发现，但在 OA 中引起软骨基质降解尚未被观察到。

（四）半胱氨酸蛋白酶

研究显示，半胱氨酸蛋白酶即组织蛋白酶 B、H、K、L 和 S，在组织的发展、生长、重建、老化和病理过程中起着重要作用。组织蛋白酶 B、H，K、L 和 S 的 mRNA 在大多数组织中表达并显示组织特异性表达。研究发现，这些半胱氨酸组织蛋白酶，尤其组织蛋白酶 K，在骨和软骨中表现出相对高水平的表达。有证据表明组织蛋白酶 B 与活化的内肽酶和外肽酶结合，能使聚集蛋白聚糖降解产生一个裂解位点，先前归属于聚集蛋白聚糖酶，一种金属蛋白酶。在兔实验性 OA 病程中，发现组织蛋白酶 B 在滑膜组织早期降解阶段具有上调作用，还显示在软骨实验性 OA 进程与组织蛋白酶 B 的上调作用相伴随。

三、软骨新陈代谢过程中标志物的变化

在众多关节代谢性标志物中，引起关注的是那些具有良好精确性的可定量的标志物。本部分主要列举符合这种标准的代谢性标志物，但不可能详尽论述 OA 患者新陈代谢过程中所有可能的标志物。大多数研究者选择测定 OA 患者至少一项软骨代谢的直接标志物。此决定基于多数软骨内功能性分子，如蛋白聚糖、Ⅱ 型胶原在体内其他组织中的浓度极低。而这些分子的片段在血清中的水平可以很好，故可间接反映软骨组织的变化。

有研究表明，在成人组织，软骨细胞通过细胞联合基质施加有效的代谢控制作用，而通过进一步移除的区间基质代谢控制作用是无效的。由此认为，组织基质由代谢活性和无代谢活性的成分组成。尽管细胞联合基质所占软骨

总体积不足 5%，但有可能绝大多数标志物分子来源于代谢活性成分。

（一）Ⅱ型胶原的合成

Ⅱ型胶原的 C 前肽也叫软骨钙素，在人的关节液和血清中是可以定量的。这种分子由特异性 C 前肽酶作用于新合成的前胶原分子，在细胞外产生。其提供了测定Ⅱ型胶原的合成率的方法。这一理论是基于对关节软骨移植培养中Ⅱ型胶原合成率的观察结果，即Ⅱ型胶原的合成率与 C 前肽的组织含量呈正相关。C 前肽的半衰期是 15～20 小时。这一标志物在 OA 滑膜液的表达水平高于类风湿关节炎或感染性关节炎。在膝关节损伤患者中表达特殊的高水平，因此在 OA 临床前阶段预示着软骨细胞在修复基质损伤。

（二）Ⅱ型胶原的降解

当损伤明显时，胶原网络的损伤很难完全修复，预示着关节软骨将会向不可逆的崩解发展，所以软骨胶原降解的标志物变得特别有用。一项报道提示在不久的将来这一目的将会达到。利用由胶原酶 1（mmP-1）、胶原酶 2（mmP-8）和胶原酶 3（mmP-13）催化的天然人类Ⅱ型胶原裂解产生的新生表位 C- 端（COL2-1/4C 短）和 N- 端（COL2-1/4N1）具有活性抗体，证实了在 OA 关节软骨的Ⅱ型胶原裂解过程中胶原酶的活性升高。通过对软骨提取物的免疫测定证明，OA 软骨相比成人非关节炎软骨具有显著增多的 COL2-3/C（短）的新生表位。mmP-13 的合成优先抑制剂可以显著降低组织培养中分离自人骨关节炎软骨新生表位 COL2-3/4（短）的非刺激释放。这些研究提示由软骨细胞产生的胶原酶与关节软骨Ⅱ型胶原的裂解和变性过程有关，其在 OA 中升高，并且 mmP-13 在这一过程中可能起到重要作用。

（三）可聚蛋白多糖的合成

关节软骨合成的可聚蛋白多糖分子在人生的不同阶段包含不同含量的硫酸角质素（keratan sulfate，KS）和硫酸软骨素（chondroitin sulfate，CS）。新合成的分子是不成熟的，类似于胎儿时期的特征。因含有大量阴离子基团而高度水合，排斥其他大分子可产生屏障作用。在 OA 中其硫酸化程度也明显降低，随病情进展而加重。有研究发现，OA 患者关节软骨内 CS/KS 比值比正常人高出 2 倍多，但随病情进展这种比值逐渐变小。

单克隆抗体技术的出现导致可以识别创伤患者或 OA 患者的软骨细胞

合成的硫酸软骨素链的微小变化。硫酸软骨素链上有多个抗原表位（3-B.3，7-D-4，846），正常软骨上缺乏 3-B-3 和 7-D-4 抗原表位，而在软骨细胞分化期和胎儿发育期存在。在 OA 的细胞外基质修复期及塑形期，软骨的 CS 链上有 3-B-3 表达。创伤患者关节液内 3-B-3 和 7-D-4 水平增高，这一点已经得到证实。7-D-4 抗原表位 /5-D-4 抗原表位的比例显著地增加，表明这些关节的关节软骨合成了具有低 AgkS 含量的可聚蛋白多糖分子。这些均提示 CS 链上抗原表位表达与关节内软骨合成代谢有关。而有学者发现 OA 和 RA 患者 3-B-3 血清水平比关节液水平高数倍，提示其有关节外来源，因此，它作为 OA 代谢标志物的作用有限。

846 的抗原表位看来是一个很有前途的由关节软骨合成可聚蛋白多糖的标志物。与硫酸软骨素链上的大多数其他抗原表位不同，这个抗原表位既可在关节液内又可在血清内得到精确的定量。在遭受创伤和原发性 OA 患者的关节液中，这种可聚蛋白多糖合成的标志物增加。另一方面，不像 AgKS 和 COMP，在早发家族性 OA 患者血清中，发现它的水平没有升高，这表明在这些个体中，可聚蛋白多糖的合成和分解代谢可能处于不平衡状态。

（四）可聚蛋白多糖的降解

对人体软骨的研究已证实，可聚蛋白多糖在软骨内含量占第二，并且比 Ⅱ 型胶原（即纤维结构的主要组成部分）易于降解。以前人们对软骨细胞和基质胶原成分研究较多，而对基质中另一主要成分可聚蛋白多糖未引起足够重视。近年来分子生物学的研究进展提示可聚蛋白多糖在细胞间信息传递、维持细胞表型、与其他基质间的相互作用即保护组织整体功能方面发挥着极其重要的生物学功能。系统研究 OA 时关节软骨基质可聚蛋白多糖的变化，揭示其在 OA 发生中的作用将有助于阐明 OA 的发病机制。

葡糖氨基聚糖（glycosaminoglycan，GAG）占软骨基质中可聚蛋白多糖相对分子量的 90% 以上。在关节软骨可聚蛋白多糖的更新过程中产生的 GAG 结合片段快速扩散出软骨而出现在关节液内，类风湿关节炎（RA）和骨性关节炎（OA）的关节液中 GAG 含量升高与经放射线证实的疾病活动度相关，经有效治疗后含量下降。GAG 检测方法简便，重复性好，所以有些学者认为 GAG 可作为软骨基质内可聚蛋白多糖降解过程的标志物。类似的研究发现，男性 OA 患者硫酸角质素抗原表位（5-D-4）水平比女性高，且与关节受累的数目呈正相关。关节腔内注射透明质酸钠后，血清 5-D-4 的水平下降。提示 5-D-4 水平（尤其是关节液水平）测定可反映 OA 的病情活动。但也有学者如 Spector 等认为血清 5-D-4 水平对 OA 诊断和预后判断无价值。新合成的可聚蛋白多糖分子存在于或穿过细胞结合基质区时易于降解，体液内与 AgKS 结合的可聚蛋白多糖片段的数量实际上作为可聚蛋白多糖合成上调作用的直接结果而增加，也就是说，蛋白分解酶合成过程或激活过程没有明显变化。所以把体液内可聚蛋白多糖相关标志物浓度的增加作为软骨蛋白分解代谢增强的证据时，仍应慎重考虑

在遭受创伤或者 OA 患者的关节液内，大多数可聚蛋白多糖分子片段较大，但大多数已经丢失了 G1 域（在蛋白多糖的聚合过程中通常与透明质酸相互作用）。其降解过程是通过各种途径导致可聚蛋白多糖聚集体的破坏，最初的裂解是在核心蛋白连接区和主要的 CS、KS 连接区，这是限制其在细胞外生存的关键的一步，因为它分隔了 PG 的可聚部分和提供主要生理功能的 GAG 连接区。失去大分子的屏障和保护作用，单体在诸多酶的作用下，破坏和丢失将明显加速。其裂解片段可以通过使用硫酸角质素抗体或核心蛋白抗体的免疫学方法检测出来。1985 年用来定量 AgKS 的间接抑制 ELISA 改良方法仍然是定量血清中可聚蛋白多糖相关小分子的主要工具。基质金属蛋白酶（可以切割 Asn341-Phe342 结合点）或可聚蛋白多糖酶（可切割 Glu373-Ala374 结合点）切割核心蛋白产生许多主要产物，目前许多实验室已经可以生产一些能够识别这些主要产物 N- 末端或 C- 末端的抗体。开发能够测量这些特定的切割产物的灵敏的免疫测量方法还不是特别成熟，但用 Western blot 进行半定量时这些抗体还是很有价值的。

（五）Ⅸ和Ⅺ型胶原的降解

Ⅸ型胶原能抵抗间质胶原酶（mmP-1）的消化作用但对基质素（mmP-3）、嗜中性弹性蛋白酶和组织蛋白酶 B 和 L 敏感。研究表明能降解Ⅸ型胶原基质溶素的是基质金属蛋白酶，在 NC2 区能使全部的三条链裂解也能从 α1（Ⅸ）链上修剪大 N- 末端球状 NC4 区。中性弹性蛋白酶也能降解Ⅸ型胶原，使Ⅱ型胶原抗原决定簇暴露。mmP-1 和 mmP-3 能够裂解主要的Ⅰ、Ⅱ、Ⅲ

型胶原的三股螺旋链，变成特异的 1/4 和 3/4 片段产物，不能够在同一位点裂解Ⅸ型胶原。然而，其他基质降解酶基质溶素明胶酶、组织蛋白酶 B 和 L 及嗜中性弹性蛋白酶能够裂解Ⅸ型胶原。明胶酶裂解Ⅸ型胶原在三股螺旋链内，组织蛋白酶和基质溶素裂解Ⅸ型胶原在末肽区三股螺旋链 N- 末端的部位。

Eyre 等已提出定量小量的其他种胶原分子成分潜在可能性，例如，Ⅸ和Ⅺ型胶原，但它们对含有大量纤维的多聚糖（Ⅱ型胶原）性能的修饰认识远远没有达到。一种特殊的蛋白酶在一种混合物共价的多聚体中能够降解一个关键的元素成分，而毫无触及大部分聚合体使细胞有意义的自身重建细胞外基质（如纤维网络的膨胀和识别、蛋白聚糖的去除等），而丝毫没有降解或大部分网状结构重吸收是一种引人入胜的机制。基质溶素这种发现物，先前并不认为具有降解天然胶原的能力而被忽视，现因其具有能裂解软骨胶原而变得重要。

（六）基质降解酶（mmP-3）

目前认为，OA 病理演变的关键是关节软骨细胞的功能改变，Ⅱ型胶原总量丢失，三股螺旋变性易被金属蛋白酶降解。降解始发于软骨表层，属Ⅱ型胶原、蛋白多糖的非自身免疫性降解。

金属蛋白酶 -3 与基质溶解素 -1 实际上是同一种物质，它们是从不同角度分类得到的名称。目前已证明基质金属蛋白酶（mmP）是一族具有降解细胞外基质主要功能的酶，存在于正常人体，参与伤口愈合、骨吸收等过程。mmP-3 是金属蛋白酶类的主要成员之一，虽不能降解Ⅱ型胶原，但它可降解细胞外蛋白多糖、Ⅸ型胶原等多种基质蛋白底物。近年来发现 OA 早期即有Ⅸ型胶原降解的征象，Ⅸ型胶原是一种非原纤维化胶原，主要见于关节软骨表面。另外mmP-3 还参与间质胶原酶的激活，间质胶原酶可降解间质胶原（Ⅰ、Ⅱ、Ⅲ型胶原），由此可见mmP-3 间接参与Ⅱ型胶原的降解。

陈松研究结果表明 OA 患者关节液中mmP-3 水平显著高于正常对照组。mmP-3 水平异常增高，破坏了正常状态下关节软骨基质的分解代谢与合成代谢之间的动态平衡，加速了分解代谢，从而加强了骨吸收，使关节软骨退变，造成骨关节病。实验结果还显示关节液中mmP-3 水平明显高于血中，说明mmP-3 主要存在于关节液中，患者血中mmP-3 水平虽明显低于关节液中的水平，但与正常对照组比较仍有显著性差异。研究者认为，由于血样标本比关节液标本易获得，故考虑可以用检测血中mmP-3水平作为OA的早期辅助诊断指标；mmP-3是OA发病过程中值得重视的生物学标志物。Flannery CR等研究也发现OA患者滑膜和软骨细胞都有高表达的mmP-3，OA患者膝关节液中mmP-3增高15～45倍。mmP-3作为OA的标志物，其敏感度和特异度分别为84%和90%。

（七）软骨基质蛋白的新陈代谢

利用分子生物学对软骨的研究，导致了几种蛋白的发现。这些蛋白如果不是软骨组织所特有的，起码也比其他组织具有较高的浓度。软骨寡聚基质蛋白（COMP）是其中较典型的一种。它是一种高分子的五聚体分子，在OA和RA患者的关节液中显示不同的片段形式。在OA患者的关节液和血清中COMP片段浓度水平升高，并可被测定出来。一项为期5年的研究表明，膝关节间减少至少2 mm的OA患者或者接受膝关节手术的患者，血清中COMP水平高于关节破坏不显著者。并且在第一年里病情进展者的（均值为6.42 pe/m，SD6.64）血清COMP水平较未进展者（均值为0.07 ne/m，SD 4.9，0.001）高。这些研究提示，血清中COMP水平的测定对OA患者与RA患者具有同样的预后价值。

四、滑膜代谢变化的标志物

以前骨性关节炎的病理变化被认为主要是关节软骨的退变，而关节滑膜基本保持正常，没有明显的滑膜炎症反应，所以也被称为退行性骨关节病或骨关节病。但是Peter A Revell等应用传统的组织学染色和免疫组化方法研究骨性关节炎滑膜的组织学表现，发现在一部分患者的滑膜中有炎性淋巴细胞浸润的成分存在，并且用免疫组化方法证明炎性浸润细胞的种类和分布同类风湿关节炎具有相似性。换句话说，在OA过程中滑膜也同样发生代谢变化，如透明质酸等。

关节液中透明质酸（HA）主要由滑膜衬里细胞的B型细胞产生，HA作为软骨基质的一种生理成分，能保护和维持关节内的正常结构与功能，滑液中正常浓度及正常属性的HA对维持关节功能起着重要作用。它能与糖蛋白结合附着于关节软骨表面，保护关节软骨；能与蛋白质结合游离于关节液中，起润滑作用。目前已有文献证实，OA 患者滑液中的 HA 浓度分子量及黏滞性均低于正常，使 HA 失去正常功能。软骨的 HA 含量明显降低，尤其当软骨损伤较重以总量丢失为主时，由于软骨细胞和残存软骨基质总量的减少，导致软骨中合成 HA 的量及其可供降解的 HA 总量都减少，使 HA 含量出现降低的趋势。它是滑膜增生和活动过度的常用标志物。Chen 等报道骨性关节炎患者的滑膜组织有较多自由基释放，由于骨性关节炎患者滑膜组织有较多的自由基，组织受损，可能导致滑膜细胞分泌低分子量的透明质酸，而低分子量的透明质酸活动度高，关节中的透明质酸通过病变关节腔的血管和淋巴管进入血液，使关节滑液的透明质酸含量下降。Coldberg 等报道骨性关节炎患者血清透明质酸含量显著升高，并指出关节功能越差，血清透明质酸含量越高，可能与上述机制有关。据报道，皮质激素治疗可降低血液循环中透明质酸的水平，而非甾体抗炎药对它无影响。有学者发现，滑液 HA/ 血清 HA 比值能更敏感地反映局部或全身 OA 病变的程度，因而有助于判断患者的病情，但由于这种指标与临床常用的指标如 CRP、ESR 等无明显相关性，尚不独立判断疾病的活动，但有可能是 OA 患者相对独立的炎症反应指标。有学者发现 OA 的血清 YKL-40 水平升高可能是滑膜活动度的一个标志物，因为已知它是由滑膜细胞所合成。然而，它评价 OA 的潜在作用仍需进一步阐明。

第四节　关节软骨实验的细胞生物学指标

一、细胞生物学

众所周知，软骨组织的修复极为有限，虽然这个过程很慢，但同样由细胞外基质提供转向调节。然而，对软骨损伤或在降解的变化中表现出的应答可被解释为修复。这些包括基质合成增加、新的软骨细胞增生，很明显这些反应不足以使局限的损伤愈合，尤其是功能负荷。人们应用细胞及分子生物学研究提出许多设想，一些研究者认为细胞随机受到代谢刺激后所有分子都增加，然而对膝骨关节炎软骨细胞 mRNA 的研究没有检测到 I 型胶原（这是未分化软骨细胞的一个分子标志）。另一些研究者认为，OA 组织中的软骨细胞进一步分化表达、生长、盘状肥大软骨细胞相似的表现。肥大软骨细胞的特征为：合成 X 型胶原碱性磷酸酶、骨性钙化最终凋亡。另一方面，这些细胞转化为软骨细胞重演软骨细胞的发育过程。但还没有一个设想可以完全解释 OA 软骨中的这些变化。总之，降解酶的生物合成及激活决定了细胞外基质的合成。大量研究表明，当软骨细胞在二维空间表面，可以相互接触和蔓延的条件下培养时，软骨细胞在形态学和基因表达方式上都要发生表型的改变，延长时间的培养或重复传代后，这些细胞失去球形的形态，具有类似于成纤维细胞的形态，同时还伴随着显著的生化改变，包括软骨特异性胶原（Ⅱ、Ⅸ、Ⅺ型）和蛋白多糖合成停止，间质胶原（Ⅰ、Ⅲ、Ⅴ型）合成的开始。在损害蛋白多糖的情况下成纤维细胞型蛋白多糖合成增加。

这些反分化软骨细胞生物合成发生的变化类似于 OA 软骨细胞呈现的表型变化，并且它们产生的基质类似于软骨原细胞合成的基质。在反分化细胞中，COL2A1 的 mRNA 转录显著下调，而 COLA1 的 mRNA 转录相应升高。OA 软骨的反分化细胞中，某些 IGFBPs 的 mRNA 水平升高，相应蛋白质的升高将进一步减少 IGFs 活性，这样将引起 OA 软骨基质的丢失。

同正常的软骨相比，OA 软骨中的早期生长反应蛋白 Egr-1 下调，Egr-1 作为一种锌指转录因子，对于细胞的增殖、分化和凋亡有重要的作用，它在骺软骨发育中的关节软骨中表达。Egr-1 在正常软骨中有广泛的表达，在 OA 软骨中仅限于软骨细胞克隆簇表达。这些结果提示，OA 软骨细胞比正常软骨细胞更容易表达反分化的表型。

二、软骨细胞的一般代谢

在 OA 和 OA 动物模型中软骨细胞的一种占优势代谢性应答是关节软骨内Ⅱ型胶原的生物合成比率增加。分子生物学技术与免疫组织化学和生物化学相结合为在 OA 中发生的代谢性改变提供了一种精确的外貌，还有细胞受到刺激去分化，形成软骨细胞群。凋亡或程序死亡也成为热点研究的领域。一个单独的调节分子或一组分子引起 OA 表型的产生尚未被众人所知。这不是一种孤立的事情或一般调节因子，目前所知在软骨内它能触发重要的和各种各样的变化。

（一）软骨的细胞因子及生长因子

软骨基质的正常结构和功能依赖于合成代谢和分解代谢的平衡，此平衡是通过细胞因子来调控的。根据细胞因子对代谢的调节作用特征将其分为分解性细胞因子和合成性细胞因子，两者之间的平衡维持着软骨基质合成代谢和分解代谢的平衡。两者之间的平衡、失衡是骨性关节炎软骨基质的降解和破坏的根本原因。

1.促进合成抑制分解的细胞因子

（1）胰岛素生长因子（IGF）：IGF 家族由两种相关多肽组成，即 IGF-Ⅰ和 IGF-Ⅱ，两者结构和体外活性均相似，但在体内生物学效应不同，在各种生长因子中第一个被确认对关节软骨有自分泌调节作用的是 IGF-Ⅰ。蓝旭等研究证明，IGF-Ⅰ可促进软骨细胞 DNA 合成、细胞分化增殖和提高细胞成熟度，同时也增加整合素的表达。在软骨细胞的培养中发现，IGF-Ⅰ能刺激软骨细胞合成Ⅱ型胶原和蛋白多糖，还能刺激软骨细胞集落形成和细胞增殖。在 OA 软骨细胞中，IGF 和 IGF 合蛋白（IGFBP）都比正常组增高，而且在软骨的表面、中间和深层都有发现。梅海龙等学者研究也证实 IGF-Ⅰ在促进软骨修复方面起重要作用，且 IGF 增高的程度与软骨损害的程度相关，可以看作是机体对损伤的一种积极反应。血清 IGF-Ⅰ水平低与骨质疏松时骨量丢失有关，而 IGF-Ⅰ含量与骨刺形成呈正相关。

（2）转化生长因子-β（TGF-β）：GF-β 是一大类多功能细胞因子，广泛参与软骨细胞的增殖分化过程，TGF-β 能促进软骨细胞有丝分裂，拮抗 IL-1 和 TNF-α 作用，刺激软骨细胞合成胶原，对胶原的合成具有双重调节作用。最终取决于它与其他细胞因子的平衡。Morales TK 等在体外关节软骨培养时发现，TGF-β 能增加软骨细胞合成 PG，抑制其降解，并维持 Ecm 中 PG浓度的相对稳定。另外，有学者认为 TGF-β 对原代培养的兔关节软骨细胞抑制胶原合成的作用机制是：TGF-β 激活蛋白激酶系统传递信号到胞内，使Ⅱ型胶原基因第一内含子的增强子与核蛋白结合，抑制Ⅱ型胶原基因的转录启动。有研究表明，TGF-β 在 OA 骨赘和滑膜增生中起了重要的作用，因此在今后的 OA 治疗中可能成为一个新的切入点。

2.抑制合成促进分解的细胞因子　IL–1、IL–6、肿瘤坏死因子（TNF）是参与 OA 发病进程中的重要介质，是炎症反应的重要调节剂，是调节炎症的始动因素。对膝关节滑膜细胞培养后，其上清液所含的细胞因子，以 IL–Iβ 居多，是构成胞外 IL–1 的主要成分。其生物活性相似，主要为：刺激软骨细胞和滑膜产生基质金属蛋白酶 mmPs 等蛋白酶，促进软骨基质的降解；刺激软骨细胞和滑膜产生 NO，诱导关节软骨细胞的凋亡；促进软骨细胞和滑膜细胞产生 PGE2，参与炎症反应；促进成骨细胞样细胞的增殖和骨吸收，参与骨质增生和软骨下骨囊性变的形成；介导软骨细胞分化，调节软骨细胞表型变成成纤维细胞表型；抑制蛋白多糖的合成；抑制软骨细胞的增殖 TNF 主要由活化的单核吞噬细胞产生，具有强烈的破骨吸收活性。TNF 分为 TNF–α、TNF–β 两种，生物活性几乎相同。TNF 可促进 PGE2 的产生，而且可诱导软骨细胞产生过氧化反应，与 IL–1 共同促进软骨的吸收，从而介导 OA 的软骨破坏。IL–6 是单核吞噬细胞等在 IL–1、TNF 诱导下产生的一种细胞因子，作为炎症介质被认为是 TNF–a 的某些生物效应的放大因子。IL–6 与 IL–1、TNF 不同，虽然不能刺激软骨细胞及滑膜细胞产生 PGE2 及胶原酶，但可增强 IL–1 及 TNF 在关节疾病中的作用。刘献祥等在研究 OA 护膝对膝骨关节炎关节滑液细胞因子影响的实验研究中发现，各实验组关节滑液内 IL–1β、IL–6、TNF–α 始终保持高含量，与正常组相比有显著性差异。研究者认为此结果说明了细胞因子间具有相互诱生、协同及网络作用，也是加速膝 OA 病理进程的重要机制，由此推断关节滑液中 IL–1β、IL–6、TNF–α 水平的高低，可间接反映膝 OA 病变的轻重。

（二）一氧化氮及氧自由基

一氧化氮（NO）作为生物体内一种结构简单的多功能生物信息分子，在人体正常功能和许多疾病发生中起着十分重要的作用，它是当今世界医学研究中一个"热点分子"。大量研究证明，过量的 NO 可抑制软骨细胞合成软骨基质，增加 II 型胶原裂解，抑制软骨细胞增殖。① NO 可抑制软骨细胞增殖。IL–1 既能刺激软骨细胞合成大剂量 NO，又明显抑制软骨细胞的增殖；NO 供体硝普钠也抑制软骨细胞的增殖，这表明 NO 能明显抑制软骨细胞增殖，IL–1 对软骨细胞增殖的抑制作用部分是通过 NO 来实现的。② NO 可诱导细胞凋亡。彭丹等应用 Tuel 标记法，通过对兔膝关节制动时间的动态观察发现，制动后 1 周即有软骨细胞凋亡的发生，且凋亡主要发生在表层软骨细胞，2 周后凋亡呈进展趋势，4 周时出现大量中层和表层软骨细胞凋亡，6 周达高峰，其认为软骨细胞凋亡过盛可能是关节软骨退变发展成骨关节病的重要原因之一。Blanco 等观察正常和 OA 关节软骨发现，与正常软骨相比较，OA 软骨细胞有较高比例的软骨细胞凋亡（51%：11%，$P<0.01$），OA 的软骨凋亡细胞位于软骨的表层和中层，而在关节软骨 NO 的产生也主要在关节软骨的表层和中层，推测 OA 软骨细胞凋亡的增加主要由 NO 诱导发生。Kuhn 等提出细胞内 NO 和活性氧之间的平衡可能决定软骨细胞死亡的类型，当有 NO 存在时低浓度的活性氧促进细胞凋亡而高浓度的活性氧族促进细胞坏死。Cao 等培养兔半月板细胞发现，IL–1 刺激产生的内源性 NO 在抑制 PG 合成的同时，也抑制胶原的合成，并且 NO 对胶原合成的抑制对各种不同胶原 α 链中丰富的 mRNA 编码无明显的改变。

自由基是带有不成对电子的具有高度反应活性的顺磁性物质。参与生命现象的自由基，称为生物自由基。研究证实，自由基可在损伤软骨细胞降解细胞外基质的同时形成自身抗原，破坏机体的耐受性，导致淋巴系统功能异常及自身免疫的发生。

自由基可作用于软骨细胞胶原合成的转录、翻译、羟化等多个环节，对 DNA 及合成胶原所需酶造成损伤；并且自由基诱导的脂质过氧化作用可损害胶原合成的场所内质网。有研究通过测定培养人胚软骨细胞基质羟脯氨酸含量再换算成胶原含量来观察受自由基作用的软骨细胞合成胶原能力，发现自由基明显抑制人胚软骨细胞胶原的合成。自由基不仅损伤关节软骨的基质，还可通过对细胞生物膜、蛋白质、核酸等的损伤机制，引起软骨细胞形态、生长状态和功能改变，抑制软骨细胞蛋白多糖的合成功能，使胶原的分泌由 Ⅱ 型转变为 Ⅲ 型，势必引起软骨的损伤退变。Bukhardt 等在离体实验研究中，发现自由基可抑制软骨基质蛋白多糖的合成，促进基质中蛋白多糖和胶原的降解。

（三）雌激素

国内曾报道有女性在初潮前有膝骨关节炎症状，测其雌激素水平很低，在初潮后雌激素水平升至正常，其关节炎症状则很快消失。绝经后妇女比同龄男性更易出现髋、膝骨关节炎的症状，并且女性髋、膝骨关节炎进展得更快。对女性患者的血清雌二醇水平进行测定，发现骨性关节炎与雌二醇水平的降低有密切关系。流行病学调查也证实，雌激素减退有增加患骨性关节炎的可能性。Hoegh-andersen P 等用去势大鼠成功建立绝经后骨性关节炎模型也说明雌激素水平的下降和骨性关节炎的形成存在着密切的关系。

目前已经证实包括人在内的许多动物的关节软骨细胞和生长板软骨细胞上都存在雌激素受体（ER-α，ER-β），这充分说明关节软骨是雌激素的靶组织。ER-α 或 ER-β 基因敲除后的小鼠表型证实两种受体对生殖的成熟有不同的作用，说明雌激素不同受体可能具有不同的功能，所以阐明雌激素对软骨代谢的作用可能要从不同的受体机制出发。有学者认为 ER-α 基多态性与膝关节放射学骨性关节炎有关，尤其是与骨赘关系密切；考虑 ER-α 基因变异可能与骨性关节炎有关。相关的 ER-α 基因多态性研究结果中显示遗传因素可能影响软骨对雌激素的敏感性，PpXx 表型和全身性骨性关节炎密切相关。ER-α 和 ER-β 是否具有不同功能还需要进一步的深入研究。

三、软骨细胞凋亡因子

凋亡（APO）是指多细胞生物体有细胞在基因控制下，依赖 ATP 供能，遵循自身程序而发生的自然死亡过程，又称程序性死亡（PCD），以清除无功能的细胞、受损害的细胞、衰老细胞或对自身有害的细胞，从而确定其一特定部位细胞数量不超过生理需要量，维持机体内环境稳定。APO 是保证机体发育成熟和维持正常生理功能所必需的一种生理现象，许多正常组织均存在 APO，但是 APO 不足或亢进则引起相关疾病。在关节软骨中也存在软骨细胞的 APO，其在 OA 中的作用也引起人们的重视。在正常关节软骨细胞 APO 的发生率很低，为 $0 \sim 5\%$，而在 OA 关节软骨细胞 APO 的发生明显增加。此说明软骨细胞 APO 参与 OA 的发生与发展。

因此，APO 是近年来医学和生物学研究的热点。然而，对 APO 在 OA 中的调控机制还不十分清楚。随着越来越多的凋亡相关因子的发现，APO 的机制似乎更复杂。目前，研究已证实的调节 APO 的基因有 p53、Bax、cmyc、Caspase-3、Bcl-2、Fas 等。其中 Bcl-2 及 p53 是研究较集中的两个基因。Bcl-2

基因是在滤泡性淋巴瘤细胞中染色体易位 t（14：18）的断点上发现的一种原癌基因，也是研究最早的凋亡相关基因，而且是目前已知的最重要的抗凋亡因子，具有抑制细胞凋亡和延长细胞寿命的功能。目前，发现至少有 15 种 *Bcl-2* 家族成员，但它们的作用不尽相同，甚至相互拮抗，如 Ba 拮抗 Bcl-2 的保护效应。Bcl-2 能够保护线粒体膜，并与 Bax、蛋白激酶、*Raf1*、钙调蛋白磷酸酶、p53 结合蛋白 53BP2 等结合，可阻止 p53 介导的细胞凋亡以及调节 *Caspase-3* 途径，发挥其抗凋亡的作用。Bcl-2 可能是阻止 DNA 损伤激活的凋亡信号到达它的靶位，从而打断了凋亡感应子和效应子阶段的联系。另外，Bcl-2 能够延缓细胞休眠期，为细胞提供了另外一种保护，因为增殖中的细胞更易感受凋亡信号的刺激。Bcl-2 的过量表达可抑制 Fas 介导的细胞凋亡。Erlacher 等在转录和蛋白水平研究 OA 患者及健康成人关节软骨中 Bcl-2 的表达发现，OA 患者 Bcl-2mRNA 表达水平较高，邻近软骨缺损区的软骨细胞高表达 Bcl-2 蛋白。因此这反映了机体对凋亡的调控通过上调 Bcl-2 表达保护软骨细胞免受凋亡。Yang 等也发现缺乏 Ⅱ 型胶原的转基因小鼠软骨细胞表现呈明显凋亡，同时伴有 Bcl-2 水平下降。以上研究在一定程度揭示了 Bcl-2 与 OA 中软骨细胞凋亡呈负相关关系，但在这种关系背后有无其他凋亡抑制因子参与，以及 Bcl-2 家族中其他成员对关节组织细胞凋亡的影响将有待于进一步研究。

p53 是位于细胞核内的 53kD 磷酸化蛋白，分为野生型和突变型，在正常的关节软骨细胞中未见阳性表达，在变性的关节软骨细胞中可见阳性表达，它是 DNA 修复和细胞周期的重要调节因子，可提供限制细胞生长和导致细胞凋亡的关键信号。p53 是一种转子，它的作用主要为细胞周期停滞和诱导细胞凋亡。DNA 损伤、失常的癌基因活性、某种细胞因子诱发或丢失、缺氧等都能诱发 p53 表达的上调，引起 p53 依赖型凋亡。研究表明，p53 在细胞凋亡的启动中发挥了重要作用，而且在 OA 的软骨细胞凋亡中，由 p53 介导的占主导地位。p53 主要通过调节 Bax（Bcl-2 家族成员之一）和 IGF-BP3（胰岛素样生长因子结合蛋白 3）来发挥其诱导凋亡的作用。Bax 具有促进细胞凋亡的作用，其与 Bcl-2 结合拮抗 Bcl-2 的抗亡作用。而 IGF-BP3 能够结合 IGF 并阻止 IGF 的促细胞分裂增殖等生物活性。采用 TUNEL、RT-PCR（反转录 - 聚合酶链式反应）等技术，Okazaki 等发现 p53mRNA 水平凋亡细胞数量在兔膝 OA

组中明显高于正常组，从而提示 p53 在关节软骨细胞凋亡中发挥了重要作用。p53 引起细胞凋亡的机制目前有两种看法，一种认为 p53 阴性调控细胞周期，引起中心细胞周期机制的活性降低。另一种认为 p53 能阻止细胞周期的进行，通过直接或间接的方式抑制 DNA 的复制处理。

Bcl-2 具有抑制细胞凋亡和延长细胞寿命的功能，而 p53 可提供限制细胞生长和导致细胞凋亡的关键信号。林木南的研究结果表明：与正常组相比，OA 模型组的 Bcl-2mRNA 相对表达水平有逐渐增强的趋势，而 p53mRNA 相对表达水平有逐渐减弱的趋势。实验结果揭示了 Bcl-2 与 OA 中软骨细胞凋亡呈负相关，而与 p53 呈正相关。从常规 RT-PCR 和荧光定量 RT-PCR 结果，说明了 Bcl-2、p53 在关节软骨细胞凋亡中发挥了重要作用。

四、骨赘形成

膝关节受到影响最显著的标志是自然发生或实验诱导突起的骨软骨结节的形成，也被称为骨赘。事实上，关节出现骨赘时不需要有其他病理特征就可以将骨性关节炎从其他关节疾病中区分出来，现在看来机械及激素因素都参与刺激骨赘形成。尽管骨赘生长的确切功能作用还不清楚，但是有直接证据表明骨赘有助于 OA 软骨的稳定。尽管骨赘如何形成还不十分清楚，但是骨赘是骨关节炎中新生软骨及骨发育的一个范例，最后发展为骨软骨退化。

在 OA Pond-Nuki 犬的模型中对形成软骨 - 骨赘生物合成活性进行了严格的检测，揭示与软骨滑膜结合处相连的组织细胞增加，表明骨膜有多潜能细胞群居，是对关节损伤后机械性和体液遗患的应答。成人中新软骨形成产生与某些生长骨板延长和骨折、骨痂形成相似。而 OA 关节中软骨骨赘形成是唯一的例子。研究者在犬模型的早期 OA 阶段，对活动期软骨骨赘采用点杂交组织化学来定义细胞分子表型。软骨 - 骨赘由成纤维细胞和破骨细胞表达Ⅰ型前胶原 mRNA；间充质前体软骨细胞表达Ⅱ-A 前胶原 mRNA 和成熟软骨细胞表达Ⅱ-B 前胶原 mRNA 组成。在基因表达的空间方式和细胞形态学的基础上新软骨生成与软骨骨赘形成密切联系，与骨赘愈合和软骨内骨生成的发育阶段重现的结果相似。

第十七章　膝骨关节炎患者的生活指导

及基础教育

俗话说"有病三分治七分养"，其中的"养"就包含了正确的生活方式，膝骨关节炎患者离不开"养"，正确的"养"可最大限度地改善和保存受累关节的功能，降低残疾的发生。

一、心理调节

性格抑郁和悲观的患者往往自觉关节疼痛更为严重，每天疼痛的次数也明显增多；相反，外向而开朗的性格能减轻关节疼痛。因此，膝骨关节炎患者除积极配合医师治疗外，还应克服消极的心理因素，保持心情乐观和开朗，树立战胜疾病的信心。

二、饮食营养

不同的关节炎对饮食要求有所不同。膝骨关节炎患者因关节疼痛，活动量减少，容易出现骨质疏松。应尽可能多地摄取体内所需的营养成分和微量元素，包括蛋白质、钙、磷、镁、铜、维生素 C、维生素 E 和维生素 D 等。力求平衡饮食，不可偏食，多饮钙质丰富的牛奶，补充一些可能对缓解关节症状有益的食物或保健品，如鱼油、蜂王浆、苹果醋、蒜和蜂蜜等。不宜过多摄入高脂肪类食物，长期服糖皮质激素者不宜过多摄入含糖高的食物。禁烟，限酒，尤其当服用易损害肝脏的药物如氨甲蝶呤或已有股骨头无菌性坏死的患者不应大量饮酒。

伴有痛风患者往往营养过剩和超重，血尿酸增高。因此，不管关节炎是否急性发作，均应严格限制进食产生尿酸的高嘌呤食物，如动物内脏（肝、肾、胰等）、牛肉、羊肉、鲭鱼、肉汁、肉汤、沙丁鱼、虾、花生、扁豆、黄豆及菌藻类等。提倡摄取低嘌呤食物，如牛奶、鸡蛋、面粉制品、芋头、干酪、淮山药、莲藕、土豆、玉米和新鲜蔬果等，其中牛奶（尤其是低脂牛奶）备受推崇。因嘌呤易溶于水，肉类食品煮熟弃汤食用可减少嘌呤的摄入量。保持正常体重有助于痛风的控制和降低尿酸，肥胖痛风患者除限制高嘌呤饮食外，还应限制碳水化合物（包括米、面等主食）的摄入，但可适当增加蛋白质和不饱和脂肪酸（如橄榄油、花生油和玉米油等）的摄入。痛风患者应禁饮啤酒（包括无醇啤酒），可适当饮一些葡萄酒。某些食品或调料如辣椒、咖啡、胡椒、芥末和生姜等可能通过兴奋自主神经，诱发痛风急性发作，应尽量少摄取。多饮水能促进尿酸排泄，适于无全身水肿、肾衰竭和顽固性高血压的患者，每日液体摄入总量 2 500 ～ 3 000 ml，使尿量每日达 2 000 ml 以上。

三、关节运动

（一）目的

关节运动的目的是改善关节功能，增强肌肉力量，以保持关节稳定性，提高日常活动能力和耐力，并改善心血管功能、骨密度及精神状态等。关节运动分主动和被动运动。需要他人帮助的被动运动主要适用于急性关节炎和关节手术后有明显疼痛及体弱的患者，随疼痛和病情的逐步好转，可逐步过渡到自主运动。

（二）原则

运动应以循序渐进和不过度疲劳为原则。运动强度应适度，急性关节炎患者以运动后刚出现关节痛为宜，而慢性关节炎患者则以运动后疼痛持续时间小于 2 小时为宜。应避免剧烈的过量运动，如长时间跑、跳、蹲、跪和踢等，否则可能加重关节症状，甚至诱发某些关节炎发作。每次关节运动的范围力求达到最大，牵拉关节时应缓慢轻柔，防止关节周围软组织断裂。

（三）方法

1.急性期　关节炎的肿痛在急性发作期以全身休息为主，持续时间依病情而定，但全身休息并非绝对卧床休息，卧床时可经常变换体位，同时进行关节的被动或主动运动，避免长时间不活动而导致关节挛缩和肌肉萎缩。尽可能避免关节制动，如实施制动，保持关节功能位（膝屈曲 10°，肘屈曲 90°，腕背屈 30° 等），制动时间不要过长，每隔数小时取下制动器，以便关节运动和肌力训练。

2.亚急性期　关节肿痛好转，但未完全缓解。运动包括：①关节活动度运动。受累关节应行生理范围的运动，每日至少 2～3 次，逐渐递增运动量。②肌力和耐力增强运动。受累关节进行等长收缩（肌肉起止点间距离不变及不产生关节运动的状况下，肌肉进行强力收缩和放松运动）、等张运动（肌肉收缩时肌张力保持不变，但肌肉长度发生变化，产生关节运动）或抗阻力运动（主动运动的肢体上增加一定阻力，以迫使肢体需加大力量才能运动），其中等长收缩尤适于关节疼痛而活动受限的患者。③协调和灵巧度运动。进行编织或镶嵌类活动，以充分改善关节的协调能力和灵巧度。④日常活动运动。自理能力较差者练习一些力所能及的日常活动，如自行进食、取物、倒水、饮水、梳洗、拧毛巾、解扣、开关抽屉、开关水龙头、坐、站、移动、下蹲、上下楼梯和出入浴池等。

3.慢性期　关节肿痛基本控制，病情相对平稳，可选择主动运动和有氧运动。有氧运动指在有氧代谢状态下做长时间（>15 分钟）的耐力运动。运动项目包括步行、原地蹬自行车、有氧健身操及游泳等。步行简便易行，患者可根据自己的能力和状态调整行走距离和速度。

四、多种药物如何服用

膝骨关节炎患者应遵医嘱服药，不要乱投医和滥用药物，以防发生不良反应。合并其他慢性病如高血压、冠心病、糖尿病肾炎或肝炎者更应谨慎用药，用药时应严密观察药物不良反应。要让医师知道自己同时服用了何种药物，避免药物间的相互影响。肠溶片或易受到食物影响的药物应在饭前半小时服，其他制剂为减少胃肠道反应可在饭中或饭后服药。为减少糖皮质激素的不良反应，应选择在上午 8 时服用。长期服较大剂量糖皮质激素者不能突然停药，以免发生病情反跳和停药不良反应。痛风患者应避免使用升高血尿酸的药物如噻嗪类利尿剂、小剂量阿司匹林和环孢素 A 等。

五、其他

（一）穿着

关节炎患者应穿舒适、轻巧和易穿脱的衣服。对气候变化敏感的患者在换季时应注意防寒和防湿，避免风吹雨淋。夏季可选择长袖和长裤睡衣，不宜睡竹席和竹床。冬季要穿质轻暖和的衣服。感冒流行季节避免到人多的公共场所或与感冒者密切接触；必要时可行预防接种，如每年一次的流感疫苗接种。

（二）日光浴

重度膝骨关节炎患者常合并骨质疏松，日光浴有助于钙质吸收，增加骨量。除伴明显光过敏、活动性肺结核、心力衰竭及发热的患者外，其他患者可多选择日光浴。时间应选择在无风且阳光充足的天气，以上午 9 ~ 11 时（夏季），或下午 3 ~ 5 时（冬季）合适。夏季以每日照射 5 分钟开始，逐渐增加照射时间，直到每日 30 分钟左右，若无不适反应，可逐渐增至每日 1 小时，冬季照射时间可适当延长。地点应选空气清新及无污染处，如草地、公园、河边和海滩等。日光浴前，应在遮阴处做空气浴 5 ~ 10 分钟，使机体适应室外气温。空腹及饭后不宜立即行日光浴，日光浴时不要阅读书报。如日光浴后出现全身不适、疲劳、失眠和食欲缺乏，应暂停，若出现皮肤红肿应立即终止。

（三）复诊

膝骨关节炎患者在治疗期间，应定期到医院复诊，其目的是：①监测药物不良反应。通过每月检查一次血和尿常规、肝和肾功能、血糖、血脂或血压，可及时发现和处理可能存在的药物不良反应。②监测药物疗效。通过定期观察症状和体征及有关化验结果，可判断药物疗效，并调整或补充治疗药物。由于药物不良反应多出现在用药早期，因此治疗的头 3 个月内，应及时到门诊复诊，多在 1 个月左右，以后可酌情延长。治疗期间如病情有特殊变化，应及时到医院就诊。

第十八章 膝骨关节炎相关临床路径

第一节 重度膝骨关节炎临床路径标准住院流程

一、适用对象

第一诊断为重度膝关节骨关节炎；愿意保守治疗，不能耐受手术治疗。

二、诊断依据

根据《临床诊疗指南·骨科分册》（中华医学会编著，人民卫生出版社出版），《骨关节炎诊治指南（2007版）》，《现代人工关节外科学》（人民卫生出版社出版）。

1.病史 膝关节间断疼痛多年，近期加重伴活动受限。

2.体检有明确体征 膝关节肿胀，出现屈曲挛缩及内翻或外翻畸形，膝关节活动度不同程度受限，过屈过伸时疼痛明显。

3.辅助检查 膝关节负重位 X 线片可见明显的髌股关节病变，内侧、外侧或双侧关节间隙明显变窄或消失。

三、治疗方案的选择及依据

根据《临床诊疗指南·骨科分册》（中华医学会编著，人民卫生出版社出版），《骨关节炎诊治指南》（2007 年版）。

1.诊断明确。

2.症状较重，反复发作。

四、标准住院日

21～28 天。

五、进入路径标准

1.第一诊断必须符合重度膝关节骨关节炎疾病编码。

2.当患有其他疾病时，但在住院期间不需要特殊处理也不影响第一诊断的临床路径流程实施时，可以进入路径。

六、入院后准备

（一）必需的检查项目

1.血常规、尿常规。

2.肝肾功能、电解质、血糖、血脂。

3.红细胞沉降率、C 反应蛋白。

4.X 线胸片、心电图。

5. 双侧膝关节正侧位 X 线片及髌骨轴位片。

（二）根据患者病情可选择

1.必要时行负重位 X 线片或双下肢全长片。

2.超声心动图、血气和肺功能。

3.腰椎或颈椎正侧位 X 线片、MRI 检查（病史或体检提示有脊柱病变者）。

4.有相关疾病者及时请相关科室会诊。

七、选择用药

丹红注射液，鹿瓜多肽，氨基葡萄糖，玻璃酸钠，抗炎镇痛药等。

八、保守治疗

（一）推拿按摩、针灸

推拿按摩以轻柔手法，放松膝部肌肉，可收到舒筋活络、解痉止痛的效果。有揉捏法、滚法、拿法、一指禅推法等。关节的松解手法包括髋膝踝的屈伸、旋转等，此类手法应适可而止，不可过度，关节活动开了即可，预防粘连。

针灸局部选穴，辨证选穴。可选血海、梁丘、阴谷、阴陵泉、阳陵泉、足三里、三阴交、太溪、内外膝眼等，常规针刺，平补平泻。

（二）理疗

理疗方法甚多，可灵活选用。我科常用的有以下方法。

1.塌渍疗法　以温经通络、活血化瘀、除湿通络中药，以及红外线仪加热，在受累患肢热熨，可逐瘀通经，活络止痛。

2.离子透入疗法　按仪器说明使用，可舒筋活络，止痛。

3.中药熏蒸疗法　用温经通络、活血化瘀、除湿通络中药，水煎后热气熏蒸，温度合适时可用药水洗擦患肢。

（三）中药辨证论治

补肝肾，强筋骨。

气滞血瘀型以行气活血、消肿止痛为主，辅以补肝肾，强筋骨。选用身痛逐瘀汤、和营止痛汤加减。

寒湿痹阻型以散寒除痹、温经通络为主。选用温经汤、当归四逆散、羌活胜湿汤、独活寄生汤等。

肝肾亏虚型以补肝肾、强筋骨为主，调阴补阳。选用六味地黄丸、左归饮等；肾阳虚者，选用金匮肾气丸、济生肾气丸、右归丸、青蛾丸等加减。

（四）关节腔注射

玻璃酸钠属于关节润滑剂，注入软骨组织中能减轻关节间隙的摩擦，缓解疼痛，改善关节功能。一般用法是 2～3ml 关节腔注射，每周 1 次，连续 5 周。

（五）氨基葡萄糖

氨基葡萄糖对于膝骨性关节炎治疗有效，更重要的是副作用小，而且患者对氨基葡萄糖的耐受性明显优于布洛芬。

（六）对症治疗

镇痛抗炎药：吲哚美辛、布洛芬、双氯芬酸、萘普生等，常规剂量口服。

九、出院标准

1.膝关节功能改善，症状减轻。

2.没有需要住院处理的并发症和（或）合并症。

膝痹（膝关节骨关节病）内科临床路径住院表单

适用对象：第一诊断为膝痹（膝关节骨关节病）（编码：A07.06.19 ICD-10 编码：M17.900）

患者姓名：　　　性别：　　年龄：　　　住院号：

住院日期：＿＿年＿月＿日　出院日期：＿＿＿年＿月＿日　结束路径时间：＿＿＿年＿月＿日

标准住院日 ≤ 16 天　实际住院日：＿＿＿＿天

时间	＿＿＿年＿月＿日 （第1天）	＿＿＿年＿月＿日 （第2天）	＿＿＿年＿月＿日 （第3～7天）
主要诊疗工作	□询问病史、体格检查 □下达医嘱、开出各项检查单 □完成中医、西医初步诊断 □完成入院记录和首次病程记录 □初拟定诊疗方案	□实施各项实验室检查和影像学检查 □完成上级医师查房，进一步明确诊断，指导治疗 □向家属交代病情和治疗注意事项	□上级医师查房明确诊断及诊疗评估 □根据患者病情变化及时调整治疗方案
重点医嘱	长期医嘱 □风湿科护理常规 □辨证应用中药汤剂 □辨证使用中成药中药注射剂 □中医药特色外治法（外用中药、中成药；静脉中药、静脉西药；等） □其他治疗方法（关节穿刺等） 临时医嘱 □血、尿、大便常规 □生化检查、感染系列 □风湿四项、血沉 □膝关节影像学检查（双侧） □关节超声 □心电图	长期医嘱 □风湿科护理常规 □辨证应用中药汤剂 □辨证使用中成药 中药注射剂 □中医药特色外治法（外用中药、中成药；静脉中药、静脉西药；等） □其他治疗方法（关节穿刺等） 临时医嘱 □必要时相关科室会诊 □对症治疗	长期医嘱 □风湿科护理常规 □辨证应用中药汤剂 □辨证使用中成药 中药注射剂 □中医药特色外治法（外用中药、中成药；静脉中药、静脉西药；等） □其他治疗方法（关节穿刺等） 临时医嘱 □必要时复查异常项目 □必要时相关科室会诊 □对症治疗

时间	___年__月__日 （第1天）	___年__月__日 （第2天）	___年__月__日 （第3～7天）
主要护理工作	□入院介绍 □入院健康教育 □介绍入院检查前注意事项 □按照医嘱执行诊疗护理措施	□按照医嘱完成护理操作、日常治疗 □完成常规生命体征的监测 □治疗前中医情志疏导、健康教育 □饮食指导 □安排并指导陪护工作 □晨晚间护理、夜间巡视	□按照医嘱执行诊疗护理措施 □饮食指导 □安抚疏导、健康教育
病情变异记录	□无 □有，原因是： 1. 2.	□无 □有，原因是： 1. 2.	□无 □有，原因是： 1. 2.
责任护士签名			
医师签名			

时间	___年__月__日 （第8～15天）	___年__月__日 （出院日 第16天）
主要诊疗工作	□根据患者病情变化及时调整治疗方案 □上级医师查房做出进一步诊疗评估	□总结临床治疗效果 □交代出院注意事项、复查日期 □完成出院记录 □开具出院诊断书 □制定康复计划，指导患者出院后功能锻炼

时间	___年__月__日 （第8～15天）	___年__月__日 （出院日 第16天）
重点医嘱	长期医嘱 □风湿科护理常规 □辨证应用中药汤剂 □辨证使用中成药中药注射剂 □中医药特色外治法（外用中药、中成药；静脉中药、静脉西药；等） □其他治疗方法（关节穿刺等） 临时医嘱 □必要时复查异常项目 □必要时请相关科室会诊 □对症治疗	长期医嘱 □停止所有长期医嘱 临时医嘱 □开具出院医嘱
主要护理工作	□按照医嘱执行诊疗护理措施 □饮食指导 □安抚疏导、健康教育	□协助办理出院手续 □送病人出院 □交代出院后注意事项
病情变异记录	□无 □有，原因是： 1. 2.	□无 □有，原因是： 1. 2.
责任护士签名		
医师签名		

第二节 膝骨关节炎关节镜清理临床路径（2011年版）

一、膝骨关节炎临床路径标准住院流程

（一）适用对象

第一诊断为膝关节骨关节炎（ICD-10：M17）。

行关节镜下清理术（ICD-9-cm-3：80.8603）。

（二）诊断依据

根据《临床诊疗常规·骨科学分册》（中华医学会编著，人民卫生出版社出版），《骨关节炎诊治指南（2007版）》。

1.症状　反复膝关节疼痛，可伴有关节肿胀、僵硬、无力及活动障碍等。

2.体格检查　患膝可出现畸形、肿胀、周围压痛、活动受限等。

3.辅助检查　X线检查（站立或负重位）显示关节间隙改变。

（三）选择治疗方案的依据

根据《临床诊疗常规·骨科学分册》（中华医学会编著，人民卫生出版社出版），《骨关节炎诊治指南》（2007年版）。

行关节镜下清理术指征：

1.轻至中度骨关节炎患者，或伴有游离体。

2.严格保守治疗效果不佳。

3.全身状况允许手术。

（四）标准住院日

≤7天。

（五）进入路径标准

1.第一诊断必须符合 ICD-10：M17 膝关节骨关节炎疾病编码。

2.轻至中度膝骨关节炎。

3.严格保守治疗效果不佳。

4.当患者合并其他疾病，但住院期间不需要特殊处理也不影响第一诊断的临床路径流程实施时，可以进入路径。

（六）术前准备（术前评估）

0～2天。

1.必需的检查项目

（1）血常规、血型、尿常规。

（2）肝肾功能、凝血功能检查、感染性疾病筛查（乙肝、丙肝、梅毒、艾滋病）。

（3）胸部 X 线平片、心电图。

（4）膝关节 X 线检查。

2.根据患者病情可选择的检查项目　如膝关节 MRI 检查、血气分析、肺功能检查、超声心动图等。

（七）预防性抗菌药物选择与使用时机

1.按照《抗菌药物临床应用指导原则》（卫医发〔2004〕285 号）执行，并根据患者的病情决定抗菌药物的选择与使用时间。建议使用第一、二代头孢菌素，头孢曲松。

2.术前 30 分钟预防性使用抗菌药物；手术超过 3 小时加用一次抗菌药物。

3.术后 2 天内停止使用预防性抗菌药物，可根据患者切口、体温等情况适当延长使用时间。

（八）手术日为入院第 1～3 天

1.麻醉方式　区域阻滞、椎管内麻醉或全身麻醉。

2.手术方式　关节镜下膝关节清理术（包括关节灌洗、滑膜切除、关节软骨损伤的处理、游离体取出、骨赘切除、半月板手术、髁间窝与前交叉韧带撞击症的治疗）。

3.术中用药　麻醉用药、抗菌药。

（九）术后住院恢复 2～4 天

1.必要时复查的项目　血常规、膝关节 X 线检查。

2.术后用药

（1）抗菌药物使用：按照《抗菌药物临床应用指导原则》（卫医发〔2004〕285 号）执行，并根据患者的病情决定抗菌药物的选择与使用时间。建议使用第一、二代头孢菌素，头孢曲松。

（2）术后镇痛：参照《骨科常见疼痛的处理专家建议》（《中华骨科杂志》，2008年1月28卷1期）。

（3）骨关节炎治疗：参照《骨关节炎诊治指南》。

（4）其他药物：消肿药物等。

3.功能锻炼

（十）出院标准

1.体温正常。

2.伤口无感染征象（或可在门诊处理的伤口情况）。

3.没有需要住院处理的并发症和（或）合并症。

（十一）变异及原因分析

1.并发症　发生的可能性较小，但仍有一些患者因合并疾病而出现血栓形成、关节腔积血、伤口或关节内感染等，导致住院时间延长、费用增加。

2.合并症：老年人本身常有许多合并症，如骨质疏松、糖尿病、心脑血管疾病等，麻醉和手术应激后合并症可能加重，需同时治疗，故需延期治疗。

二、膝关节骨关节炎临床路径表单

适用对象：第一诊断为膝关节骨关节炎（ICD-10：M17）
行关节镜下清理术（ICD-9-cm-3：80.8603）
患者姓名：　　性别：　　年龄：　　住院号：　　门诊号：
住院日期：　年　月　日　出院日期：　年　月　日　标准住院日≤7天

时间	住院第1天	住院第2天	住院第0～2天（术前日）
主要诊疗工作	询问病史及体格检查 上级医师查房 初步的诊断和治疗方案 完成住院志、首次病程、上级医师查房等病历书写 开检查检验单 完成必要的相关科室会诊	上级医师查房与手术前评估 确定诊断和手术方案 完成上级医师查房记录 完善术前检查项目 收集检查检验结果并评估病情 请相关科室会诊	上级医师查房，术前评估和决定手术方案 完成上级医师查房记录等 向患者和（或）家属交代围手术期注意事项并签署手术知情同意书、输血同意书、委托书（患者本人不能签字时）、自费用品协议书 麻醉医师查房并与患者和（或）家属交代麻醉注意事项并签署麻醉知情同意书 完成各项术前准备

时间	住院第 1 天	住院第 2 天	住院第 0～2 天（术前日）
重点医嘱	长期医嘱： 骨科护理常规 一级或二级护理 饮食 临时医嘱： 血常规、血型、尿常规 凝血功能 肝肾功能 感染性疾病筛查 胸部 X 线平片、心电图 膝关节正侧位 + 轴位片 根据病情：下肢血管超声、肺功能、超声心动图、血气分析等	长期医嘱： 骨科护理常规 一级或二级护理 饮食 患者既往内科基础疾病用药 临时医嘱： 根据会诊科室要求安排检查和化验 镇痛等对症处理	长期医嘱：同前 临时医嘱： 术前医嘱： 明日在区域阻滞麻醉或椎管内麻醉或全身麻醉下行关节镜下膝关节清理术 术前禁食、水 术前用抗菌药物皮试 术前留置导尿管（必要时） 术区备皮 术前灌肠（必要时） 配血（必要时） 其他特殊医嘱
主要护理工作	入院介绍（病房环境、设施等） 入院护理评估	观察患者病情变化 心理和生活护理	做好备皮等术前准备 提醒患者术前禁食、水 术前心理护理
病情变异记录	□无 □有，原因： 1. 2.	□无 □有，原因： 1. 2.	□无 □有，原因： 1. 2.
护士签名			
医师签名			

时间	住院第1~3天 （手术日）	住院第2~4天 （术后第1日）	住院第3~5天 （术后第2日）
主要诊疗工作	手术 向患者和（或）家属交代手术过程概况及术后注意事项 术者完成手术记录 完成术后病程 上级医师查房 麻醉医师查房 观察有无术后并发症并做相应处理	上级医师查房 完成常规病程记录 观察伤口、引流量、体温、生命体征情况等并作出相应处理	上级医师查房 完成病程记录 拔除引流管，伤口换药 指导患者功能锻炼
重点医嘱	长期医嘱： 骨科术后护理常规 一级护理 饮食 患肢抬高 留置引流管并记引流量（必要时） 抗菌药物 其他特殊医嘱 临时医嘱： 今日在区域阻滞麻醉或椎管内麻醉或全身麻醉下行关节镜下膝关节清理术 心电监护、吸氧（根据病情需要） 补液 止痛等对症处理 输血（必要时）	长期医嘱： 骨科术后护理常规 一级护理 饮食 患肢抬高 留置引流管并记引流量（必要时） 抗菌药物 其他特殊医嘱 临时医嘱： 复查血常规（必要时） 输血和（或）补晶体、胶体液（必要时） 换药 镇痛等对症处理	长期医嘱： 骨科术后护理常规 一级护理 饮食 患肢抬高 抗菌药物 其他特殊医嘱 临时医嘱： 复查血常规（必要时） 输血及或补晶体、胶体液（必要时） 换药，拔引流管（必要时） 止痛等对症处理
主要护理工作	观察患者病情变化并及时报告医师 术后心理与生活护理 指导术后患者功能锻炼	观察患者病情并做好引流量等相关记录。 术后心理与生活护理 指导术后患者功能锻炼	观察患者病情变化 术后心理与生活护理 指导术后患者功能锻炼

时间	住院第1~3天 （手术日）	住院第2~4天 （术后第1日）	住院第3~5天 （术后第2日）
病情 变异 记录	□无 □有，原因： 1. 2.	□无 □有，原因： 1. 2.	□无 □有，原因： 1. 2.
护士 签名			
医师 签名			

时间	住院第4~6天（术后第3日）	住院第5~7天 （出院日）
主 要 诊 疗 工 作	上级医师查房 住院医师完成病程记录 伤口换药（必要时） 指导患者功能锻炼 摄患膝正侧位片（必要时）	上级医师查房，进行手术及伤口评估，确定有无手术并发症和切口愈合不良情况，明确是否出院 完成出院志、病案首页、出院诊断证明书等病历 向患者交代出院后的康复锻炼及注意事项，如复诊的时间、地点，发生紧急情况时的处理等
重 点 医 嘱	长期医嘱： 骨科术后护理常规 二级护理 饮食 抗菌药物：如体温正常，伤口情况良好，无明显红肿时可以停止抗菌药物治疗 其他特殊医嘱 术后功能锻炼 临时医嘱： 复查血尿常规、生化（必要时） 换药（必要时） 止痛等对症处理	出院医嘱： 出院带药 ____日后拆线换药（根据伤口愈合情况，预约拆线时间） 1个月后门诊或康复科复查 不适随诊

时间	住院第4~6天（术后第3日）	住院第5~7天 （出院日）
主要 护理 工作	观察患者病情变化 术后心理与生活护理 指导患者功能锻炼	指导患者办理出院手续 出院宣教
病情 变异 记录	□无 □有，原因： 1. 2.	□无 □有，原因： 1. 2.
护士 签名		
医师 签名		

第三节　膝骨关节炎胫骨高位截骨临床路径
（2011年版）

一、胫骨高位截骨术临床路径标准住院流程

（一）适用对象

第一诊断为膝关节膝内翻畸形（ICD-10：M21.103/Q74.104/E64.302）

行胫骨高位截骨术（ICD9-cm-3：77.2701）。

（二）诊断依据

根据《临床诊疗常规·骨科分册》（中华医学会编著，人民卫生出版社出版），《外科学（下册）》（8年制和7年制临床医学专用教材，人民卫生出版社出版，2005年8月第1版）。

1.病史　膝内翻畸形，关节痛。

2.体格检查　膝关节活动正常，关节稳定，内翻畸形。

3.辅助检查　X线检查发现膝内翻畸形，内侧关节间隙无明显狭窄。

（三）选择治疗方案的依据

根据《临床诊疗常规·骨科分册》（中华医学会编著，人民卫生出版社出

版），《外科学（下册）》（8年制和7年制临床医学专用教材，人民卫生出版社出版，2005年8月第1版）。

1. 膝关节内翻畸形。

2. 膝关节内侧单间室轻度病变。

3. 膝关节屈曲活动大于90°。

4. 年龄一般在50岁以下。

5. 可以选择钢板内固定，也可根据具体情况选择外固定。

（四）标准住院日

≤16天。

（五）进入路径标准

1. 第一诊断必须符合 ICD-10：M21.103/Q74.104/

E64.302 膝内翻畸形疾病编码。

2. 膝内翻畸形、膝关节单间室受累。

3. 除外膝关节及周围感染、严重的膝关节不稳、髌股关节骨关节炎、膝关节屈曲畸形。

4. 当患者合并其他疾病，但住院期间不需要特殊处理也不影响第一诊断的临床路径流程实施时，可以进入路径。

（六）术前准备（术前评估）3～5天

1. 必需的检查项目：

（1）血常规、血型（ABO 血型 +Rh 因子）、尿常规；

（2）肝功能、肾功能、凝血功能检查、感染性疾病筛查（乙肝、丙肝、梅毒、艾滋病）。

（3）胸部 X 线平片、心电图。

（4）手术部位 X 线检查。

2. 根据患者病情可选择的检查项目　如手术部位 CT 检查、血气分析、肺功能检查、超声心动图、双下肢血管彩色超声等。

（七）预防性抗菌药物选择与使用时机

1. 按照《抗菌药物临床应用指导原则》（卫医发〔2004〕285 号）执行，并根据患者的病情决定抗菌药物的选择与使用时间。建议使用第一、二代头孢菌素，头孢曲松。

2.术前 30 分钟预防性使用抗菌药物；手术超过 3 小时加用一次抗菌药物。

（八）手术日为入院第 4～6 天

1.麻醉方式　椎管内麻醉或全身麻醉。

2.手术方式　胫骨上端楔形截骨内固定或外固定术。

3.手术内植物　T 形钢板或角钢板、U 形钢板内固定，或外固定支架固定、螺钉。

4.术中用药　麻醉用药、抗菌药等。

5.输血　视术中具体情况而定。

（九）术后住院恢复 6～10 天

1.必须复查的项目：血常规、手术部位 X 线检查。

2.必要时复查的项目：肝肾功能、D 二聚体等。

3.术后用药

（1）抗菌药物使用：按照《抗菌药物临床应用指导原则》（卫医发〔2004〕285 号）执行，并根据患者的病情决定抗菌药物的选择与使用时间。建议使用第一、二代头孢菌素，头孢曲松。

（2）术后镇痛：参照《骨科常见疼痛的处理专家建议》(《中华骨科杂志》，2008 年 1 月 28 卷 1 期)。

（3）其他药物：消肿、促骨折愈合等。

4.功能锻炼。

（十）出院标准

1.体温正常，血常规无明显异常。

2.伤口无感染征象、外固定针道无渗液（或可在门诊处理的伤口情况）。

3.术后 X 线片显示截骨矫形角度及固定满意。

4.没有需要住院处理的并发症和（或）合并症。

（十一）变异及原因分析

1.并发症　伴有其他部位损伤，如腓总神经损伤、血肿引起体温增高或感染等，导致术前检查和准备时间延长。

2.合并症　如术前存在一些合并症如骨质疏松、糖尿病、心脑血管疾病等，截骨后合并症可能加重，需同时治疗，导致住院时间延长和住院费用增加。

3.内植物选择 根据畸形严重程度、截骨类型可选择适当的内植物或外固定器械，可能导致治疗费用的差别。

二、膝骨关节炎胫骨高位截骨临床路径表单

适用对象：第一诊断为膝内翻畸形（ICD-10：M21.103/Q74.104/E64.302）

行胫骨高位截骨矫形术（ICD-9-cm-3：77.2701）

患者姓名： 性别： 年龄： 住院号： 门诊号：

住院日期： 年 月 日 出院日期： 年 月 日 标准住院日 ≤ 16 天

时间	住院第 1 天	住院第 2 天	住院第 3～5 天（术前日）
主要诊疗工作	询问病史及体格检查 上级医师查房 初步的诊断和治疗方案 完成住院志、首次病程、上级医师查房等病历书写 开检查检验单 完成必要的相关科室会诊 行患肢牵引或制动	上级医师查房与术前评估 确定诊断和手术方案 完成上级医师查房记录 实施所有需要检查的项目 收集检查检验结果并评估病情 请相关科室会诊	上级医师查房，术前评估和决定手术方案 完成上级医师查房记录等 向患者及 / 或家属交代围手术期注意事项并签署手术知情同意书、输血同意书、委托书（患者本人不能签字时）、自费用品协议书 麻醉医师查房并与患者及 / 或家属交代麻醉注意事项并签署麻醉知情同意书 完成各项术前准备
重点医嘱	长期医嘱： 骨科护理常规 一级护理 饮食 患肢牵引、制动 临时医嘱： 血常规、血型、尿常规 凝血功能 肝肾功能 感染性疾病筛查 手术部位 X 线检查 胸部 X 线平片、心电图 股骨全长正侧位（必要时） 根据病情：下肢血管超声、肺功能、超声心动图、血气分析	长期医嘱： 骨科护理常规 一级护理 饮食 患者既往内科基础疾病用药 临时医嘱： 根据会诊科室要求安排检查和检验 镇痛等对症处理	长期医嘱：同前 临时医嘱： 术前医嘱： 明日在椎管内麻醉或全麻下行胫骨上端楔形截骨内固定或外固定术 术前禁食水 术前用抗菌药物皮试 术前留置导尿管 术区备皮 术前灌肠 配血 其他特殊医嘱

时间	住院第1天	住院第2天	住院第3～5天（术前日）
主要护理工作	入院介绍（病房环境、设施等） 入院护理评估 观察患肢牵引、制动情况及护理	观察患者病情变化 防止皮肤压疮护理 心理和生活护理	做好备皮等术前准备 提醒患者术前禁食水 术前心理护理
病情变异记录	□无 □有，原因： 1. 2.	□无 □有，原因： 1. 2.	□无 □有，原因： 1. 2.
护士签名			
医师签名			

时间	住院第4～6天（手术日）	住院第5～7天（术后第1日）	住院第6～8天（术后第2日）
主要诊疗工作	手术 向患者和（或）家属交代手术过程概况及术后注意事项 术者完成手术记录 完成术后病程 上级医师查房 麻醉医师查房 观察有无术后并发症并做相应处理	上级医师查房 完成常规病程记录 观察伤口、引流量、体温、生命体征情况等并作出相应处理	上级医师查房 完成病程记录 拔除引流管，伤口换药 指导患者功能锻炼

时间	住院第4~6天 （手术日）	住院第5~7天 （术后第1日）	住院第6~8天 （术后第2日）
重点医嘱	长期医嘱： 骨科术后护理常规 一级护理 饮食 患肢抬高 留置引流管并记引流量 抗菌药物 其他特殊医嘱 临时医嘱： 今日在椎管内麻醉或全身麻醉下行胫骨上端楔形截骨内固定或外固定术 心电监护、吸氧（根据病情需要） 补液 胃黏膜保护剂（必要时） 止吐、止痛等对症处理 急查血常规 输血（根据病情需要）	长期医嘱： 骨科术后护理常规 一级护理 饮食 患肢抬高 留置引流管并记引流量 抗菌药物 其他特殊医嘱 临时医嘱： 复查血常规（必要时） 输血和（或）补晶体、胶体液（根据病情需要） 换药 镇痛等对症处理	长期医嘱： 骨科术后护理常规 一级护理 饮食 患肢抬高 抗菌药物 其他特殊医嘱 临时医嘱： 复查血常规（必要时） 输血及或补晶体、胶体液（必要时） 换药，拔引流管 止痛等对症处理
主要护理工作	观察患者病情变化并及时报告医师 术后心理与生活护理 指导术后患者功能锻炼	观察患者病情并做好引流量等相关记录。 术后心理与生活护理 指导术后患者功能锻炼	观察患者病情变化 术后心理与生活护理 指导术后患者功能锻炼
病情变异记录	□无 □有，原因： 1. 2.	□无 □有，原因： 1. 2.	□无 □有，原因： 1. 2.
护士签名			
医师签名			

时间	住院第 7～9 天（术后第 3 日）	住院第 8～10 天（术后第 4 日）	住院第 9～16 天（出院日）
主要诊疗工作	上级医师查房 住院医师完成病程记录 伤口换药（必要时） 指导/辅助患者床上功能锻炼 指导/辅助患者坐床边 指导/辅助患者下地站立（部分负重）	上级医师查房 住院医师完成病程记录 伤口换药（必要时） 指导/辅助患者从床上至下地功能锻炼	上级医师查房，进行手术及伤口评估，确定有无手术并发症和切口愈合不良情况，明确是否出院 完成出院志、病案首页、出院诊断证明书等病历 向患者交代出院后的康复锻炼及注意事项，如复诊的时间、地点，发生紧急情况时的处理等
重点医嘱	长期医嘱： 骨科术后护理常规 二级护理 饮食 患肢抬高外展中立位 抗菌药物：如体温正常，伤口情况良好，无明显红肿时可以停止抗菌药物治疗 抗凝 下肢静脉泵（酌情） 其他特殊医嘱 临时医嘱： 复查血尿常规、生化（必要时） 补液（必要时） 换药（必要时） 镇痛等对症处理	长期医嘱： 骨科术后护理常规 二级护理 饮食 抗菌药物：如体温正常，伤口情况良好，无明显红肿时可以停止抗菌药物治疗 抗凝 其他特殊医嘱 临时医嘱： 复查血尿常规、生化（必要时） 补液（必要时） 换药（必要时） 镇痛等对症处理	出院医嘱： 出院带药 日后拆线换药（根据伤口愈合情况，预约拆线时间） 1 个月后门诊或康复科复查 不适随诊
主要护理工作	观察患者病情变化 术后心理与生活护理 指导患者功能锻炼	观察患者病情变化 指导患者功能锻炼 术后心理和生活护理	指导患者办理出院手续 出院宣教
病情变异记录	□无 □有，原因： 1. 2.	□无 □有，原因： 1. 2.	□无 □有，原因： 1. 2.

时间	住院第 7～9 天 （术后第 3 日）	住院第 8～10 天 （术后第 4 日）	住院第 9～16 天 （出院日）
护士 签名			
医师 签名			

第四节　全膝关节置换临床路径
（2016 年版）

一、全膝关节置换临床路径标准住院流程

（一）适用对象

第一诊断为严重骨性关节炎，严重类风湿关节炎，其他原因导致的严重膝关节炎，严重膝关节僵直或强直。

行膝关节置换术，或含以下诊断和术式：

81.54002	全膝关节表面置换术
81.54004	膝关节单髁置换术
81.54005	膝关节髌股关节置换术
81.54007	膝关节双间室置换术
81.54008	铰链式人工膝关节置换术

（二）诊断依据

1.病史　多见老年患者，长期反复的膝关节疼痛或者肿胀，严重的膝关节活动受限。

2.体检　膝关节比较严重的内、外翻畸形，严重的膝关节活动受限。

3.辅助检查　双膝 X 线片，单膝负重位 X 线片，双下肢全长 X 线片，髌骨轴位片，必要时进行 CT 及 MRI 检查。

（三）治疗方案的选择及依据

1.诊断明确的骨关节炎，症状明显，保守治疗无效，影响正常生活和运动。

2.无手术禁忌证。

（四）标准住院日

7～14天。

（五）进入路径标准

1.第一诊断骨性关节炎，类风湿关节炎，其他原因严重关节炎，膝关节僵直或强直。

2.当患者同时具有其他疾病诊断，但住院期间不需要特殊处理也不影响第一诊断的临床路径流程实施时，可以进入路径。

（六）术前准备1～4天

1.必需的检查项目

（1）血常规、尿常规。

（2）肝肾功能、电解质、血糖、心肌酶。

（3）凝血功能Ⅲ号。

（4）感染性疾病筛查（乙肝、丙肝、艾滋病、梅毒等）。

（5）单膝负重位X线片，双下肢全长X线片，膝关节侧位X线片，髌骨轴位片。

（6）X线胸片、心电图、超声心动图，肺功能。

2.根据患者病情可选择

（1）血气分析；下肢彩超。

（2）有相关疾病者必要时请相关科室会诊。

（七）选择用药

1.抗菌药物：按照《抗菌药物临床应用指导原则》（卫医发〔2015〕43号）执行。

（八）手术日为入院第2～5天

1.麻醉方式：椎管内麻醉、神经阻滞或全身麻醉。

2.手术方式：膝关节置换术。

3.手术内植物：人工假体（可包括髌骨假体）。

4.输血：根据患者具体情况而定。

（九）术后住院恢复 3～10 天

1.必须复查的检查项目 双下肢全长 X 线片，膝关节正侧位 X 线片，髌骨轴位片。

2.查血常规、红细胞沉降率、CRP、凝血Ⅲ号，电解质、心肌酶及 TNT。

3.术后处理

（1）抗菌药物：按照《抗菌药物临床应用指导原则》（卫医发〔2015〕43号）执行。

（2）术后镇痛：参照《骨科常见疼痛的处理专家建议》。

（3）术后康复：根据手术状况按相应康复计划康复。

（十）出院标准

1.体温正常，足趾活动正常。

2.伤口愈合良好，伤口无感染征象（或可在门诊处理的伤口情况），关节无感染征象。

3.没有需要住院处理的并发症和（或）合并症。

4.关节活动范围至少 0°～90°。

5.可下地扶拐杖行走。

（十一）变异及原因分析

1.围手术期并发症 深静脉血栓形成、伤口感染、关节感染、神经血管损伤等，造成住院日延长和费用增加。

2.内科合并症 老年患者常合并内科疾病，如脑血管或心血管病、糖尿病、高血压、血栓等，手术可能导致基础疾病加重而需要进一步治疗，从而延长治疗时间，并增加住院费用。

3.植入材料的选择 术中根据术者判断可置换髌骨，也可不置换髌骨，因此导致住院费用存在差异。

二、全膝关节置换临床路径表单

适用对象：第一诊断为严重骨性关节炎，严重类风湿关节炎，其他原因导致的严重关节炎，严重膝关节僵直。

行膝关节置换术

患者姓名： 性别： 年龄： 门诊号： 住院号：

住院日期： 年 月 日 出院日期： 年 月 日 标准住院日：7～14 天

日期	住院第 1 天	住院第 2～4 天（术前日）	住院第 2～5 天（手术日）
主要诊疗工作	完成"住院志"询问病史、体格检查、初步诊断 完成"首次病程记录" 完成"住院病历" 上级医师查房、术前评估、确定诊断、手术日期 完成上级医师查房记录 开医嘱：常规化验、检查单	上级医师查房 继续完成检查及必要的会诊 医师查房、手术前评估 完成"术前小结"和上级医师查房记录 签署"手术知情同意书"向患者及家属交代术前注意事项 手术准备 麻醉科医师访视患者进行评估并签署"麻醉同意书"	手术：膝关节置换术 完成手术记录和术后当天的病程记录 交代术中情况及注意事项 麻醉科大夫术后随访 交班前医师查看术后患者情况并记录交班
重点医嘱	长期医嘱： 骨科护理常规 二级护理 饮食 既往内科基础疾病用药 临时医嘱： 血、尿常规检查；凝血功能；感染性疾病筛查；肝肾功能＋电解质＋血糖；心肌酶；X 线胸片、心电图；超声心动；肺功能 单膝负重位 X 线片，双下肢全长 X 线片，膝关节侧位 X 线片 膝关节 CT 及 MRI（视情况而定） 根据病情：血管超声、血气分析，请相关科室会诊	长期医嘱： 同前 内科基础疾病用药的调整 临时医嘱： 根据会诊要求开检查化验单 术前医嘱：明日在何麻醉下行膝关节置换术 术前禁食水 术前抗生素皮试 术区备皮 术中抗生素带入手术室 术中抗凝药物带入手术室 其他特殊医嘱	长期医嘱： 骨科护理常规 一级护理 饮食 患肢抬高、制动 抗生素 抗凝药 股神经管接止痛泵 镇痛药物 内科基础疾病用药 临时医嘱： 今日在何麻醉下行膝关节置换术 耗材计费 补液（必要时） 镇痛药物 抗生素 伤口换药（必要时）

日期	住院第1天	住院第2～4天（术前日）	住院第2～5天（手术日）
主要护理工作	入院介绍。 完成护理评估并记录 处理医嘱、并执行 健康宣教 指导病人到相关科室进行检查心电图、胸片等 按时巡视病房 认真完成交接班	常规护理、 术前心理护理（紧张、焦虑） 术前备皮、沐浴、更衣、灌肠 术前物品准备 完成护理记录 完成责任制护理记录 认真完成交接班 按时巡视病房	观察患者病情变化：生命体征，足背动脉搏动，患肢皮肤温度、感觉及运动情况，如有异常通知医生 向患者交代术后注意事项 术后生活及心理护理 处理执行医嘱 完成责任制护理 按时巡视病房认真完成交接班
病情变异记录	□无 □有，原因： 1. 2.	□无 □有，原因： 1. 2.	□无 □有，原因： 1. 2.
护士签名			
医师签名			

日期	住院第3～6天（术后第1～3日）	住院至4～14天住院（术后第2～10日）	
主要诊疗工作	上级医师查房：进行患肢情况、并发症的评估 完成"日常病程记录"上级医师查房记录 指导病人进行踝泵练习和股四头肌收缩练习，完成主动患侧直抬腿，指导患者下床 如果血红蛋白<85g/L，并结合病人一般情况，可以给予输血400～800ml	伤口换药 复查术后X线片（膝关节正侧位、双下肢全长位） 主管医师查房，初步确定出院日期 完成上级医师查房记录 完成"出院总结""病历首页"的书写 提前通知患者出院时间 向患者及家属交代出院注意项、复查时间、拆线时间和康复程序	

日期	住院第3~6天 （术后第1~3日）	住院至4~14天住院 （术后第2~10日）	
重点医嘱	长期医嘱： 运动医学术后护理常规 二级护理 饮食 抗生素 抗凝药物 股神经管接止痛泵 镇痛药物 内科基础疾病用药 临时医嘱： 根据情况：输血400~800 ml 伤口如果渗出，给予伤口换药	长期医嘱： 运动医学术后护理常规 二级护理 饮食 抗生素 抗凝药物 股神经管推注局麻药物 镇痛药物 内科基础疾病用药 临时医嘱： 根据情况：拔除股神经管 复查术后X线片：膝关节正侧位、双下肢全长位X线片 伤口换药 出院带药：抗生素和必要的消炎镇痛药	
主要护理工作	协助康复医师完成下列康复： ①踝泵；②股四头肌收缩和放松；③直抬腿；④下地 协助医生伤口换药 协助患者持拐下地行走 处理执行医嘱 术后心理、生活护理 完成病情观察护理记录 认真完成交接班	协助医生伤口换药 协助康复医师指导患者下床活动 出院指导 协助家属办理出院手续	
病情变异记录	□无 □有，原因： 1. 2.	□无 □有，原因： 1. 2.	
护士签名			
医师签名			

第五节　人工膝关节置换术后康复临床路径
（2016 年版）

一、人工膝关节置换术康复临床路径

（一）适用对象

已行人工膝关节置换术（ICD-9-cm-3：81.54）。

（二）诊断依据

根据《临床诊疗常规·物理医学与康复分册》（中华医学会编著，人民卫生出版社出版），《康复医学（第 5 版）》（人民卫生出版社出版）。

1.临床表现

（1）下肢运动功能障碍。

（2）站立 / 步行功能障碍。

（3）日常生活活动能力障碍。

2.影像学检查　X 线片显示人工膝关节。

（三）康复评定

分别于入院后 1～3 天进行初期康复评定，入院后 9～11 天进行中期康复评定，出院前进行末期康复评定。

1.一般临床情况评定。

2.康复专科评定。

（1）伤口情况评定。

（2）下肢围度评定。

（3）下肢血液循环状况评定。

（4）膝关节关节活动度评定。

（5）下肢肌力评定。

（6）转移 / 负重能力评定。

（7）步态评定。

（8）日常生活活动能力评定。

（四）治疗方案的选择

根据《临床诊疗指南·物理医学与康复分册》（中华医学会编著，人民卫生出版社出版）、《康复医学（第5版）》（人民卫生出版社出版）。

1.一般临床治疗。

2.康复治疗。

（1）安全活动指导与健康教育。

（2）物理因子治疗。

（3）肌力训练。

（4）关节活动度训练。

（5）转移能力训练。

（6）下肢负重训练。

（7）步行训练，包括助行器选择与使用训练。

（8）日常生活活动能力训练。

3.常见并发症处理

（1）感染治疗。

（2）血栓处理。

出现骨折、假体脱落、神经损伤等严重并发症和严重合并症时需专科会诊与转诊。

（五）标准住院日

14～21天

（六）进入路径标准

1.骨科已行人工关节置换术（ICD-9-cm-3：81.54），无严重术后并发症和严重合并症。

2.当患者同时具有其他疾病诊断，但住院期间不需要特殊处理也不影响第一诊断的临床路径流程实施时，可以进入路径。

（七）住院期间辅助检查项目

1.必须检查的项目

（1）血常规、尿常规、大便常规。

（2）肝肾功能、电解质、血糖、血脂、凝血功能。

（3）感染性疾病筛查（乙肝、丙肝、梅毒、艾滋病等）。

（3）心电图、X线胸片。

（4）膝关节X线片。

（5）下肢静脉血管超声。

（6）D-二聚体。

2.根据具体情况可选择的检查项目　心肌酶谱、胸片、肺功能、超声心动等

（八）出院标准

1.无手术相关感染。

2.下肢功能改善或进入平台期。

（九）变异及原因分析

1.出现严重并发症和合并症，需要转入其他专科治疗。

2.辅助检查结果异常，需要复查，导致住院时间延长和住院费用增加。

3.住院期间病情加重，出现并发症，需要进一步诊治，导致住院时间延长和住院费用增加。

4.既往合并有其他系统疾病，腰椎间盘突出症可能导致既往疾病加重而需要治疗，导致住院时间延长和住院费用增加。

二、人工膝关节置换术康复临床路径表单

适用对象：已行人工膝关节置换术（ICD-9-cm-3：81.54）。

患者姓名：　　　性别：　　年龄：　　　住院号：　　门诊号：

住院日期：　年　月　日　出院日期：　　年　月　日　标准住院日14～21天

时间	住院第1天	住院第2天	住院第3天
主要诊疗工作	询问病史及体格检查 完成病历书写 开化验单及相关检查单 上级医师查房与初期康复评定	主治医师查房，完成相关病历书写 根据化验和相关检查结果，排除康复治疗禁忌证 拟定康复治疗方案 签署康复治疗知情同意书、自费项目协议书等 向患者及家属交代病情及康复治疗方案 必要时请相关科室会诊	上级医师查房，根据情况调整具体治疗方案 进一步明确康复治疗方案

时间	住院第 1 天	住院第 2 天	住院第 3 天
重点医嘱	长期医嘱： 康复医学科护理常规 二级护理 饮食 患者既往基础用药 体位摆放 临时医嘱： 血常规、尿常规、大便常规 肝肾功能、电解质、血糖 心电图 膝关节 X 线片 X 线胸片、肺功能、超声心动（根据患者情况选择）	长期医嘱： 康复医学科护理常规 二级护理 饮食 患者既往基础用药 体位摆放 物理因子治疗 肌力训练 关节活动度训练 转移能力训练 负重训练 临时医嘱： 请相关科室会诊	长期医嘱： 康复医学科护理常规 二级护理 饮食 患者既往基础用药 体位摆放 物理因子治疗 肌力训练 关节活动度训练 转移能力训练 负重训练 临时医嘱： 其他特殊医嘱
主要护理工作	入院介绍（病房环境、设施等） 入院护理评定	观察患者病情变化并及时报告医师 心理与生活护理 指导患者功能锻炼	观察患者病情变化并及时报告医师 心理与生活护理 指导患者功能锻炼
病情变异记录	□无 □有，原因： 1. 2.	□无 □有，原因： 1. 2.	□无 □有，原因： 1. 2.
护士签名			
医师签名			

时间	住院第 4～19 天	住院第 13～20 天 （出院前日）	住院第 14～21 天 （出院日）
主要诊疗工作	中期康复评定 完成病程 根据患者情况，随时调整治疗方案	末期康复评定 指导出院后康复训练方案：如体位摆放、活动禁忌、负重时间、步态训练的注意事项等	再次向患者及家属介绍出院后注意事项，出院后治疗及家庭保健 患者办理出院手续，出院
重点医嘱	长期医嘱： 康复医学科护理常规 二级护理 饮食 患者既往基础用药 体位摆放 物理因子治疗 肌力训练 关节活动度训练 转移能力训练 负重训练 临时医嘱： 其他特殊医嘱	长期医嘱： 康复医学科护理常规 二级护理 饮食 患者既往基础用药 体位摆放 物理因子治疗 肌力训练 关节活动度训练 转移能力训练 负重训练 出院医嘱： 明日出院 2 周后门诊复诊	出院医嘱： 通知出院 依据病情给予出院康复指导
主要护理工作	观察患者病情变化并及时报告医师 心理与生活护理 指导患者功能锻炼	观察患者病情变化并及时报告医师 心理与生活护理 指导患者功能锻炼	指导患者办理出院手续 出院宣教
病情变异记录	□无 □有，原因： 1. 2.	□无 □有，原因： 1. 2.	□无 □有，原因： 1. 2.
护士签名			
医师签名			

第十九章 国内外最新膝关节功能评分

国际上常用的膝关节评分标准，包括 Lysholm 评分、美国特种外科医院膝关节评分（hospital for special surgery knee score，简称 HSS 评分）、美国膝关节协会评分（American knee society knee score，简称 KSS 评分）、国际膝关节文献委员会膝关节评估表（the international knee documentation co mmittee knee uation form，简称 IKDC 评分）、美国西部 Ontario 和 M cmaster 大学骨关节炎指数评分（the western Ontario and M cmaster universities osteoarthritis index，简称 WOMAC 骨关节炎指数评分）、美国骨科协会膝关节评分（the American academy of orthopaedic surgeons，简称 AAOS 评分）、膝关节损伤和骨关节炎评分（the knee injury and osteoarthritis score，简称 KOOS）和辛辛那提评分系统（the Cincinnati knee rating system）等。

一、Lysholm 评分

Lysholm 评分由 Lysholm 和 Gillqui 在 1982 年提出，是评价膝关节韧带损伤的条件特异性评分，它也被广泛运用于其他各种膝关节疾病，如半月板损伤、软骨退变或软化。从评分内容上看，跛行、绞索、疼痛、支持、不稳定、肿胀、上楼困难、下蹲受限都是膝关节相关韧带和半月板损伤以及膝软骨疾病所出现的症状，Lysholm 评分简单、明了、直接、全面地评述了患者的局部功能，而且询问方式简便，占用患者时间短，不具有创伤性，易于被患者所接受。Lysholm 评分不仅能评价患者最为重要的日常活动的功能感知，而且对于患者不同强度的运动功能等级也能做出初步评估。它通过数字式的评分和患者活动级别的联系，对于患者功能障碍的程度做出清楚划分，从而使评估系统中每一个内容参数都能反映治疗过程。具体见图表 19-1。

表 19-1 Lysholm 评分

跛行 （5）	无	5 分		肿胀 （10）	无	10 分	
	轻度或间歇跛行	3 分			过度用力后肿胀	6 分	
	严重或持续跛行	0 分			平时用力后	2 分	
					持续肿胀	0 分	
支持 （5）	无	5 分		上楼 （10）	无问题	10 分	
	手杖或拐杖	2 分			轻度减弱	6 分	
	不能负重	0 分			每一步都困难	2 分	
					不能上楼	0 分	
绞锁 （15）	无绞锁或卡感	15 分		下蹲 （5）	无问题	5 分	
	有绞锁但无卡感	10 分			轻度减弱	4 分	
	绞锁偶然	6 分			不大于 90°	2 分	
	绞锁经常	2 分			不能下蹲	0 分	
	体检时绞索	0 分					
不稳定 （25）	从无打软	25 分		疼痛 （25）	无	25 分	
	运动或费力时偶有打软	20 分			不常疼痛或用力时轻微疼痛	20 分	
	运动或费力时常有打软腿现象	15 分			用力时显著	15 分	
	日常生活偶有	10 分			步行 2 km 后显著	10 分	
	日常生活常发	5 分			步行 2 km 内显著	5 分	
	每一步	0 分			持续疼痛	0 分	

二、IKDC 评分

目前国际上公认 IKDC 对于韧带损伤尤其是前交叉韧带损伤、缺损的评估有着比较高的可靠性、有效性和敏感性。IKDC 评分可运用于各种条件的膝关节，它并不是专门针对运动或膝关节不稳定的评分，而是全面评价膝关节系统的主观症状和客观体征，但是他同时指出，此评分的缺点是不能反映患者的基本生活环境。国际膝关节文献委员会指出目前的 IKDC 评分还不是最完善的，他们的最终目标是设计出一个简单但是能精确反映各种膝关节功能紊乱包括韧带损伤、髌股关节疾病、半月板疾病和骨关节炎的评估系统。

2000 IKDC 膝关节主观评价表

1.如果膝关节没有显著的疼痛，您认为您最好应该达到下列哪种活动水平

☐ 4 非常剧烈的运动，如篮球、足球运动中的跳跃、旋转等

☐ 3 剧烈运动，如重体力劳动，滑雪，乒乓球，网球

☐ 2 中等程度活动，如中度体力劳动，跑步，慢跑

☐ 1 轻体力活动，如散步，家务劳动，或庭院劳动

☐ 0 由于膝关节的疼痛，以上活动都不能进行

2.在过去的 4 周里，或从您受伤开始（受伤至今 <4 周），疼痛的频率有多少

无痛	1	2	3	4	5	6	7	8	9	10	持续疼痛
	☐	☐	☐	☐	☐	☐	☐	☐	☐	☐	

3.如果有疼痛，疼痛的程度有多严重

无痛	1	2	3	4	5	6	7	8	9	10	想象中最严重的疼痛
	☐	☐	☐	☐	☐	☐	☐	☐	☐	☐	

4.在过去的 4 周里，或从您受伤开始（如果从受伤至今 <4 周），膝关节僵硬或肿胀程度如何

☐ 4 完全没有僵硬或肿胀　　☐ 3 轻度僵硬或肿胀　　☐ 2 中度僵硬或肿胀

☐ 1 重度僵硬或肿胀　　☐ 0 极重度僵硬或肿胀

5.如果没有显著的膝关节的肿胀，下列哪项最能反映您最好的活动水平

☐ 4 非常剧烈的运动，如篮球、足球运动中的跳跃、旋转等

☐ 3 剧烈运动，如重体力劳动，滑雪，乒乓球，网球

□ 2 中等程度活动，如中度体力活动，跑步，慢跑

□ 1 轻体力活动，如散步，家务劳动，或庭院劳动

□ 0 由于膝关节的疼痛，以上活动都不能进行

6. 在过去的4周里，或从您受伤开始（如果从受伤至今 <4周），膝关节有过绞索现象吗?

□ 0 有

□ 4 没有

7. 如果没有膝关节的打软腿现象，下列哪项最能反映您最好的活动水平

□ 4 非常剧烈的运动，如篮球、足球运动中的跳跃、旋转等

□ 3 剧烈运动，如重体力劳动，滑雪，乒乓球，网球

□ 2 中等程度活动，如中度体力活动，跑步，慢跑

□ 1 轻体力活动，如散步，家务劳动，或庭院劳动

□ 0 由于膝关节的疼痛，以上活动都不能进行

8. 一般情况下，您最好可以参加哪个水平的运动

□ 4 非常剧烈的运动，如篮球、足球运动中的跳跃、旋转等

□ 3 剧烈运动，如重体力劳动，滑雪，乒乓球，网球

□ 2 中等程度活动，如中度体力活动，跑步，慢跑

□ 1 轻体力活动，如散步，家务劳动，或庭院劳动

□ 0 由于膝关节的疼痛，以上活动都不能进行

9. 膝关节的问题对您的日常生活有影响吗? 如果有，影响程度如何

		无影响	轻度影响	中度影响	重度影响	不能进行
a	上楼	□ 4	□ 3	□ 2	□ 1	□ 0
b	下楼	□ 4	□ 3	□ 2	□ 1	□ 0
c	直跪	□ 4	□ 3	□ 2	□ 1	□ 0
d	下蹲	□ 4	□ 3	□ 2	□ 1	□ 0
e	膝关节弯曲坐下	□ 4	□ 3	□ 2	□ 1	□ 0
f	从椅子上站起	□ 4	□ 3	□ 2	□ 1	□ 0
g	向前直跑	□ 4	□ 3	□ 2	□ 1	□ 0
h	用伤腿跳起并落地	□ 4	□ 3	□ 2	□ 1	□ 0
i	迅速停止或开始	□ 4	□ 3	□ 2	□ 1	□ 0

10.用 0 到 10 的等级来评价您的膝关节的功能，10 代表正常的功能，0 代表不能进行一般的日常活动

受伤前的功能

不能进行 日常活动	0	1	2	3	4	5	6	7	8	9	10	日常活动 不受限制
	☐	☐	☐	☐	☐	☐	☐	☐	☐	☐	☐	

目前膝关节的功能

不能进行 日常活动	0	1	2	3	4	5	6	7	8	9	10	日常活动 不受限制
	☐	☐	☐	☐	☐	☐	☐	☐	☐	☐	☐	

三、AKS 评分

AKS 评分系统是 1989 年由美国膝关节协会（the American knee society）提出的另一个膝关节综合评分标准。从内容上分析，AKS 评分分为膝评分和功能评分两大部分。膝评分又分为疼痛、活动度和稳定性；功能评分包括行走能力和上下楼能力的评价。AKSS 评分全面评估了膝关节整体功能和形态，更精确地评价了关节自身条件。自 1989 年提出以来被广泛运用于全膝置换患者术前、术后评分。它还有效解决了 HSS 评分中年龄相关疾病引起评分下降的问题，在患者长期随访的过程中避免了更大的偏倚。通过 KSS 评分，我们能了解到术后患者长期的恢复情况。有研究表明，患者在术后 10 ~ 12 年中，在无并发症的情况下，AKS 评分能非常显著地检测出随着年限的增长人工关节的损耗程度，这无疑为改良人工关节材料和手术方式提供了依据。还有研究表明，连续随访的患者膝关节功能比同年限不连续随访的患者要好，这说明评分在指导患者康复和功能锻炼方面也有一定的作用。因此，AKS 评分在近年已逐渐取代 HSS 评分，成为评估 TKA 最为有效的评分。AKS 评分见表 19-2。

表 19-2　AKS 评分

疼痛 50 分	不痛 50 分　　　　　　　　偶觉轻微疼痛 45 分 上楼时有点痛 40 分　　　　上楼和走路时有点痛 30 分 偶尔痛的比较厉害 20 分　经常痛的比较厉害 10 分 痛的特别厉害，须服药 0 分		
活动度 25 分	屈伸每 5° =1 分		
稳定性 25 分	A 前后 <5mm（10 分）　　5～10mm（5 分）　　>10mm（0 分） B 侧方 <5mm（15 分）　6～9mm（10 分）　　10～14mm（5 分）　　>15mm（0 分）		
减分	A 屈曲挛缩 <5°（0 分）　　6°～10°（−2 分）　　11°～15°（−5 分） 16°～20°（−10 分）　　>20°（−15 分） B 伸展滞缺 无过伸（0 分）　　<10°（−5 分）　　10°～20°（−10 分）　　>20°（−15 分） C 力线畸形 5°～10°（0 分）　　每增加 5° 内 / 外翻（−3 分）		
功能评分	A. 行走情况（50 分）	无任何限制（50 分） 连续步行距离超过 2km（40 分） 连续步行距离介于 1～2km（30 分） 连续不行小于 1km（20 分） 仅能在室内活动（10 分） 不能不行（0 分）	
	B 上楼梯情况（50 分）	正常上楼梯（50 分） 正常上楼梯，下楼梯借助扶手（40 分） 需借助扶手才能上、下楼梯（30 分） 借助扶手能上楼梯，但不能独立下楼梯（15 分） 完全不能上、下楼梯（0 分）	
	C. 功能缺陷（扣分）	使用单手杖行走（−5 分） 使用双手杖行走（−10 分） 需使用腋杖或助行架辅助活动（−20 分）	
	功能总分 A+B−C= 分（如果总分为负值，则得分为 0 分）		

注：A：单侧或双侧（双侧膝关节已成功置换）
　　B：单侧，对侧膝关节有症状
　　C：多关节炎或身体虚弱

四、HSS 评分

HSS 评分是 1976 年美国特种外科医院（the hospital for special surgery）提出的一个总分为 100 分的评分系统。与 AKS 评分相比，HSS 评分在近年来使用率逐渐下降，也就是说，逐渐被 AKS 评分所取代。即便如此，它在 TKA 手术前后关节功能的恢复及手术前后的比较仍然具有相当高的正确性，尤其是手术后近期的评分，可以全面评价髌股关节及股胫关节的运动情况。HSS 评分内容中，包括了膝关节置换术后局部情况和机体的整体功能，这样对于老年人或身体其他部位病变影响整体功能的患者，评分价值会受到影响。这些患者即使术后膝关节无疼痛，但随着年龄的增长或其他疾病的影响而使身体活动功能受到限制时，评分值会自行下降，从而不能反映手术的实际情况（比如类风湿病患者由于是多关节受累，其术后评分相对较低），所以当对手术治疗的患者远期疗效评估偏倚相对较大。而且，HSS 评分只能比较手术前、后患者功能恢复情况，不能对手术存在的风险做出正确评估。正是因为存在这些不足，才使 HSS 评分在近年来逐渐被 AKS 评分所取代。HSS 评分见表 19-3。

表 19-3　H SS 评分

一、疼痛（30 分）	HSS 评分：左侧（　　），右侧（　　）				
任何时候均无疼痛	30				
行走时无疼痛	15		休息时无疼痛	15	
行走时轻度疼痛	10		休息时轻度疼痛	10	
行走时中度疼痛	5		休息时中度疼痛	5	
行走时严重疼痛	0		休息时严重疼痛	0	
二、功能（22 分）					
行走站立无限制	22				
行走 2 500～5 000 m 和站立半小时以上	10		屋内行走，无需支具	5	

行走 500～2 500 m 和站立可达半小时	8			屋内行走，需要支具	2		
行走少于 500 m	4			能上楼梯	5		
不能行走	0			能上楼梯，但需支具	2		
三、活动度（18 分）							
8°＝1 分	最高18 分						
四、肌力（10 分）							
优：完全能对抗阻力	10			中：能带动关节活动	4		
良：部分对抗阻力	8			差：不能带动关节活动	0		
五、屈曲畸形（10 分）				**六、稳定性（10 分）**			
无畸形	10			正常	10		
小于 5°	8			轻度不稳 0°～5°	8		
5～10°	5			中度不稳 5°～15°	5		
大于 10°	0			严重不稳大于 15°	0		
七、减分项目							
单手杖	−1	伸直滞缺 5°	−2	每 5° 外翻	−1×		
单拐杖	−2	伸直滞缺 10°	−3	每 5° 内翻	−1×		
双拐杖	−3	伸直滞缺 15°	−5				

五、膝关节 HSS WOMAC 评分量表

（一）WOMAC 评分量表的由来

The Western Ontario（西大略湖） and Mcmaster（麦克马斯特） Universities

（WOMAC） Osteoarthritis（骨性关节炎） Index 是由 Bellamy 及其同事发展的专门针对髋关节炎与膝关节炎的评分系统，在 1988 年首先提出。

（二）WOMAC 骨关节炎指数评分

WOMAC 骨关节炎指数评分是由 Bellamy 等于 1988 年首先提出的，此评分是根据患者相关症状和体征来评价关节炎的严重程度及其治疗疗效。从统计资料可以看出，WOMAC 评分在 OA 及 RA 的文献中使用频率相对较高。从内容上看，此评分从疼痛、僵硬和关节功能三大方面来评价膝关节的结构和功能，覆盖了整个骨关节炎的基本症状和体征。WOMAC 评分的有效性体现在能准确地反映出患者治疗前后的一些情况，如患者对治疗的满足程度。相对而言，此评分对于骨关节炎的评估还有着较高的可靠性。但是，它对于韧带和半月板等膝关节损伤是否是急性损伤的评估不及 Lysholm、IKDC 评分来的准确和有效。

（三）WOMAC 评分量表的内容

此评分是根据患者相关症状及体征来评估其关节炎的严重程度及其治疗疗效。分为疼痛、僵硬、关节功能三大方面来评估髋膝关节的结构和功能，其功能描述主要针对下肢。在使用时可以使用整个系统或挑选其中的某个部分。分数纪录时可以使用 VAS（visual analog scale）尺度。从内容上看，此评分量表从疼痛、僵硬和关节功能三大方面来评估髋膝关节的结构和功能，总共有 24 个项目，包含了整个骨关节炎的基本症状和体征。其中疼痛的部分有 5 个项目、僵硬的部分有 2 个项目、关节功能的部分有 17 个项目。Bellamy 等曾通过对膝关节置换术后患者的调查，对 WOMAC 评分量表对膝关节的评估的可靠性、有效性和敏感性做了客观评价。WOMAC 评分量表可有效反映患者治疗前后的状况，如患者的满意程度。对于骨关节炎的评估有较高的可靠性。从文献资料亦可以看出，WOMAC 评分量表用在研究 OA 的评估中使用频率相对较高，也有研究用于 RA 的评估。但是对于韧带及半月板等膝关节损伤，特别是急性损伤的评估，不及 Lysholm 及 IKDC（the international knee documentation committee knee evaluation form）评分准确和有效。WOMAC 骨关节炎指数见表 19-4。

表 19-4　WOMAC 骨关节炎指数

疼痛	在平坦的地面上行走	
	上楼梯或下楼梯	
	晚上，尤其影响睡眠的疼痛	
	坐着或躺着	
	挺直身体站立	
僵硬	早晨起床时僵硬情况有多严重	
	僵硬状况再以后的时间内，坐、卧或休息之后有多严重	
进行日常生活的难度	上楼梯	
	下楼梯	
	由坐着站起来	
	站着	
	向地面弯腰	
	在平坦的地面上行走	
	进出小轿车或上下公共汽车	
	出门购物	
	穿袜子	
	从床上站起来	
	脱掉袜子	
	躺在床上	
	进出浴缸	
	坐着的时候	
	在卫生间蹲下或起来时	
	做繁重的家务活	
	做轻松的家务活	

注：关节压痛：

0－无压痛，重压或做出最大被动活动时无压痛。

1＝轻度压痛，以关节边缘或触及韧带时压痛，患者称有压痛，被动活动不受限；

2＝中度压痛，重压患者称有压痛，且皱眉表示不适，被动活动轻度受限；

3＝重度压痛，重压患者称有压痛，且退缩逃脱，被动活动严重受限

注：0、1、2、3 表示积分，下同。

关节肿胀：

1 = 膝部皮肤纹理尚存在，浮髌试验可疑阳性；

2 = 膝部皮肤纹理消失，浮髌试验阳性；

3 = 膝部肿胀明显，浮髌试验明显可见；

关节活动度：

0 = 正常，伸直可达 0°，活动自如。屈伸范围可达 150°；

1 = 轻度受限，膝部屈伸范围大于 120°，小于 140°；

2 = 中度受限，膝部屈伸范围大于 100°，小于 120°；

3 = 重度受限，膝部屈伸范围小于 100°

注：用 VAS 评价每一个问卷问题，总指数积分用 24 个组成项目的积分总量来表示，WOMAC 指数越高表示 OA 越严重，根据总积分评估 OA 的轻重度：轻 VAS：轻度疼痛平均值为 0～3；中度疼痛平均值为 4～6；重度疼痛平均值为 7～10。

第二十章 膝骨关节炎中西医诊疗相关国内指南及专家共识解读

第一节 膝骨关节炎中医诊疗指南（2020年版）

膝骨关节炎（kneeosteoarthritis，KOA）是一种严重影响中老年人生活质量的慢性退行性疾病，属中医学"痹证""痿证"范畴。作为中医骨伤科的优势病种之一，中医药治疗方法在KOA的临床治疗中发挥了重要作用。中国中医药研究促进会骨科专业委员会联合中国中西医结合学会骨伤科专业委员会关节工作委员会于2015年组织国内中西医骨科领域专家共同制定的《膝骨关节炎中医诊疗专家共识（2015年版）》中、英文版自发布以来，在临床上得到了广泛应用。由于近年来KOA诊疗观念的发展、循证医学证据和国内外指南的更新，中国中医药研究促进会骨伤科分会陈卫衡主任委员组织中医骨伤科、中西医结合骨科、西医骨科、风湿科、中药学及方法学专家，经过科学循证、充分讨论，制定并发布了《膝骨关节炎中医诊疗指南（2020年版）》，以期对中医药治疗KOA的临床与科研起到指导作用。本指南适用于《国际疾病分类第十一次修订本（ICD-11）中文版》疾病名称为原发性膝关节骨关节炎（编码：FA01.0）的诊断（包括辨证）、治疗和健康管理。

全文共计16页，主要包括KOA的定义、流行病特征、临床诊断和影像学诊断、KOA的临床分期与辨证分型、KOA的治疗与疗效评价、专家建议、编制说明等八个部分。其中临床分期与辨证分型、中医药干预是本指南的特色内容。下面简要介绍本指南的特色部分。

一、临床分期与辨证分型

（一）临床分期

1. 发作期 膝关节重度疼痛视觉模拟量表（visual analogue scale，VAS） 评分 >7 分，或疼痛呈持续性，疼痛重者难以入眠；膝关节肿胀，功能障碍，跛行甚至不能行走。

2. 缓解期 膝关节中度疼痛（VAS 评分 4～7 分），劳累或天气变化时疼痛加重，伴酸胀、乏力，膝关节活动受限。

3. 康复期 关节轻度疼痛或不适（VAS 评分 <4 分），腰膝酸软，倦怠乏力，甚或肌萎无力，不耐久行。

（二）辨证分型

1. 气滞血瘀证（多见于发作期、缓解期）

（1）主症：关节疼痛如刺或胀痛，休息疼痛不减，关节屈伸不利。

（2）次症：面色晦暗。

（3）舌象与脉象：舌质紫暗，或有瘀斑，脉沉涩。

2. 湿热痹阻证（多见于发作期、缓解期）

（1）主症：关节红肿热痛，触之灼热，关节屈伸不利。

（2）次症：发热，口渴不欲饮，烦闷不安。

（3）舌象与脉象：舌质红、苔黄腻，脉濡数或滑数。

3. 寒湿痹阻证（多见于发作期、缓解期）

（1）主症：关节疼痛重着，遇冷加剧，得温则减，关节屈伸不利。

（2）次症：腰身重痛。

（3）舌象与脉象：舌质淡、苔白腻，脉濡缓。

4. 肝肾亏虚证（多见于缓解期、康复期）

（1）主症：关节隐隐作痛。

（2）次症：腰膝无力，酸软不适，遇劳更甚。

（3）舌象与脉象：舌质红，少苔，脉沉细无力。

5. 气血虚弱证（多见于缓解期、康复期）

（1）主症：关节酸痛不适。

（2）次症：倦怠乏力，不耐久行，头晕目眩，心悸气短，面色少华。

（3）舌象与脉象：舌淡、苔薄白，脉细弱。

二、KOA 的治疗

（一）基础治疗

1. 健康教育

推荐意见：推荐对 KOA 患者全病程进行健康教育指导。

健康教育可改善 KOA 患者疼痛和心理社会状态。医师应当指导患者：①认识疾病，明确治疗目的（改善症状，延缓病情发展）；②树立信心，消除思想顾虑，缓解焦虑情绪和运动恐惧；③医患合作，密切配合医师诊疗；④合理锻炼，调整生活方式。

2. 体重管理

推荐意见：推荐对 KOA 患者全病程采用控制饮食联合运动治疗进行体重管理。

超重和肥胖是公认的 KOA 发病危险因素，会导致患者关节疼痛甚至残疾。研究表明，减重与 KOA 患者关节疼痛、关节功能、生活质量等临床指标及膝关节压力、血清白细胞介素 –6 含量等理化指标的改善存在显著相关性，体重减轻 5%~10% 就可改善患者的临床症状和理化指标，随着减轻 10%~20% 和 20% 以上的体重，重要的临床益处将继续增加。控制饮食联合运动治疗可提高减重对 KOA 症状的治疗效果。

3. 医疗练功

（1）传统功法

推荐意见：对于缓解期、康复期 KOA 患者，推荐选择太极拳锻炼，建议选择八段锦、五禽戏、易筋经。

太极拳锻炼是治疗 KOA 安全有效的身心锻炼方式，可缓解膝关节疼痛、僵硬，改善膝关节功能，提升膝关节肌力和平衡性，改善负面情绪，提高患者生活质量。长期（至少 6 个月）练习太极拳可减少骨量丢失，预防骨质疏松。

八段锦、五禽戏、易筋经等传统功法亦有相似作用，可减轻膝关节疼痛、僵硬，提高股四头肌肌力和膝关节活动能力，在一定程度上改善下肢本体感觉和平衡能力，提高患者的生活质量。

传统功法不但要求患者进行形体练习，还特别强调精神心理的调适。可视患者个人情况，决定单独使用或与任何推荐水平的干预措施一起使用。同时需要强调的是，传统功法应在专业人员指导下规范练习。

（二）非药物治疗

1.针灸　针灸治疗KOA以辨证取穴为要，采用局部取穴和循经取穴相结合的方法，以扶正祛邪、调和阴阳、疏通经络。常用穴位包括血海、内外膝眼、委中、阳陵泉、阴陵泉、梁丘、足三里等，配穴可选用阿是穴及痛处所属经脉的络穴。

（1）针刺

推荐意见：推荐KOA患者全病程选择针刺疗法辨证施治。

针刺包括毫针疗法、温针疗法、电针疗法等，对缓解KOA疼痛和改善关节功能具有积极作用。毫针疗法适用于KOA各期膝关节疼痛、晨僵、肿胀、功能受限者。温针疗法适用于寒湿痹阻证，症见关节疼痛重着，遇冷加剧，得温则减者。治疗前须评估患者状态，对处于饥饿、疲劳或紧张状态的患者勿予操作，以免晕针。

（2）艾灸

推荐意见：对于缓解期、康复期KOA患者，推荐选择艾灸疗法辨证施治。

灸法集热疗、光疗、药物刺激与特定腧穴刺激于一体，能有效降低炎症灶血管通透性，改善血液流变学和血流动力学指标。临床运用可缓解膝关节疼痛、改善关节功能、提升患者生活质量，尤其适用于缓解肝肾亏虚证、气血虚弱证患者关节隐痛、酸痛不适等症状。应注意避免不当操作所致的烧伤、感染等问题。瘢痕灸治疗过程中的皮肤局部轻微烧伤、瘢痕、化脓等属正常现象，操作前须告知患者。

2.针刀

推荐意见：对于膝关节疼痛、挛缩屈曲畸形、功能受限的发作期、缓解期KOA患者，建议选择针刀疗法。

针刀疗法可在髌上囊、髌下脂肪垫、内膝眼、外膝眼、胫侧副韧带、髂胫束、鹅足囊等部位实施，通过切割、分离、铲剥，调节和松解肌腱韧带等相应软组织，达到恢复膝关节生物力学平衡的目的，适用于膝关节疼痛、晨僵、肌肉粘连、功能受限、挛缩屈曲畸形明显的发作期、缓解期 KOA 患者，可缓解膝关节疼痛、改善关节功能。操作者需掌握膝关节解剖，严格无菌操作。操作部位皮肤感染者、肌肉坏死者、凝血机制不良或有其他出血倾向者、体质极度虚弱不能耐受手术者禁用。重要神经和血管分布部位及伴严重内外科疾病、妊娠时，须谨慎使用。

3. 拔罐和刺络拔罐

推荐意见：对于缓解期、康复期 KOA 患者，建议选择拔罐疗法；对于发作期、缓解期 KOA 患者，建议选择刺络拔罐疗法。

拔罐疗法具有通经活络、行气活血、祛风散寒等作用，常用走罐法和留罐法相结合。拔罐的作用机制可能与改变局部的能量代谢和局部神经免疫调节机制有关，可提升痛阈，增加皮肤血流量及增强机体免疫力，缓解膝关节疼痛和改善关节功能。

刺络拔罐选穴符合针灸治疗原则，是一种有效的祛瘀方法。刺络法可选用温针、火针、三棱针、梅花针、粗毫针，多用于气滞血瘀证者。刺络拔罐的作用机制可能与神经、内分泌、免疫调节、氧化应激等有关，可改善局部微循环，缓解膝关节肿胀、疼痛、麻木状态，改善关节活动度和关节功能。治疗过程中当严格无菌操作，治疗后局部应覆盖无菌敷料，保持伤口清洁，防止局部感染。

4. 推拿手法

推荐意见：对于缓解期、康复期 KOA 患者，推荐选择手法治疗。

通过点按、揉按、拿捏、屈伸、弹拨、拔伸等多种理筋、整骨手法，起到舒筋通络、活血化瘀、松解粘连、滑利关节的作用，可改善关节僵硬和肌力、减轻关节疼痛、改善关节功能。伴感染、皮损、肿瘤及心脑血管疾病者，须慎用。

5. 理疗 常用方法包括热疗、冷疗、蜡疗、电疗、磁疗、红外线照射、水疗、超声波疗法等，可联合针刺、手法、中药塌渍等其他疗法，以改善关节活动，缓解疼痛和肌紧张，促进局部血液循环及炎症吸收。

6.其他　发作期可以借助拐杖、手杖、助行器等，减轻受累关节负重，缓解疼痛。缓解期及康复期应用弹性绷带可以缓解疼痛，增强关节的稳定性及改善本体感觉。根据膝关节内翻或外翻畸形情况，采用相应的矫形支具或矫形鞋。外侧楔形鞋垫尚存在争议，应谨慎选用。

（三）药物治疗

1.局部用药

（1）中草药外用

推荐意见：推荐 KOA 患者全病程选择中草药贴敷、熏洗、薰蒸、热熨和离子导入等中草药外用疗法。

中草药贴敷、熏洗、薰蒸、热熨，利用药物的渗透作用及加热后的热能作用于患处，起到温经散邪、活血通络的作用，可改善局部血液循环及新陈代谢，促进淋巴回流，加速炎症反应的消散。中草药离子导入法结合中草药、穴位、经络及电流物理作用，增强中草药透皮吸收，刺激穴位通络镇痛。临床上中草药外用疗法常与关节腔玻璃酸钠注射、关节镜手术等疗法联合应用，改善关节疼痛和关节功能，提高临床疗效。

（2）中成药外用

推荐意见：建议 KOA 患者全病程选择中成药贴膏、膏药或药膏治疗。

中成药贴膏、膏药或药膏的有效成分透皮吸收直接作用于关节及周围组织，发挥局部镇痛、抗炎、改善微循环的作用，有利于消除关节周围软组织肿胀并强力止痛。消痛贴膏、复方南星止痛膏单独使用可缓解疼痛和改善关节功能，与玻璃酸钠联合应用有协同效益。患者可能发生胶布过敏或药物接触性瘙痒反应，贴用时间勿超过 24 小时。

（3）西药外用主要包括含非甾体抗炎药的乳胶剂、膏剂、贴剂和擦剂。

（4）西药关节腔注射常用注射药物包括玻璃酸钠、医用几丁糖（关节腔注射液）、糖皮质激素。

2.全身用药

（1）中草药口服可根据临床分期、辨证分型选用传统经方及其化裁方以及名家验方等中草药对 KOA 患者进行个体化治疗。本指南仅推荐传统经典古籍方剂。

1）气滞血瘀证（多见于发作期、缓解期）

推荐意见：对于证属气滞血瘀证的KOA患者，建议选择血府逐瘀汤（出自《医林改错》）加减口服。

功效：活血化瘀、通络止痛。

加减：瘀痛入络者，加全蝎、地龙、三棱、莪术；气机郁滞者，加川楝子、香附、青皮；血瘀经闭者，去桔梗，加香附、益母草、泽兰；胁下有痞块者，加丹参、郁金、土鳖虫、水蛭。

2）湿热痹阻证（多见于发作期、缓解期）

推荐意见：对于证属湿热痹阻证的KOA患者，建议选择四妙丸（出自《成方便读》）加减口服。

功效：清热祛湿、通络止痛。

加减：局部红肿者，加金银花、连翘；局部肿胀明显者，加茯苓、泽泻；局部屈伸不利者，加伸筋草；大便秘结者，加大黄、桃仁。

3）寒湿痹阻证（多见于发作期、缓解期）

推荐意见：对于证属寒湿痹阻证的KOA患者，建议选择蠲痹汤（出自《医学心悟》）加减口服。

功效：温经散寒、养血通脉。

加减：风气胜者，加秦艽、防风；寒气胜者，加炮附片；湿气胜者，加防己、萆薢、薏苡仁；痛在上者，去独活加荆芥；痛在下者，加牛膝；兼有湿热者，去肉桂加黄柏。

4）肝肾亏虚证（多见于缓解期、康复期）

推荐意见：对于证属肝肾亏虚证的KOA患者，建议偏阴虚者选择左归丸（出自《景岳全书》）加减口服、偏阳虚者选择右归丸（出自《景岳全书》）加减口服。

功效：滋补肝肾。

加减：阴虚火旺者，去枸杞子、鹿角胶，加女贞子、麦冬；夜热骨蒸者，加地骨皮；小便不利者，加茯苓；大便燥结者，去菟丝子，加肉苁蓉片；气虚者，加人参片；虚寒显著者，可加用仙茅、肉苁蓉、淫羊藿、骨碎补。

5）气血虚弱证（多见于缓解期、康复期）

推荐意见：对于证属气血虚弱证的KOA患者，建议选择八珍汤（出自《丹溪心法》）加减口服。

功效：补气养血。

加减：眩晕、心悸者，熟地黄、白芍加量；气短乏力者，人参片、白术加量；不寐者，加酸枣仁、五味子。

（2）中成药口服

推荐意见：建议KOA患者全病程选择中成药口服。

治疗KOA的中成药品种多样，具有剂型稳定、服用方便的优势，可根据证候类型和临床分期选用。发作期的KOA患者，可选择痹祺胶囊、尪痹片等；缓解期的KOA患者，可选择仙灵骨葆胶囊、金天格胶囊、金乌骨通胶囊、壮骨关节胶囊、独活寄生丸、痹祺胶囊、尪痹片或藤黄健骨片等；康复期的KOA患者，可选择仙灵骨葆胶囊、金天格胶囊或藤黄健骨片等。

（3）西药口服：主要包括非甾体抗炎药、阿片类镇痛药、改善病情类药物和抗焦虑药。

（四）手术治疗

推荐意见：对于经规范的非手术治疗无效，膝关节肿痛反复发作甚至进行性加剧，关节功能明显受限及关节畸形的KOA患者，建议评估病情及手术指征后行手术治疗（共识意见）。

主要术式包括关节镜手术、截骨矫形术和人工关节置换术。

三、KOA的疗效评价

推荐意见：对于KOA的临床疗效评价，建议根据研究周期的长短，选择设置主要疗效指标、次要疗效指标、次要终点指标和（或）主要终点指标。近期、中期疗效评价应当关注患者症状体征/中医证候、关节功能评分及生活质量的改善，远期疗效评价应当关注患者影像学改变及手术干预时间（共识意见）。

（一）体现症状体征/中医证候的指标

1.疼痛评分疼痛VAS评分。

2.症状体征/中医证候评分，KOA主要症状体征/中医证候分级量化评分，包括关节疼痛、关节肿胀、关节畏寒、关节发热、腰膝酸软、倦怠乏力（20-1）。

表 20-1　膝骨关节炎主要症状体征 / 中医证候分级量化评分表

观察项目	评分
关节疼痛	
关节无疼痛或疼痛消失	0 分
疼痛轻，尚能忍受，或仅劳累或天气变化时疼痛，基本不影响工作	1 分
疼痛较重，工作和休息均受到影响	2 分
疼痛严重，难以忍受，严重影响休息和工作，需配合使用止痛药物	3 分
关节肿胀	
关节无肿胀或肿胀消失	0 分
关节轻度肿胀，皮肤纹理变浅，骨性标志仍明显	1 分
关节中度肿胀，皮肤纹理基本消失，骨性标志不明显	2 分
关节重度肿胀，皮肤紧，骨性标志消失	3 分
关节畏寒	
关节无畏寒	0 分
关节轻微畏寒，不需要加衣被	1 分
关节明显畏寒，喜按喜暖，较常人稍多加衣被	2 分
关节显著畏寒，喜按喜暖，明显较常人多加衣被	3 分
关节发热	
关节局部无发热	0 分
关节局部轻微发热	1 分
关节局部明显发热，喜凉	2 分
关节局部发烫	3 分
腰膝酸软	
无腰膝酸软	0 分
劳累后腰膝发酸，日常活动后偶有发生	1 分
日常活动后常发生腰膝酸软	2 分
腰酸欲折，膝软站立困难	3 分

观察项目	评分
倦怠乏力	
无倦怠乏力	0 分
肢体稍倦，可坚持轻体力工作	1 分
四肢乏力，勉强坚持日常活动	2 分
全身无力，终日不愿活动	3 分

四、专家建议部分

1. 发作期首选中、西医疗法联合应用，或根据医师经验有选择地单独应用中医疗法；缓解期与康复期首选中医疗法单独应用。

2. 临床研究中根据不同研究周期与目的，选择不同的评价指标作为主要疗效指标。

3. 遵循文献客观证据、医师自身经验和患者自我需求三者结合的原则，按照阶梯渐进方式，病证结合、辨证论治，选择合理的治疗方法。

4. 按照"急则治其标，缓则治其本"的基本原则进行临床遣方用药。发作期以改善症状为目的，缓解期、康复期以延缓病情发展为目的。

第二节　肌肉训练康复治疗膝痹
（膝骨关节炎）专家共识

近年来随着膝痹病"本痿标痹"核心病机的提出，国内临床医师逐渐认识到肌肉组织在本病发生发展中的重要角色，而目前尚缺乏一个针对膝关节周边肌肉组织训练康复的专家共识，针对以前的膝骨关节炎指南或共识对膝关节周边肌肉训练康复的介绍相对薄弱，广东省第二中医院许学猛等教授组织国内相关领域专家共同编著本专家共识，于 2020 年 11 月发表于按摩与康复学杂志。本共识重视肌肉训练在膝骨关节炎的治疗意义。下面介绍下专家共识中的肌肉训练方面的内容。

一、肌肉训练康复方式

肌力训练 KOA 发病中肌肉的改变出现更早，肌力训练有助于膝关节稳定性，调整关节面的应力分布，进而缓解疼痛，改善膝关节功能。

股四头肌训练：股四头肌肌力训练能够显著改善患膝的疼痛及关节活动度、躯体功能等。腘绳肌训练：腘绳肌强化训练能够改善 KOA 患者疼痛及WOMAC 指数，并获得较好的起步试验结果。髋外展、内收肌：在股四头肌训练的基础上增加髋部肌肉训练仅仅在短期内改善了患者的行走能力，未见其他更好的结局；KOA 患者其髋外展肌力减弱 7%～24%，通过髋外展肌训练能够改善患者自我报告结局，而髋关节内收肌训练可以有效缓解膝关节疼痛症状，但对膝关节内侧间室的负荷并无显著改善。

推荐意见：强推荐股四头肌训练，具体形式可选择坐位直抬腿训练、坐位屈膝蹬腿训练、坐位抗阻直抬腿训练等。推荐腘绳肌训练，具体训练形式可选择俯卧位屈膝或抗阻屈膝训练、站立位勾腿或抗阻勾腿训练等。推荐髋外展肌训练，具体训练形式可以选择侧卧位抬腿训练，有条件者可借助健身器械行坐姿髋外展训练等；弱推荐髋内收肌训练。

核心区肌群的训练核心区肌群主要是指腰椎、骨盆、髋关节及控制这些节段活动的肌群。核心区肌群的训练可以减轻屈膝时对股四头肌的依赖，减轻膝关节的磨损，改善 KOA 的症状。

推荐意见：推荐核心区肌群训练。

二、关节活动度训练

关节活动度的训练是治疗下肢关节炎的有效方法。

1.有氧运动　国内外相关指南均强推荐有氧运动，具体形式主要包括步行（如正、倒走）、慢跑（如踮脚正、倒快走）、游泳、瑜伽等。正、倒走能改善 KOA 患者的疼痛、关节功能和股四头肌肌力；有氧运动可能是改善疼痛和功能的最好方法。

推荐意见：强推荐有氧运动，具体训练形式可以选择正倒走、慢跑等。

2.水中运动　水中运动在短期内可缓解疼痛和改善生活质量，但长期疗效尚需进一步确认。

推荐意见：推荐水中运动较弱。

3.传统功法训练

太极拳：除了能明显改善患者 WOMAC 指数外，还能显著改善患者的抑郁程度。推荐意见：推荐太极拳训练。

八段锦：对 KOA 患者有良好的疗效，但在推荐之前需要进行更严格设计的随机对照试验。推荐意见：弱推荐八段锦训练。

五禽戏：可能是有效的辅助 KOA 康复的方法，但由于大多数纳入的研究存在方法学问题，使得很难得出确切的结论，应进行更严格的方法学设计和长期随访评估的大规模随机对照试验。推荐意见：弱推荐五禽戏训练。

易筋经：易筋经训练能明显缓解疼痛、提高患者的本体感觉和平衡能力。推荐意见：弱推荐易筋经训练。

4.肌骨拉伸　KOA 患者精确控制协同、拮抗肌群的能力受损，因此除了增强肌力外，尚需增强在单关节或多关节活动中精确控制协同肌和拮抗肌交替收缩的能力，采取全面的膝关节周围肌群、韧带的锻炼，肌骨拉神功去除了传统功法中对膝关节不利的动作，同时结合瑜伽、普拉提及现代健身运动、康复医学等有利于协调与平衡的姿势与动作，将其揉合并改进，以供患者及潜在患者防治 KOA 的发生及发展，通过近年的临床实践及不断改进，在预防与促进本病康复方面收到了显著效果。

三、训练的强度、频率及疗程

推荐肌力锻炼、有氧运动训练、关节活动度训练、太极拳锻炼等，每周定期训练 2～3 次，3 次为佳，每周至少训练 45 分钟，训练强度应循序渐进：低、中等强度训练可提高伸屈肌力，但在减轻疼痛、改善躯体功能方面以中等强度更佳。关于运动疗程，建议持续运动超过 12 周，以解决 KOA 导致的肌力下降和肌肉萎缩。

第三节 膝骨关节炎（膝痹）中西医结合临床实践指南

该临床实践指南由广东省中医药局提出，由广东省中医标准化技术委员会归口。主要结合广东省为代表的南方城市地域，以湿为主，外邪致病亦多以湿邪为首，受这种地域、气候因素的影响，广东省第二中医院许学猛教授组织广东省内部分专家学者编著此次临床实践指南。

充分考虑岭南地域特色，将中西医诊疗要点有机结合而形成的诊疗规范。指南从中西医结合的角度规范了 KOA 的诊断、辨证及治疗，为临床实践提供了科学、可靠的诊疗依据，以期提高临床医师对本病的诊疗水平，为患者提供更优的诊疗服务。

一、地域相关流行病学

本病总体发病率为 8.1%，但存在地域差异：西北（10.8%）、西南地区（13.7%）的发病率高于华北（5.4%）及东部沿海地区（5.5%），农村的发病率高于城市。

二、诊断

无特殊。

三、中医辨病及辨证

（一）中医辨病

本病核心病机为本痿标痹，以肝肾亏虚、筋骨失养为本，腠理空虚易感风寒湿邪、瘀血阻滞为标，以痹痛为主要症状，同时夹杂脾虚、痰湿、血瘀等病理特点。

岭南地区常年多湿多热，气候潮湿加之土气不足，人群长期居住于这种环境下，脾气易虚，脾失健运容易聚生痰湿，多表现为脾胃湿热，其体质亦多为湿热体质。随着空调的普及，人们常年处于空调环境下，腠理常开，易致寒邪入侵，导致寒湿体质，这些因素均影响本病中医证型的分布。

（二）辨证分型

参照现有指南文件，同时结合专家讨论后分为湿热痹阻证、寒湿痹阻证、气滞血瘀证、肝肾亏虚证、气血虚弱证。

1.湿热痹阻证 ①主症：关节红肿热痛，屈伸不利，甚则痛不可触，得冷则舒；②次症：口干、小便赤、大便黏腻不爽；③舌象、脉象：舌质红、苔黄腻、脉濡数或滑数。

2.寒湿痹阻证 ①主症：关节疼痛重着，屈伸不利，遇冷加剧，得温则减；②次症：腰身重痛；③舌象、脉象：舌质淡、苔白腻、脉濡缓。

3.气滞血瘀证 ①主症：关节疼痛如刺，屈伸不利，休息后疼痛不减；②次症：面色黧黑；③舌象、脉象：舌质紫暗、或有瘀斑、脉沉涩。

4.肝肾亏虚证 ①主症：关节隐隐作痛；②次症：腰膝酸软无力，酸困疼痛，遇劳更甚；③舌象、脉象：舌质红、少苔、脉细数或舌质淡胖、苔白、脉沉迟无力。

5.气血虚弱证 ①主症：关节酸痛不适；②次症：少寐多梦，自汗盗汗，头晕目眩，心悸气短，面色少华；③舌象、脉象：舌淡、苔薄白、脉细弱。

四、治疗

（一）治疗原则

针对 KOA 患病人群，进行正确的诊断分级与分型，开展精准个性化治疗，中西医相结合，分阶梯治疗，达到全病程管理。尤其强调运动训练的重要性和必要性，综合运用中药穴位注射、针刀、中药外敷等中医特色疗法，辨证应用中药内服或使用专科制剂以达到标本兼治的作用。

（二）三阶梯治疗策略

推荐应用中医药对轻、中度患者进行非手术治疗。对于中、重度患者，症状反复，伴有关节肿胀或卡压、绞索等经非手术治疗无效可选择用关节镜手术。对于下肢力线异常导致疼痛的可根据情况使用膝关节周围截骨手术（胫骨高位截骨、股骨远端截骨等）改善力学平衡。病变局限于单间室者，可采取单髁置换手术（UKA）。终末期 KOA 存在明确手术指征者，采取全膝关节置换术（TKA）。

（三）非药物治疗

1.运动治疗　近年来，国内外各大权威学会均推荐将运动治疗列为 KOA 的一线治疗措施。

（1）肌力锻炼：肌力训练应该个体化，应综合考虑患者自身情况及病变程度。常用的肌力锻炼方法有股四头肌训练（坐/卧位直腿抬高训练、坐位屈膝蹬腿训练、坐位抗阻直腿抬高训练等），腘绳肌训练（俯卧位屈膝或抗阻屈膝训练、站立位勾腿或抗阻勾腿训练等），髋外展肌训练（侧卧位抬腿训练等）。

（2）关节活动度训练：鼓励患者进行主动锻炼，不能进行主动锻炼的患者可在外力作用的辅助下进行被动的关节活动度训练。

（3）有氧运动：主要包括步行、慢跑、游泳、骑自行车、瑜伽、普拉提等。

（4）传统功法锻炼：在医师的指导下进行太极拳、八段锦、易筋经等训练。

运动治疗建议每周定期训练 2～3 次，3 次为佳，训练强度应循序渐进，持续运动超过 12 周。

2.中医特色外治法

（1）手法：详细的操作规范及注意事项参照《膝骨关节炎中医推拿治疗技术规范专家共识》。

（2）针灸：常用毫针刺法、温针疗法、灸法、刺络拔罐法等，以局部取穴配合循经取穴。常取膝眼、委中、足三里、阳陵泉、阴陵泉等，配穴选用所属经脉的络穴及阿是穴。

（3）小针刀：常应用小针刀在局部软组织如内收肌结节、髂胫束、鹅足、髌下脂肪垫、胫侧副韧带等部位进行松解，亦可在局部压痛处行针刀疗法。

3.物理治疗常用的方法　包括热疗、冷疗、磁疗、红外线照射、水疗、蜡疗、超声波及离子导入法等，临床医师应根据患者的具体情况择优选择。

4.行动辅助　在医师的指导下，借助合适的辅助器械如拐杖、助行器、支具等，但应慎用改变负重力线的辅助工具如矫形鞋垫等。

（四）药物治疗

1.中药治疗

（1）中草药外用：用中草药熏洗、熏蒸、敷贴患处等。此外还有各种中成药剂型的贴膏及药膏等，外用药的组分主要是祛风散寒除湿剔痹如川乌、草乌、附子、细辛、桂枝等峻药、猛药。

（2）中药辨证、穴位注射辨证：将中药针剂直接注射到病位组织，发挥治疗作用，关节积液明显者，先抽取关节液再配合中药穴位注射治疗。

（3）中药内治

1）湿热痹阻证。①治则：清利湿热。②推荐方剂：以四妙散为基础方加减（出自《成方便读》），其内含苍术、黄柏、薏苡仁、川牛膝等。

2）寒湿痹阻证。①治则：温经散寒，除湿剔痹。②推荐方剂：以蠲痹汤为基础方加减（出自《医学心悟》），内含羌活、独活、桂心、川芎、秦艽、海风藤、当归、桑枝、乳香、木香、炙甘草等。

3）气滞血瘀证。①治则：活血祛瘀，通络止痛。②推荐方剂：以血府逐瘀汤为基础方加减（出自《医林改错》），内含桃仁、红花、生地黄、当归、川芎、牛膝、赤芍、桔梗、枳壳、柴胡、甘草等。

4）肝肾亏虚证。①治则：补益肝肾，通络止痛。②推荐方剂：以左归丸（偏阴虚）或右归丸（偏阳虚）为基础方加减（出自《景岳全书》），内含熟地黄、山茱萸、山药、川牛膝、枸杞、菟丝子、鹿角胶、龟板胶等或熟地黄、附子（炮附片）、山茱萸（酒炙）、山药、肉桂、鹿角胶、菟丝子、杜仲（盐炒）、枸杞子、当归等。

5）气血虚弱证。①治则：补气养血。②推荐方剂：以八珍汤为基础方加减（出自《丹溪心法》），内含人参、白术、川芎、茯苓、熟地黄、当归、白芍、炙甘草等。

2.西药治疗及手术治疗　同前面章节。

第四节　膝骨关节炎阶梯治疗专家共识（2018 年版）

吴阶平医学基金会骨科学专家委员会依据中华医学会骨科分会关节外科学组制定的《骨关节炎诊疗指南（2018 年版）》，汇聚全国关节外科学、中医学、康复医学等相关学科专家们的专业经验和学识，聚焦对 KOA 的治疗，经过多轮充分细致、广泛深入、独立客观、科学循证的专题探讨，积聚共识，制定了《膝骨关节炎阶梯治疗专家共识》。本共识针对 KOA 的流行病学、诊断标准、治疗方法进行了系统的简化总结，着重结合其病理机制特点、提出了 KOA 分期标准、阶梯化分级治疗策略和参考性临床路径。本共识为医疗管理机构和各级医务人员对 KOA 的治疗工作，提供科学、规范、有效的参考和指导。

膝骨关节炎阶梯治疗专家共识包括 KOA 的流行病学；KOA 的临床症状、辅助检查、KOA 诊断和分期、KOA 分期对应的阶梯治疗方法及临床路径等部分。其中膝关节阶梯化治疗是转接共识的核心内容。

（一）阶梯治疗的原则目标

OA 的最终治疗目的是缓解或消除疼痛，改善关节功能，提高患者生活质量。中华医学会《骨关节炎诊疗指南》2018 年版提出基础治疗、药物治疗、修复性治疗和重建治疗四层次的金字塔型阶梯治疗策略。

针对 KOA 发生发展的阶梯性特点，结合我国目前 KOA 的诊疗现状，本共识提出规范性 KOA 阶梯治疗的诊疗主体、诊疗措施、临床路径，以期通过优化 KOA 的诊疗路径体系和强化医学科普教育和中医康复医疗的作用，提高临床治疗水平、改善患者满意度，并为进一步研发医疗科学新技术开辟规范合理的空间。

（二）KOA 阶梯治疗的 4 级治疗阶梯

参阅《骨关节炎诊疗指南（2018 年版）》。OA 治疗分为基础治疗、药物治疗、修复性治疗和重建治疗四层次。因此，共识确定 KOA 的阶梯治疗分为相应的四级阶梯。

1.KOA 的基础治疗 KOA 的基础治疗包括预防保健和治疗康复两个方面，贯穿于健康人—患者—恢复健康人的整个过程。包括对患者进行科学的相关医疗科普教育、中医康健调理、辅助支具保护、现代科学的肌肉锻炼和适宜活动指导。

2.药物治疗。

3.修复性手术治疗。

4.重建性手术治疗。

第五节 膝骨关节炎中医推拿治疗技术规范专家共识

推拿手法流派众多、不同医师推拿习惯不同等原因导致中医推拿治疗KOA手法繁多，有关手法选择、操作部位、取穴、力度、时间、频率等缺少统一规范，很大程度上限制了KOA推拿治疗技术的研究及临床推广。KOA中医推拿技术的规范化刻不容缓，为此，由中国中医科学院广安门医院KOA团队成立管理小组，通过征询中华中医药学会推拿分会、骨伤科分会相关专家的意见，起草了《膝骨关节炎中医推拿治疗技术规范专家共识》（以下简称"共识"）。

本共识契合KOA的中医病因病机及现代医学生理病理特点，通过放松、点穴、理髌、调筋、活动关节等手法作用于膝周相关软组织，以达到缓解疼痛、恢复肌肉弹性、促进组织修复、改善功能活动的目的。

1.手法整体设计方案　推拿治疗手法操作分为6个步骤：放松手法、点穴手法、理髌手法、调筋手法、活动关节手法、结束手法。

2.手法操作要点　治疗体位：患者仰卧位，下肢放松，医者位于患侧。

3.放松手法

（1）揉法：用左手或右手掌根或大鱼际部着力，在股四头肌上自上而下做有节律的螺旋形（正、反均可）运动，反复操作3～5遍，切忌用力过大。

（2）拿法：医者双手拇指与其余四指罗纹面着力，将股四头肌、腓肠肌群上下垂直捏住并提起，再慢慢放松，由近端向远端反复操作3～5遍，力量以患者耐受为度，切忌用力过大。

（3）滚法：医者右手背尺侧着力，贴于股四头肌上，通过腕关节屈伸和前臂旋前旋后的连续运动作来回滚动，以频率约每分钟上120次，自上而下，反复操作3～5遍。

4.点穴手法　医者拇指或示指端着力，点按在膝关节周围的梁丘、血海、鹤顶、内犊鼻、外犊鼻、阳陵泉、足三里及阿是穴缓慢加力，持续5～10秒，用中指或示指勾点委中、承山5～10秒，以患者感觉酸胀疼痛忍受为度，切忌用力过大。

5.理髌手法

（1）提髌法：用一手五指协同用力抓住髌骨，另一手辅助固定，最大限度将髌骨向上提起，使之离开股骨髁关节面，反复操作3～5次。

（2）揉髌法：医者用掌心按压在髌骨上做顺或逆时针环旋揉动，反复操作5～10次。

6.调筋手法

（1）分筋法：以拇指爪甲部抵住膝关节周围的髂胫束、内侧副韧带、外侧副韧带，沿着纤维走行方向刮动3～5次。

（2）拨筋法：双手中指指腹分别置于腓肠肌内外侧头和腘绳肌处，做横向往返拨动3～5次。

7.活动关节手法

（1）屈伸牵抖膝关节：医师一手握住患者踝部，另一手扶住膝关节，做最大限度屈伸膝关节2～3次，然后顺势快速地牵抖膝关节。

（2）展筋法：医师一手握住患者足部，使踝关节背伸，另一手用稳力按压使膝关节伸展至患者能忍受的最大限度，并保持5～10秒。

8.结束手法　揉法：用左手或右手掌根或大鱼际部着力，在患者股四头肌、胫骨前肌上，从上向下做有节律的螺旋形（正、反均可）运动，反复操作3～5遍，切忌用力过大。

9.疗程与频次　中医推拿治疗 KOA 每人次的治疗时间约10分钟，频次为每周2次，总疗程为20次。

第六节　中成药治疗膝骨关节炎临床应用指南（2020 年）

2015 年 KOA 中医诊疗专家共识虽提到中成药内服、外用可辨证选用，但未描述中成药的种类、用法、适应证等具体内容。另一方面，目前缺乏循证医学证据评价及治疗推荐，尚无中成药的循证指南或标准供参考，中成药在临床滥用的情况还较普遍，在一定程度上影响了其疗效和安全性。因此，中国中药协会、中国中医药研究促进会、国际骨关节炎学会等多个骨关节炎学术组织团体专家制定基于循证医学的中成药治疗 KOA 指南，以全面推广中成药在 KOA 治疗中的应用，充分规范临床诊疗。

本次指南共提出以下 10 个核心临床常用的中成药问题。

临床问题 1：消痛贴膏治疗 KOA 的有效性与安全性。

推荐意见：消痛贴膏单独使用改善疼痛和关节功能，与玻璃酸钠联合应用有协同效益，推荐用于 KOA 发作期，建议用于缓解期。

临床问题 2：金天格胶囊治疗 KOA 的有效性与安全性。

推荐意见：金天格胶囊单独使用改善疼痛和关节功能，与非甾体类或玻璃酸钠联合应用有协同效益，建议用于膝骨关节炎缓解期和康复期。定期监测肝肾功能（专家共识）。

临床问题 3：金乌骨通胶囊治疗 KOA 的有效性与安全性。

推荐意见：金乌骨通胶囊单独使用改善疼痛和关节功能，与玻璃酸钠联合应用有协同效益，与非甾体消炎药和（或）氨糖类联合应用对疼痛和关节功能的改善有协同效益，建议用于膝骨关节炎缓解期。

临床问题 4：仙灵骨葆胶囊治疗 KOA 的有效性与安全性。

推荐意见：仙灵骨葆胶囊与氨糖类或玻璃酸钠联合应用对疼痛和关节功能的改善有协同效益，推荐用于缓解期，建议用于康复期。

临床问题 5：痹祺胶囊治疗 KOA 的有效性与安全性。

推荐意见：痹祺胶囊单独使用改善疼痛和关节功能，与非甾体抗炎药联合应用有协同效益，与玻璃酸钠（＋氨糖）联合应用有协同效益，建议用于膝骨关节炎的发作期和缓解期。

临床问题 6：复方南星止痛膏治疗 KOA 的有效性与安全性。

推荐意见：复方南星止痛膏单独使用改善关节功能，与玻璃酸钠联合应用对改善疼痛有协同效益，推荐用于膝骨关节炎的发作期，建议用于缓解期。

临床问题 7：壮骨关节胶囊治疗 KOA 的有效性与安全性。

推荐意见：壮骨关节胶囊单独使用改善疼痛和关节功能，与非甾体类或玻璃酸钠联合应用有协同效益，建议用于膝骨关节炎的缓解期。

临床问题 8：独活寄生合剂 / 丸治疗 KOA 的有效性与安全性。

推荐意见：独活寄生合剂 / 丸单独使用改善疼痛和关节功能，与氨糖或非甾体类联合应用对改善关节功能有协同作用，建议用于膝骨关节炎的缓解期。

临床问题9：藤黄健骨片治疗 KOA 的有效性与安全性。

推荐意见：藤黄健骨片单独或联合使用改善疼痛和关节功能（专家共识），建议用于膝骨关节炎的缓解期、康复期。

临床问题10：尪痹片治疗 KOA 的有效性与安全性。

推荐意见：尪痹片单独或联合使用改善疼痛和关节功能（专家共识），建议用于膝骨关节炎的发作期、缓解期。

第七节　中国老年膝关节骨关节炎诊疗及智能矫形康复专家共识

近年来，随着世界范围内个性化 3D 打印技术及智能技术的发展，个性化、智能化的膝关节矫形器用于膝关节骨关节炎的治疗已经成了老年膝骨关节炎矫治康复、延缓疾病进程、减轻疾病症状的重要的、相对安全的、简便易行的一种治疗方案。基于此，中国医师协会、中国继续教育学会、中国老年与老年医学学会、中华医学会骨科分会下属专业委员会结合国内外最新的循证医学证据和临床经验，针对中国老年膝关节骨关节炎的诊治、智能矫形和康复撰写了本共识，旨在为中国老年膝关节骨关节炎的处理提供一个适合国情且规范标准、容易操作的诊疗、智能矫治及康复决策的方案，提升其治疗效果，改善患者预后。

智能矫形康复治疗的目的：针对老年患者对手术治疗具有一定的恐惧感，多数老年人希望通过非手术的方式得到治疗，且老年人因各个器官（包括心肺功能）的衰退及常伴有各种基础疾病而增加手术风险。因此，综合考虑老年膝关节骨关节炎的特殊性，本共识重点阐述老年膝关节骨关节炎的非手术治疗方案，包括基础治疗、药物治疗和智能矫形治疗三个方面的治疗和康复策略，以期提高老年膝关节骨关节炎的临床诊疗水平，延缓患者病情，提高患者生活质量，改善患者满意度，同时为新的骨关节炎诊疗技术、个性化医疗服务和智能动态矫形器的研发开辟规范而且合理的空间。

膝关节矫形器的分类多种多样，可以根据材料、结构、作用的不同分为不同的种类。①限位型矫形器：这种矫形器又可以分为框架式和铰链式。这类矫形器的主要作用是防止关节长期失稳，从而导致膝关节其他结构损伤或功能紊乱及膝关节退行性改变。这类矫形器可根据临床患者的需要做成固定的框架式或者限位盘式铰链，限位盘式膝铰链可对膝关节进行不同角度下的稳定、全面的固定，使膝关节在多种角度范围内限位进行屈伸运动。此类膝关节矫形器可用于老年膝关节骨关节炎的初期和早期，特别是疼痛发作时，限制膝关节过多活动，帮助膝关节保持正常力线，有助于患者症状减轻。但因其限制关节活动，故而不是长期佩戴之选。②可调式矫形器：这种矫形器保留了膝关节屈伸活动功能，其可调范围通常为0°～90°，患者根据康复计划，可以进展式的调整关节活动的幅度，而膝关节的侧方活动则严格受到保护。这类矫形器可以起到固定、支持、保护、稳定、预防畸形及部分承重的作用。在膝关节活动中，为正常关节、肌肉保证有效活动范围，同时可加强局部的稳定性，还使膝关节在支具保护范围内活动，以防关节内粘连、挛缩等。中晚期老年膝关节骨关节炎患者可选用此类矫形器，因关节畸形、关节间隙狭窄明显，故需长期佩戴。③个性化智能动态矫形器：目前国内用于临床的膝关节矫形器水平参差不齐，存在矫治静态化、智能性缺乏、个体适配差、主动防护弱等缺陷，因此针对老年膝关节骨关节炎的个性化智能动态矫形器设计研发已是势在必行，这种矫形器需达到制作工艺上更加个体化，矫治机理上更加智能化，矫治过程更加精确化和效能评估更加数量化的新一代矫形器研发要求。利用个性化智能动态矫形器治疗老年膝关节骨关节炎，在明确诊断的基础上，通过膝关节 X 线片、膝关节 CT 平扫及三维重建，可以获得患病关节的疾病情况以及矫形器适配信息，并通过逆向工程软件进行矫形器模型优化设计，兼顾矫形器有效性和舒适性平衡，进行矫形器个性化定制打印，以达到最佳的佩戴舒适度。在佩戴过程中，矫形器根据自身的智能调控系统，进行反馈调控，动态调节矫形器矫治的力量和角度，从而达到动态矫治的目的。

应当注意的是，在佩戴矫治康复过程中，患者应当定期复查，评估病情并调整矫治方案。同时，需要结合其他的康复治疗手段如站立行走训练、肌肉伸缩训练、间歇性佩戴矫形器等一系列办法尽可能避免矫形器带来的副作用。目前市场上尚无此类膝关节矫形器用于临床，本共识在整合老年膝关节骨关节炎的发病基础和疾病特征基础上，对此类矫形器的研发提出共识性要求，同时也希望通过努力设计研发出符合要求的新一代膝关节矫形器。

第八节　中医骨伤科临床诊疗指南·膝痹病（膝骨关节炎）

本标准由中华中医药学会提出并归口。由福建省漳州市中医院负责起草，广东省中医院、天津中医药大学第一附属医院、河北省中医院、六安市中医院、厦门市中医院、河北医科大学附属石家庄市中医院、泉州市中医院、福建中医药大学附属晋江中医院、漳浦县中医医院等参加起草。于 2019 年 3 月发表于《康复学报》。

膝痹病（膝骨关节炎），属于中医学"骨痹""痹证"的范畴，是一种以关节软骨退变、软骨下骨病变和滑膜炎症为特征的慢性关节疾病。其诊断与鉴别诊断与前期各章节叙述无异。本节主要介绍其中医药特色内容。其他内容略。

一、辨病分期与辨证分型

1.辨病分期

发作期：膝关节中度以上疼痛，或呈持续性，重者疼痛难以入眠；膝关节肿胀，功能受限，跛行甚至不能行走。

缓解期：膝关节轻度疼痛，劳累或天气变化时加重，或以酸胀、乏力为主，或伴膝关节活动受限。

2.辨证分型　本辨证分型参考相关文献及《中药新药临床研究指导原则（试行）》《中医病证诊断疗效标准》，在《中医骨伤科常见病诊疗指南》的基础上结合前期的文献整理进一步完善，归纳如下证型。临证或有不同证型，或有兼证，可据临床实际，予以辨证。

（1）寒湿痹阻证。①主症：关节疼痛重着，遇冷加剧，得温则减。②次症：腰身重痛。舌质淡、苔白腻，脉濡缓。

（2）湿热痹阻证。①主症：关节红肿热痛，屈伸不利，触之灼热，步履艰难。②次症：发热，口渴不欲饮，烦闷不安。舌质红、苔黄腻，脉濡数或滑数。

（3）气滞血瘀证。①主症：关节疼痛如刺，休息后痛反甚。②次症：面色黧黑。舌质紫暗，或有瘀斑，脉沉涩。

（4）肝肾亏虚证。①主症：关节隐隐作痛。②次症：腰膝酸软无力，酸困疼痛，遇劳更甚。舌质红、少苔，脉沉细无力。

（5）气血虚弱证。①主症：关节酸痛不适。②次症：少寐多梦，自汗盗汗，头晕目眩，心悸气短，面色少华。舌淡、苔薄白，脉细弱。

3. 辨证用药

（1）中药

①寒湿痹阻证

治法：温经散寒，养血通脉。

主方：蠲痹汤（《医宗金鉴》）加减。

常用药：羌活、防风、当归、炙甘草、赤芍、白芍、炙黄芪、姜黄、生姜、苏木。

②湿热痹阻证

治法：清热除湿，通络止痛。

主方：四妙汤（《丹溪心法》）加减。

常用药：黄柏、苍术、薏苡仁、牛膝、知母、忍冬藤、络石藤、豨莶草、透骨草、大枣、甘草。

③气滞血瘀证

治法：活血化瘀，通络止痛。

主方：桃红四物汤（《医垒元戎》）加减。

常用药：熟地黄、当归、白芍、川芎、桃仁、红花。

④肝肾亏虚证

治法：滋补肝肾。

主方：独活寄生汤（《备急千金要方》）加减。

常用药：独活、桑寄生、杜仲、牛膝、细辛、秦艽、茯苓、肉桂心、防风、川芎、人参、甘草、当归、芍药、干地黄。

⑤气血虚弱证

治法：补气养血。

主方：八珍汤（《丹溪心法》）加减。

常用药：人参、肉桂、川芎、熟地黄、茯苓、白术、炙甘草、黄芪、当归、白芍。

（2）中成药：可根据辨证选用相应中成药治疗。

第九节　中医康复临床实践指南·膝骨关节炎

《中医康复临床实践·指南 膝骨关节炎》由中医康复临床实践指南·膝骨关节炎制定工作组、中国中医科学院望京医院组织业界相应专家参考国内外KOA 指南的同时，结合中国的循证医学、疾病及患者状况、临床特点，以及中西医康复科专科特点，推出适合中医药发展的 KOA 康复临床实践指南。体现了辨证论治的特色和优势，内容主要基于循证医学原则及中西医文献依据分级标准并结合专家共识、专家论证、同行征求意见、临床评价等，按照临床诊疗指南编写规则编写。本指南对 KOA 的康复诊疗流程进行了规范，其中康复评定分为全身整体评定、膝关节局部评定、膝关节常用评价量表 3 个部分，治疗分为基础治疗、中医及物理治疗、非甾体抗炎药治疗、关节腔内注射疗法及手术治疗 5 个部分。本指南于其他膝关节骨关节炎指南相比较，着重突出康复医学在膝骨关节炎中的治疗意义。下面重点介绍康复评定及物理治疗部分。

一、康复评定标准

（一）全身整体评定

膝髋骨关节炎生活质量（osteoarthritis knee and hip quality of life，OAKHQOL）评估量表、SF-36 量表、心理评估量表即汉密尔顿抑郁与焦虑量表（Hamil-tonDepressionScaleandAnxietyScale，HAMD&HAMA）等。

（二）膝关节局部评定

1. 膝关节疼痛　采用 VAS 评分（0～100mm）。

2.膝关节肿胀评定 评估患者的肿胀程度，可以通过测量双下肢的腿围：膝上 10cm 的腿围与膝下 15cm 的腿围，将患侧与健侧相比较。

3.膝关节活动度评定 采用通用量角器或方盘量角器，进行主动活动度及被动活动度测量，内容包括屈、伸、内收、外展、内旋、外旋。采用总主动活动度（total active motion，TAM）评价各关节的活动功能。

4.膝关节影像学评价 应用 K-L 分类法作为 X 线表现的分级标准。膝关节核磁共振表现以 Recht 分级作为标准。

5.屈肌／伸肌肌群肌力测定 评定骨关节炎患者因肢体运动减少，可致失用性肌萎缩，肌力减弱。肌力检查是判定肌肉功能状态的重要指标，可反映患肢肌肉的状态。常用的测定方法为徒手肌力检查法、等长肌力测定法和等速肌力测试法，在检查时要求将大腿固定，膝关节进行用或伸的运动，观察动作完成情况、肌肉张力情况和对所施加阻力的对抗能力，并给出股四头肌、股二头肌等肌肉的肌力评级。

6.稳定性评价 标准膝关节的前、后稳定性的康复评定有 Lachman 试验、前抽屉试验（anterior drawer test，ADT）和后抽屉试验（posterior drawer test，PDT）；内侧开口感、外侧开口感、外侧副韧带张力检查及辅助进行应力侧搬位 X 线检查，是术前对膝关节内、外侧不稳情况进行判断的重要检查，也是术后的重要评估指标。

7.步态分析 膝关节损伤后，极易影响下肢步行功能，应对患者施行步态分析检查，有条件医院可开展三维步态分析以协助诊断和评估。

8.本体感觉测量 本体感觉是包含关节运动觉和位置觉的一种特殊感觉形式，主要包括关节位置的静态感知能力、关节运动的感知能力（关节运动或加速度的感知）、反射回应和肌张力调节回路的传出活动能力。前两者反映本体感觉的传入活动能力，后者反映其传出活动的能力。测定方法为以下 3 种：①关节位置觉测量关节被动感知关节所处的某一特定位置和主动重复还原至特定位置的能力；②关节运动觉测量关节能感知的被动运动速度的最小阈值；③评价脊髓反射通道肌肉收缩和肌张力的调节对关节起到的主动保护作用。

二、中医及物理治疗

早期物理治疗的主要作用是止痛、消肿和改善关节功能；中晚期物理治疗的目的是以增强局部血液循环和改善关节功能为主。中医治疗可以减轻疼痛症状和缓解关节僵直，包括手法、热疗、针灸、针刀等。

（一）手法治疗

作为中医传统治疗之一的推拿、手法治疗，对缩短 OA 晨僵时间、减轻关节肿痛和改善功能障碍等方面具有一定的优势。①患者仰卧位，术者站于患者患侧，以膝关节指揉法、掌揉法、腘窝部弹拨法，放松膝关节，5～8分钟，以患者能忍受疼痛为度；②术者以拇指与并拢的四指相对形成钳形，拿住髌骨，将髌骨提起，上下滑动 6～7 次；③患侧膝关节半屈曲，在膝周围寻找痛点，针对痛点进行揉捻放松；④患者屈膝，双手拇指顶住膝眼；⑤令患者伸直膝关节，同时双手拇指用力顶住膝眼，反复 6～7 次；⑥患肢膝关节被动屈伸5~6次；⑦患者俯卧位，术者揉捻、弹拨腓肠肌，施以大、小腿部拿法、散法及捋顺手法，以放松患肢。每次 20 分钟，每周 3 次，4 周为 1 个疗程。

注意事项：①避免劳累，注意保暖，可用热水袋或热物热敷；②应注意对患肢进行适当的功能锻炼；③肥胖者应注意减肥。

（二）针灸治疗

可调和营卫，使风、寒、湿邪无所依附，疏通气血经络，通则不痛。灸法则集热疗、光疗、药物刺激与特定腧穴刺激于一体，能有效降低炎症灶血管通透性，改善血液流变学和血流动力学，缓解症状。针灸为针刺与灸法的联合，可促进局部血液循环，减轻关节疼痛，可作为慢性膝关节痛无法手术者的替代疗法。

（三）经皮穴位电刺激经皮神经电刺激（transcuataneous electrical nerve stimulation，TENS）

有较好的镇痛作用，可减轻 KOA 患者疼痛 VAS 评分、肿胀关节的静息痛，增加治疗部位的肌力评分。采用中低频治疗仪输出电刺激，TENS 的 4 枚电极片分别置于血海、委中穴。电刺激频率设定为 80 Hz，额定负载为 500 Ω，电流脉宽 50～300 μm，每次电刺激持续时间 15 分钟，每周 3 次，4 周为 1 个疗程。

（四）针刀治疗

膝关节针刀剥离术运用针刀对膝关节周围痛点区，进行纵横疏通、铲削和切割等手法，以切开瘢痕组织，松解组织粘连；同时运用针刀的针刺作用，疏通经络，调和气血，达到"通则不痛"的治疗目的。操作者需熟练掌握膝关节解剖及适应证，且应保持严格无菌。对于患者存在严重内外科疾病、妊娠、局部重要神经和血管分布时，须谨慎使用。

（五）药物治疗

中药熏洗集药疗、热疗、中药离子渗透于一体，利用药物煮沸后产生的蒸气熏蒸肌肤，开泄腠理，渍形为汗，驱邪外出。有皮肤条件不良或过敏、KOA 急性期皮温较高、心脑血管疾病等情况者应谨慎使用。根据辨证分型选用宣痹洗剂、三黄散外洗等。

参考文献

［1］ 陈百成.骨关节炎［M］.北京：人民卫生出版社，2004.

［2］ 吕厚山.现代人工关节外科学［M］.北京：人民卫生出版社，2006.

［3］ 施桂英.关节炎诊断与治疗［M］.北京：人民卫生出版社，2009.

［4］ 徐卫东.骨关节炎的诊断与治疗［M］.北京：人民卫生出版社，2004.

［5］ 刘杰.骨科疾病诊断分类与功能评定［M］.北京：人民军医出版社，2012.

［6］ 刘献祥.中西医结合治疗骨性关节炎［M］.北京：人民卫生出版社，2009.

［7］ 宋安华，萨仁.灵枢开阖针法联合温针灸治疗膝骨关节炎临床研究［J］.
针灸临床杂志，2022，38（12）：32-35.

［8］ 韩杰，柴源，章晓云，陈锋，李文华，曾浩.中药复方治疗不同分期膝骨关
节炎的研究进展［J］.中医正骨，2022，34（11）：57-61.

［9］ 杨佳一，姜婧，赵俊，等.膝骨关节炎模型大鼠不同穴位敏化程度对比研
究［J］.中华中医药杂志，2022，37（11）：6705-6709.

［10］ 李名，蒋鼎，谭则成，等.膝骨关节炎患者中医证素及证型分布特征研究
［J］.广州中医药大学学报，2022，39（10）：2231-2237.

［11］ 林方政，林定坤，陈树东，等.基于'筋伤、节错、骨病'辨证探讨膝骨
关节炎的治疗策略［J］.中华中医药杂志，2022，37（10）：5832-5836.

［12］ 李满意，刘红艳，陈传榜，等.膝痹的证治［J］.风湿病与关节炎，2022，11
（09）：40-42，58.

［13］ 王文革.现代骨科诊疗学［M］.济南：山东大学出版社，2021.

［14］ 吉旭彬.骨科疾病诊疗思维［M］.北京：科学技术文献出版社，2019.

［15］ Wang S Q，Xie W P，Yue L，et al.Screening and validation for core genes in osteoarthritic cartilage based on weighted gene co-expression network analysis [J]. Eur Rev Med Pharmacol Sci, 2022, 26（22）: 8234–8246.

［16］ 陈财, 曾平, 刘金富, 等. 基因芯片筛选骨性关节炎差异表达基因及实时荧光定量 PCR 验证 [J]. 中国组织工程研究, 2022, 26（12）: 1907–1914.

［17］ 潘炳, 周颖芳, 方芳, 等. 骨性关节炎的国内外研究现状及治疗进展 [J]. 中国中医基础医学杂志, 2021, 27（05）: 861–865.

［18］ 方剑利, 楼红侃, 金甬, 等. 补肾通络法治疗膝关节骨性关节炎肾虚血瘀证的临床疗效及对骨代谢指标的影响 [J]. 中华中医药学刊, 2022, 40（7）: 82–86.

［19］ 李华南, 章晓云, 吴剑锋. 瘀血痹片结合火针"三通法"对膝骨性关节炎（气滞血瘀型）疗效、膝关节功能及血清炎症因子水平影响研究 [J]. 中华中医药学刊, 2022, 40（03）: 197–201.

［20］ 王进. 旋髌屈膝推拿配合定点围刺法治疗膝关节骨性关节炎疗效分析 [J]. 山东中医杂志, 2014, 33（12）: 994–996.

［21］ 韩兴军, 姜茜. 高树中教授针药结合治疗膝骨关节炎经验 [J]. 内蒙古中医药, 2009, 28（02）: 111.

［22］ 周悦, 孙世洁, 王凤笑, 等. 针刺"膝膑"和"膝灵"穴配合隔药灸脐法治疗膝骨关节炎 28 例 [J]. 中国针灸, 2019, 39（07）: 739–740.

［23］ 石雪萌, 杜欣冉, 舒杨, 等. 基于"脊柱–髋–膝"共轭理论针刺治疗膝关节骨关节炎 32 例 [J]. 中国针灸, 2022, 42（07）: 739–740.

［24］ 韩清民, 王跃辉, 黄旭东, 等. 膝骨关节炎从筋论治思路探讨 [J]. 新中医, 2009, 41（01）: 5–6.

［25］ 吴明峰, 康林林, 王见. 推拿手法配合中药熏洗治疗膝骨关节炎 48 例 [J]. 河南中医, 2011, 31（03）: 268–269.

［26］ 王磊, 李志超, 王敏, 等. 名老中医董建文教授治疗早中期膝痹病经验 [J]. 中医临床研究, 2021, 13（19）: 97–100.

［27］ 谢文鹏, 杨灵森, 马亮, 等. 基于 p38MAPK 信号通路探讨苍膝通痹胶囊对 KOA 大鼠关节软骨的保护作用 [J]. 中国实验方剂学杂志, 2020, 26（18）: 70–76.

［28］ 王象鹏,毕亦飞,谢文鹏,等.膝关节骨关节炎中医证型分布规律及苍膝通痹胶囊的临床治疗研究［J］.时珍国医国药,2022,33（03）:639-642.

［29］ 高伟华,李玉杰,杨鸿冉,等.加味阳和汤对膝骨性关节炎软骨细胞凋亡的影响研究［J］.中国中医骨伤科杂志,2021,29（01）:1-5.

［30］ 刘巍.骨疣汤治疗膝骨关节炎筋脉瘀滞型的疗效观察［D］.济南:山东中医药大学,2009.

［31］ 杨秀秀.张鸣鹤教授益肾消痹方治疗膝骨关节炎的临床研究［D］.济南:山东中医药大学,2011.

［32］ 娄俊东,张立亭.张鸣鹤治疗骨关节炎经验浅析［J］.社区医学杂志,2012,10（17）:25-26.

［33］ 孙娜.健骨方对兔膝骨关节炎软骨的影响及治疗膝骨关节炎的临床观察［D］.济南:山东中医药大学,2011.

［34］ 宫兆伟.骨痹宁方治疗膝骨关节炎的临床观察［D］.济南:山东中医药大学,2012.

［35］ 梁延琛,李念虎,丁英杰,等.补肾活血方对骨关节炎大鼠关节滑液IL-1β水平及滑膜mmP-9mRNA表达的影响［J］.山东医药,2016,56（06）:36-37.

［36］ 王晓,王卫国,胡刘涛.健骨灵膏加减对膝骨关节炎治疗的临床疗效观察［J］.世界最新医学信息文摘,2018,18（98）:189-190.

［37］ 房丹,刘维,张宏博,等.清痹片对胶原诱导性关节炎大鼠滑膜组织病理学改变的影响［J］.山东中医杂志,2007（05）:329-331.

［38］ 赵乐,李艳彦,王永辉,等.黄芪桂枝五物汤对骨关节炎大鼠血管新生的作用［J］.中国实验方剂学杂志,2019,25（03）:87-93.

［39］ 赵赫然,周毅,陈雷雷,等.基于网络药理学和体内实验研究黄芪桂枝五物汤治疗痛风性关节炎的分子机制［J］.中药药理与临床,2022,38（04）:14-21.

［40］ 林婉娜,苏慧琳,李慧敏,等.黄芪桂枝五物汤抗类风湿性关节炎的作用机制［J］.中国实验方剂学杂志,2022,28（09）:9-15.

［41］ 孔祥强,甘东浩,赵建全,等.活血止痛散联合塞来昔布治疗膝关节炎临

床研究［J］.亚太传统医药，2017，13（21）：139-142.

［42］ 任维龙，李刚.海桐皮汤熏洗治疗膝关节骨性关节炎66例［J］.实用中医药杂志，2013，29（12）：1055.

［43］ 胡华，李秀成，周刚，等.膝痹病经筋 - 证候分型与软骨相关因子的关系分析［J］.中国中医骨伤科杂志，2022，30（02）：36-39，44.

［44］ 陈旻，曹树红.中医辨证施护结合穴位贴敷及中药熏洗对膝痹病患者疼痛及生活质量的影响［J］.当代护士（上旬刊），2022，29（01）：119-122.

［45］ 黄觅，曾宇，杜世阳，等.同源点针刺法治疗膝痹病（骨关节炎）的临床疗效评价研究［J］.时珍国医国药，2022，33（03）：656-658.

［46］ 胡华，李秀成，周刚，等.膝痹病关节软骨中金属基质蛋白酶1，9，13及金属基质蛋白酶抑制剂2分证型表达的研究［J］.中国中医骨伤科杂志，2021，29（01）：15-18+23.

［47］ 倪强，刘尚仑，刘平.独活寄生汤联合玻璃酸钠注射治疗膝痹病35例［J］.光明中医，2017，32（17）：2547-2550.

［48］ 张传成，沈美花，陈利锋，等.手术诱导膝骨关节炎兔模型的制备方法［J］.中国组织工程研究，2023，27（23）：3646-3652.

［49］ 杨萍.中药影响膝骨关节炎信号通路的研究进展［J］.风湿病与关节炎，2022，11（12）：71-75.

［50］ 黄钰颖，闵红巍，刘克敏.骨骼肌影响膝骨关节炎的研究进展［J］.实用骨科杂志，2022，28（12）：1089-1092.

［51］ 黄益桃，张志，熊辉.金天格胶囊治疗膝骨关节炎的疗效与安全性 Meta 分析［J］.湖南中医药大学学报，2022，42（12）：2065-2071.

［52］ 肖龙文，桑志成.重度膝骨关节炎患者骨髓水肿与骨质疏松的相关性研究［J/OL］.中国骨伤：1-5［2023-01-29］.

［53］ 俞洁，虞旻珍，求晓恩.温针灸联合中药热敷对膝骨关节炎患者缺氧诱导因子 -1α、成纤维细胞生长因子 -2 水平的影响［J］.新中医，2022，54（23）：177-182.

［54］ 刘鑫，谭旭仪，邝高艳，等.膝骨关节炎中医证型、K-L 分级与 IL-1β、IL-6、TNF-α、VAS 评分的相关性［J］.中医学报，2022，37（12）：2681-

2687.

［55］ 韩杰，柴源，章晓云，等.中药复方治疗不同分期膝骨关节炎的研究进展
［J］.中医正骨，2022，34（11）：57-61.

［56］ 李欣同.中医药治疗膝骨关节炎的临床研究进展［J］.中国疗养医学，
2022，31（12）：1266-1269.

［57］ 李书博，陈赫，孙云，等.膝骨关节炎实验动物模型现状研究进展［J］.长
春中医药大学学报，2022，38（08）：936-940.

［58］ 杨威，郭斯印，易志勇，等.膝骨关节炎中医证候动物模型的研究进展［J］.
风湿病与关节炎，2021，10（09）：68-72.

［59］ 杨威，郭斯印，易志勇，等.膝骨关节炎病证结合动物模型的研究进展［J］.
中国比较医学杂志，2021，31（03）：139-143.

［60］ 洪振强，高弘建，何俊君，等.阳和汤对兔膝骨关节炎木瓜蛋白酶模型
IL-1、TNF-α 的影响［J］.康复学报，2020，30（04）：293-298.

［61］ 颜春鲁，李盛华，安方玉，等.右归丸通过 PI3K/Akt/mTOR 信号通路对
膝骨关节炎模型鼠软骨组织保护作用的研究［J］.中国骨质疏松杂志，
2020，26（03）：318-322+327.

［62］ 伍琦，廖瑛，孙光华，等.依降钙素干预膝骨关节炎模型大鼠软骨下骨的
变化［J］.中国组织工程研究，2020，24（05）：709-715.

［63］ 赵乐.VEGF 网络调控在黄芪桂枝五物汤治疗膝骨关节炎模型大鼠中的
作用研究［D］.成都：成都中医药大学，2019.

［64］ 刘顺蓉，高明利.中医传统功法防治膝骨关节炎研究概况［J］.中医药临
床杂志，2022，34（07）：1372-1376.

［65］ 刘云飞，谢雪涛，罗从风.膝关节周围截骨术治疗膝外翻性骨关节炎研
究进展［J］.中国修复重建外科杂志，2022，36（01）：111-116.

［66］ 吴东，杨敏之，曹正，等.膝关节单髁置换术研究进展［J］.中国修复重建
外科杂志，2020，34（02）：145-150.

［67］ 张旻，陈博，潘富伟，等.太极拳对早期膝骨关节炎患者膝关节内侧间室
应力的影响［J］.中国中医骨伤科杂志，2022，30（04）：5-9.

［68］ 张琥，张旻，龚幼波，等.太极拳对早期膝骨关节炎患者步态影响的研究

［J］.中医正骨,2018,30（09）:34-38.

［69］ 郑永智,李孟飞,周世博.太极拳对早期膝骨关节炎步态参数的影响及疗效观察［J］.中医药临床杂志,2019,31（04）:766-769.

［70］ 林书逸.太极拳联合温针灸治疗早期膝骨性关节炎的临床疗效观察［D］.福州:福建中医药大学,2021.

［71］ 陆慧杰,顾晓民,陈之青,等.膝关节骨关节炎关节镜下有限清理和广泛清理术的治疗效果研究［J］.中国内镜杂志,2015,21（07）:753-756.

［72］ 李钦宗,魏万利,郑昆仑,等.关节清理术对膝骨关节炎患者白细胞介素-18、基质金属蛋白酶-13表达的影响［J］.中国中西医结合外科杂志,2017,23（04）:415-418.

［73］ 杨星光,赵金忠,皇甫小桥,等.关节镜下关节清理术治疗膝骨关节炎的疗效［J］.中国临床医学,2010,17（06）:853-855.

［74］ 胡彬,卫俊峰,谢兴文,等.内侧开放胫骨高位截骨术联合 PRP 或玻璃酸钠治疗膝骨性关节炎［J］.中国骨科临床与基础研究杂志,2021,13（03）:85-91.

［75］ 肖晖.腓骨截骨术在骨性关节炎治疗中的作用［J］.中国现代医生,2020,58（26）:101-104.

［76］ 刘日,谢坤南,杨山辉,等.关节镜下清理联合胫骨高位截骨术治疗膝关节骨性关节炎的疗效分析［J］.中国骨与关节损伤杂志,2020,35（02）:185-187.

［77］ 张广瑞,姜金,刘嘉鑫,等.胫骨高位截骨术治疗膝关节骨性关节炎随访10年的临床观察［J］.中国骨伤,2019,32（08）:707-711.

［78］ 胡晓晖,赏后来,郝跃东.胫骨高位双平面截骨术治疗膝内侧间室骨性关节炎的临床研究［J］.中国骨与关节损伤杂志,2019,34（02）:170-172.

［79］ 罗旺林,殷德雄,彭超,等.胫骨高位截骨与单髁置换治疗单室膝骨性关节炎的荟萃分析［J］.中国矫形外科杂志,2018,26（09）:814-820.

［80］ 侯延超,魏杰,贾中伟,等.胫骨高位截骨治疗膝骨性关节炎中长期疗效分析［J］.中国骨伤,2016,29（09）:795-799.

［81］ 夏宁晓,朱贤平,马宁,等.胫骨高位截骨治疗膝关节骨性关节炎［J］.中

国修复重建外科杂志,2006(08):866-867.

[82] 刘爱峰,马信龙,崔中赏,等.膝骨性关节炎单髁与全膝置换的荟萃分析
[J].中国矫形外科杂志,2021,29(21):1955-1960.

[83] 梅晓亮,丁浩,黄爱兵,等.同期与分期人工单髁关节置换治疗双膝前
内侧骨关节炎的早期疗效对比研究[J].实用骨科杂志,2021,27(10):
903-907+912.

[84] 林琳.老年膝骨性关节炎患者人工单髁关节置换术后的康复指导[J].
实用医药杂志,2021,38(07):644-646+667.

[85] 薛军,任忠明,吴鹏,等.膝骨性关节炎单髁与全膝置换早期机体反应[J].
中国矫形外科杂志,2021,29(05):418-422.

[86] 黄野.坚持膝关节骨关节炎的阶梯化治疗[J].实用骨科杂志,2020,26
(12):1057-1058.

[87] 邱燕春.八段锦干预中老年女性膝骨关节炎的临床研究[J].健康之路,
2018,17(04):70-71.

[88] LONG H,CAO R,YIN H,et al A.Associations between obesity,diabetes
mellitus,and cardiovascular disease with progression states of knee osteoarthritis
(KOA)[J].Aging Clin Exp Res,2022 Dec 16.

[89] ZHANG L,LI M,LI X,et al. Characteristics of sensory innervation in synovium
of rats within different knee osteoarthritis models and the correlation between
synovial fibrosis and hyperalgesia[J].J Adv Res,2021 Jun 15;35:141-151.

[90] LIAO T,DING L,WU P,et al. Chrysin Attenuates the NLRP3 Inflammasome
Cascade to Reduce Synovitis and Pain in KOA Rats[J].Drug Des Devel Ther,
2020 Jul 28,14:3015-3027.

[91] DA-WA ZX,JUN M,CHAO-ZHENG L,et al. Exosomes Derived from M2
Macrophages Exert a Therapeutic Effect via Inhibition of the PI3K/AKT/mTOR
Pathway in Rats with Knee Osteoarthritic[J].Biomed Res Int.2021 Dec 10;
2021:7218067.

[92] HUANG H,LUO M,LIANG H,et al. Meta-analysis Comparing Celecoxib with
Diclofenac Sodium in Patients with Knee Osteoarthritis[J].Pain Med,2021 Feb

23 ; 22 (2) : 352–362.

[93] LIU L , LUO P , YANG M , et al. The role of oxidative stress in the development of knee osteoarthritis : A comprehensive research review [J] . Front Mol Biosci , 2022 Sep 20 ; 9 : 1001212.

[94] WANG Q , HUANG PY , WU JG , et al. miR–219a–5p inhibits the pyroptosis in knee osteoarthritis by inactivating the NLRP3 signaling via targeting FBXO3 [J] . Environ Toxicol , 2022 Nov ; 37 (11) : 2673–2682.

[95] TRČT , BOHMOVÁ J. Efficacy and tolerance of enzymatic hydrolysed collagen (EHC) vs.glucosa mine sulphate (GS) in the treatment of knee osteoarthritis (KOA) [J] . Int Orthop , 2011 Mar ; 35 (3) : 341–8.

[96] HEIDARI B , BABAEI M.Therapeutic and Preventive Potential of Vita min D Supplementation in Knee Osteoarthritis [J] . ACR Open Rheumatol , 2019 Jul 3 ; 1 (5) : 318–326.

[97] HAFSI K , MCKAY J , LI J , et al. Nutritional , metabolic and genetic considerations to optimise regenerative medicine outcome for knee osteoarthritis [J] .J Clin Orthop Trauma , 2019 Jan–Feb ; 10 (1) : 2–8.

[98] SHEN B , WANG S , WANG C , et al.Enhanced Serum miR–153–3p Promotes the Development of Knee Osteoarthritis by Targeting SOST [J] . Clin Lab , 2020 Sep 1 ; 66 (9) .

[99] PENG H , OU A , HUANG X , et al.Osteotomy Around the Knee : The Surgical Treatment of Osteoarthritis [J] .Orthop Surg , 2021 Jul ; 13 (5) : 1465–1473.

[100] MCCORMACK DJ , PUTTOCK D , GODSIFF SP. Medial compartment osteoarthritis of the knee : a review of surgical options [J] . EFORT Open Rev , 2021 Feb 1 ; 6 (2) : 113–117.

[101] KAHAN ME , CHEN Z , ANGERETT NR , et al. Unicompartmental Knee Arthroplasty Has Lower Infection , Conversion , and Complication Rates Compared to High Tibial Osteotomy [J] .J Knee Surg , 2022 Dec ; 35 (14) : 1518–1523.

[102] GHAZWAN A , WILSON C , HOLT CA , et al.Knee osteoarthritis alters peri–

articular knee muscle strategies during gait［J］.PLoS One，2022 Jan 20；17（1）：e0262798.

［103］ZHANG R，LI S，YIN Y，et al.Open-Wedge HTO with Absorbable β-TCP/PLGA Spacer Implantation and Proximal Fibular Osteotomy for Medial Compartmental Knee Osteoarthritis：New Technique Presentation［J］.J Invest Surg，2021 Jun；34（6）：653-661.

［104］WATANABE S，AKAGI R，NINOMIYA T，et al.Comparison of joint awareness after medial unicompartmental knee arthroplasty and high tibial osteotomy：a retrospective multicenter study［J］. Arch Orthop Trauma Surg，2022 Jun；142（6）：1133-1140.

［105］ZAMPOGNA B，VASTA S，PAPALIA R.Patient Evaluation and Indications for Osteotomy Around the Knee［J］.Clin Sports Med，2019 Jul；38（3）：305-315.

［106］SHEN G，SHEN D，FANG Y，et al.Clinical Outcomes of Revision Total Knee Arthroplasty after High Tibial Osteotomy and Unicompartmental Knee Arthroplasty：A Systematic Review and Meta-Analysis［J］.Orthop Surg，2022 Aug；14（8）：1549-1557.

［107］ARIRACHAKARAN A，CHOOWIT P，PUTANANON C，et al. Is unicompartmental knee arthroplasty（UKA）superior to total knee arthroplasty（TKA）?A systematic review and meta-analysis of randomized controlled trial［J］. Eur J Orthop Surg Traumatol，2015 Jul；25（5）：799-806.

［108］JOHAL S，NAKANO N，BAXTER M，et al. Unicompartmental Knee Arthroplasty：The Past，Current Controversies，and Future Perspectives［J］.J Knee Surg，2018 Nov；31（10）：992-998.

［109］CRAWFORD DA，BEREND KR，THIENPONT E.Unicompartmental Knee Arthroplasty：US and Global Perspectives［J］.Orthop Clin North Am，2020 Apr；51（2）：147-159.

［110］WITJES S，GOUTTEBARGE V，KUIJER PP，et al.Return to Sports and Physical Activity After Total and Unicondylar Knee Arthroplasty：A Systematic Review and Meta-Analysis［J］.Sports Med，2016 Feb；46（2）：269-292.

［111］ SUN PF，JIA YH．Mobile bearing UKA compared to fixed bearing TKA：a randomized prospective study［J］.Knee，2012 Mar；19（2）：103-6.

［112］ ALJEHANI MS，CHRISTENSEN JC，SNYDER-MACKLER L，et al.Knee biomechanics and contralateral knee osteoarthritis progression after total knee arthroplasty［J］.Gait Posture，2022 Jan；91：266-275.

［113］ XUE YY，SHI JN，ZHANG K，et al.The effects of total knee arthroplasty on knee proprioception of patients with knee osteoarthritis：a meta-analysis［J］.J Orthop Surg Res，2022 May 7；17（1）：258.

［114］ TANIKAWA H，TADA M，HARATO K，et al.Influence of Total Knee Arthroplasty on Patellar Kinematics and Patellofemoral Pressure［J］.J Arthroplasty，2017 Jan；32（1）：280-285.

［115］ GE DH，ANOUSHIRAVANI AA，KESTER BS，et al.Preoperative Diagnosis Can Predict Conversion Total Knee Arthroplasty Outcomes［J］.J Arthroplasty，2018 Jan；33（1）：124-129.e1.

［116］ ZHANG J，FAN F，LIU A，et al.Icariin：A Potential Molecule for Treatment of Knee Osteoarthritis［J］.Front Pharmacol，2022 Apr 5；13：811808.

［117］ WAN Y，SUN W，YANG J，et al.The comparison of curcuminoid formulations or its combination with conventional therapies versus conventional therapies alone for knee osteoarthritis［J］.Clin Rheumatol，2022 Jul；41（7）：2153-2169.

［118］ CHEN G，YE X，GUAN Y，et al.Effects of bushen huoxue method for knee osteoarthritis：A protocol for systematic review and meta-analysis［J］.Medicine （Baltimore），2020 Jun 12；99（24）：e20659.

［119］ WANG J，LIU W，FU H.Effects of traditional Chinese herb hot compress combined with therapeutic exercise on pain，proprioception，and functional performance among older adults with knee osteoarthritis：A randomized controlled trial［J］.Front Physiol，2022 Dec 14；13：1070754.

［120］ 陈卫衡．膝骨关节炎中医诊疗指南（2020 年版）［J］.中医正骨，2020，32 （10）：1-14.

［121］ 许学猛，刘文刚，詹红生，等．肌肉训练康复治疗膝痹（膝骨关节炎）专

家共识[J].按摩与康复医学,2020,11(19):1-4.

[122] 许学猛,刘文刚,许树柴,等.膝骨关节炎(膝痹)中西医结合临床实践指南[J].实用医学杂志,2021,37(22):2827-2833.

[123] 王波,余楠生.膝骨关节炎阶梯治疗专家共识(2018年版)[J].中华关节外科杂志(电子版),2019,13(01):124-130.

[124] "中医推拿治疗膝骨关节炎技术规范研究"课题组,张政,谢利民,等.膝骨关节炎中医推拿治疗技术规范专家共识[J].中医杂志,2020,61(16):1469-1472.

[125]《中成药治疗优势病种临床应用指南》标准化项目组.中成药治疗膝骨关节炎临床应用指南(2020年)[J].中国中西医结合杂志,2021,41(05):522-533.

[126] 刘静.中国老年膝关节骨关节炎诊疗及智能矫形康复专家共识[J].临床外科杂志,2019,27(12):1105-1110.

[127] 中医骨伤科临床诊疗指南·膝痹病(膝骨关节炎)[J].康复学报,2019,29(03):1-7.

[128] 王尚全,朱立国,展嘉文,等.中医康复临床实践指南·膝骨关节炎[J].康复学报,2020,30(03):177-182.